社区卫生科研与医学文献检索

主　　审　陈永年
主　　编　张红萍　范　群
副主编　　王　宁
编　　者　范　群　张红萍　连燕舒
　　　　　罗　臻　王　宁　冯俊志
　　　　　张　颖　邢春国　陈万福
　　　　　赖李江

东南大学出版社
·南京·

内容提要

本书根据社区卫生服务的特点进行编写,全书分两部分,第一部分主要介绍社区卫生科研的基本特征、原则、特点、内容、常用方法,社区卫生科研的基本程序,社区卫生科研的设计,社区卫生科研论文的撰写,科研论文的发表与科研课题的申报,社区卫生科研管理;第二部分主要介绍医学文献检索基础,国内医学文献检索,国外医学文献检索,网络信息检索,医学科技查新等。本书内容简炼、实用性和可操作性强。

本书可作为医学院校全科医学专业学生及全科医生培训教材,同时可供各级卫生服务机构管理人员及医务人员参考。

图书在版编目(CIP)数据

社区卫生科研与医学文献检索/张红萍,范群主编.
南京:东南大学出版社,2009.12(2023.1重印)
ISBN 978-7-5641-1940-9

Ⅰ.社… Ⅱ.①张…②范… Ⅲ.①社区服务:卫生服务—科学研究—基本知识 ②社区服务:卫生服务—情报检索—基本知识 Ⅳ.R197.1 G252.7

中国版本图书馆 CIP 数据核字(2009)第 209715 号

社区卫生科研与医学文献检索

出版发行	东南大学出版社
出 版 人	江建中
社　　址	南京市四牌楼 2 号(邮编:210096)
印　　刷	丹阳兴华印务有限公司印刷
经　　销	江苏省新华书店
开　　本	787mm×1092mm　1/16
印　　张	14.75
字　　数	359 千字
版　　次	2010 年 1 月第 1 版　2023 年 1 月第 9 次印刷
印　　数	15001~16500
书　　号	ISBN 978-7-5641-1940-9
定　　价	26.00 元

东大版图书若有印装质量问题,请与读者服务部联系,电话 025-83792328

前　言

社区卫生科学研究是运用科学的原理和方法,在调查研究的基础上,对社区卫生服务发展规律、社区卫生服务开展中遇到的问题进行阐述和分析,提出解决方法和措施的认识活动。因此,社区卫生科研对于促进社区卫生服务健康发展,提高服务水平和服务质量,培养高素质社区卫生服务人员有着至关重要的作用。

然而开展哪些社区卫生科研、怎样开展社区卫生科研以及在开展科研的过程中怎样查找相关文献信息等问题是社区卫生科研面临的实际问题,目前国内缺乏这方面的指南性专著和教材。因此,作者根据多年的教学和实际操作经验,组织有关人员编写了这本《社区卫生科研与医学文献检索》。

本书特色突出,内容新颖,可操作性强,实用价值大,可作为社区卫生及医学相关专业在校学生的教科书,也可作为开展社区卫生科研的指导用书。

本书分为社区卫生科研与医学文献检索两个部分。上篇社区卫生科研介绍了社区卫生科研概述、社区卫生科研基本程序、社区卫生科研设计、社区卫生科研论文撰写、社区卫生科研论文发表和科研课题申报、社区卫生科研管理等方面的内容。下篇医学文献检索着重介绍了医学文献检索基础、国内医学文献检索、国外医学文献检索、网络信息检索、医学参考工具书、医学科技查新等内容。

本书在编写过程中,参阅了国内外许多专家学者的有关研究成果,在此谨向有关作者致以诚挚的谢意。

限于编者的水平,书中不足及疏漏在所难免,恳请读者批评指正,以便今后修订时予以改正。

编　者
2009 年 12 月 11 日

目 录

上篇　社区卫生科研

第一章　社区卫生科研概述 ⋯⋯⋯⋯⋯⋯⋯⋯⋯⋯⋯⋯⋯⋯⋯⋯⋯⋯⋯⋯⋯⋯⋯⋯⋯ 3
　第一节　科学研究的基本特征 ⋯⋯⋯⋯⋯⋯⋯⋯⋯⋯⋯⋯⋯⋯⋯⋯⋯⋯⋯⋯⋯⋯⋯ 3
　第二节　社区卫生科研的概念及意义 ⋯⋯⋯⋯⋯⋯⋯⋯⋯⋯⋯⋯⋯⋯⋯⋯⋯⋯⋯⋯ 4
　第三节　社区卫生科研的原则 ⋯⋯⋯⋯⋯⋯⋯⋯⋯⋯⋯⋯⋯⋯⋯⋯⋯⋯⋯⋯⋯⋯⋯ 7
　第四节　社区卫生科研的特点 ⋯⋯⋯⋯⋯⋯⋯⋯⋯⋯⋯⋯⋯⋯⋯⋯⋯⋯⋯⋯⋯⋯⋯ 10
　第五节　社区卫生科研的常用方法 ⋯⋯⋯⋯⋯⋯⋯⋯⋯⋯⋯⋯⋯⋯⋯⋯⋯⋯⋯⋯⋯ 11
　第六节　社区卫生科研的内容 ⋯⋯⋯⋯⋯⋯⋯⋯⋯⋯⋯⋯⋯⋯⋯⋯⋯⋯⋯⋯⋯⋯⋯ 14

第二章　社区卫生科研基本程序 ⋯⋯⋯⋯⋯⋯⋯⋯⋯⋯⋯⋯⋯⋯⋯⋯⋯⋯⋯⋯⋯⋯⋯ 19
　第一节　选题 ⋯⋯⋯⋯⋯⋯⋯⋯⋯⋯⋯⋯⋯⋯⋯⋯⋯⋯⋯⋯⋯⋯⋯⋯⋯⋯⋯⋯⋯⋯ 19
　第二节　查找文献 ⋯⋯⋯⋯⋯⋯⋯⋯⋯⋯⋯⋯⋯⋯⋯⋯⋯⋯⋯⋯⋯⋯⋯⋯⋯⋯⋯⋯ 23
　第三节　建立假设 ⋯⋯⋯⋯⋯⋯⋯⋯⋯⋯⋯⋯⋯⋯⋯⋯⋯⋯⋯⋯⋯⋯⋯⋯⋯⋯⋯⋯ 23
　第四节　科研设计 ⋯⋯⋯⋯⋯⋯⋯⋯⋯⋯⋯⋯⋯⋯⋯⋯⋯⋯⋯⋯⋯⋯⋯⋯⋯⋯⋯⋯ 25
　第五节　预实验 ⋯⋯⋯⋯⋯⋯⋯⋯⋯⋯⋯⋯⋯⋯⋯⋯⋯⋯⋯⋯⋯⋯⋯⋯⋯⋯⋯⋯⋯ 27
　第六节　实施 ⋯⋯⋯⋯⋯⋯⋯⋯⋯⋯⋯⋯⋯⋯⋯⋯⋯⋯⋯⋯⋯⋯⋯⋯⋯⋯⋯⋯⋯⋯ 28
　第七节　分析总结 ⋯⋯⋯⋯⋯⋯⋯⋯⋯⋯⋯⋯⋯⋯⋯⋯⋯⋯⋯⋯⋯⋯⋯⋯⋯⋯⋯⋯ 29
　第八节　撰写论文 ⋯⋯⋯⋯⋯⋯⋯⋯⋯⋯⋯⋯⋯⋯⋯⋯⋯⋯⋯⋯⋯⋯⋯⋯⋯⋯⋯⋯ 30

第三章　社区卫生科研设计 ⋯⋯⋯⋯⋯⋯⋯⋯⋯⋯⋯⋯⋯⋯⋯⋯⋯⋯⋯⋯⋯⋯⋯⋯⋯ 31
　第一节　社区卫生科研设计的类型 ⋯⋯⋯⋯⋯⋯⋯⋯⋯⋯⋯⋯⋯⋯⋯⋯⋯⋯⋯⋯⋯ 31
　第二节　社区卫生科研设计的主要内容 ⋯⋯⋯⋯⋯⋯⋯⋯⋯⋯⋯⋯⋯⋯⋯⋯⋯⋯⋯ 32
　第三节　社区卫生科研资料的收集、整理与分析 ⋯⋯⋯⋯⋯⋯⋯⋯⋯⋯⋯⋯⋯⋯⋯ 41
　第四节　社区卫生科研设计书的撰写 ⋯⋯⋯⋯⋯⋯⋯⋯⋯⋯⋯⋯⋯⋯⋯⋯⋯⋯⋯⋯ 48

第四章　社区卫生科研论文撰写 ⋯⋯⋯⋯⋯⋯⋯⋯⋯⋯⋯⋯⋯⋯⋯⋯⋯⋯⋯⋯⋯⋯⋯ 53
　第一节　社区卫生科研论文的分类 ⋯⋯⋯⋯⋯⋯⋯⋯⋯⋯⋯⋯⋯⋯⋯⋯⋯⋯⋯⋯⋯ 53
　第二节　社区卫生科研论文撰写基本原则和要求 ⋯⋯⋯⋯⋯⋯⋯⋯⋯⋯⋯⋯⋯⋯⋯ 55
　第三节　社区卫生科研论文撰写步骤和方法 ⋯⋯⋯⋯⋯⋯⋯⋯⋯⋯⋯⋯⋯⋯⋯⋯⋯ 57
　第四节　社区卫生科研论文撰写基本格式 ⋯⋯⋯⋯⋯⋯⋯⋯⋯⋯⋯⋯⋯⋯⋯⋯⋯⋯ 61

第五节　社区卫生科研论文的写作特点 …………………………………… 65
第五章　社区卫生科研论文发表与科研课题申报 …………………………… 68
　　第一节　科研论文的发表 …………………………………………………… 68
　　第二节　科研课题的申报 …………………………………………………… 71
第六章　社区卫生科研管理 …………………………………………………… 77
　　第一节　科研计划管理 ……………………………………………………… 77
　　第二节　科研人才管理 ……………………………………………………… 78
　　第三节　科研课题(项目)管理 ……………………………………………… 79
　　第四节　科研经费管理 ……………………………………………………… 80
　　第五节　科研成果管理 ……………………………………………………… 82
　　第六节　科研档案管理 ……………………………………………………… 83

下篇　医学文献检索

第七章　医学文献检索基础 …………………………………………………… 87
　　第一节　医学文献 …………………………………………………………… 87
　　第二节　医学文献检索 ……………………………………………………… 89
　　第三节　计算机检索 ………………………………………………………… 95
第八章　国内医学文献检索 ………………………………………………… 101
　　第一节　国内医学文献检索概述 ………………………………………… 101
　　第二节　中国生物医学文献服务系统 …………………………………… 105
　　第三节　维普医药信息资源系统之"中文期刊数据库" ………………… 114
　　第四节　中国医院数字图书馆之"期刊全文数据库" …………………… 123
　　第五节　万方数据之"万方医学网" ……………………………………… 130
第九章　国外医学文献检索 ………………………………………………… 140
　　第一节　国外医学文献检索概述 ………………………………………… 140
　　第二节　外文生物医学情报服务系统(FMJS) …………………………… 147
　　第三节　PubMed系统 ……………………………………………………… 159
　　第四节　开放存取(Open Access)资源 …………………………………… 171
第十章　网络信息检索 ……………………………………………………… 180
　　第一节　Web检索工具介绍 ……………………………………………… 180
　　第二节　超星数字图书馆 ………………………………………………… 185
　　第三节　国家科技图书文献中心 ………………………………………… 187

  第四节 中国高等教育文献保障系统 ………………………………………… 192
第十一章 医学参考工具书 …………………………………………………………… 195
  第一节 医学参考工具书的类型 ……………………………………………… 195
  第二节 医学参考工具书的利用 ……………………………………………… 196
第十二章 医学科技查新 ………………………………………………………………… 199
  第一节 科技查新概述 ………………………………………………………… 199
  第二节 查新的定义和性质 …………………………………………………… 200
  第三节 查新的作用 …………………………………………………………… 201
  第四节 医学查新工作规程 …………………………………………………… 202
  第五节 医学查新质量控制 …………………………………………………… 205
附录 …………………………………………………………………………………………… 208
  附录一 …………………………………………………………………………… 208
  附录二 …………………………………………………………………………… 212
  附录三 …………………………………………………………………………… 224
参考文献 ……………………………………………………………………………………… 225

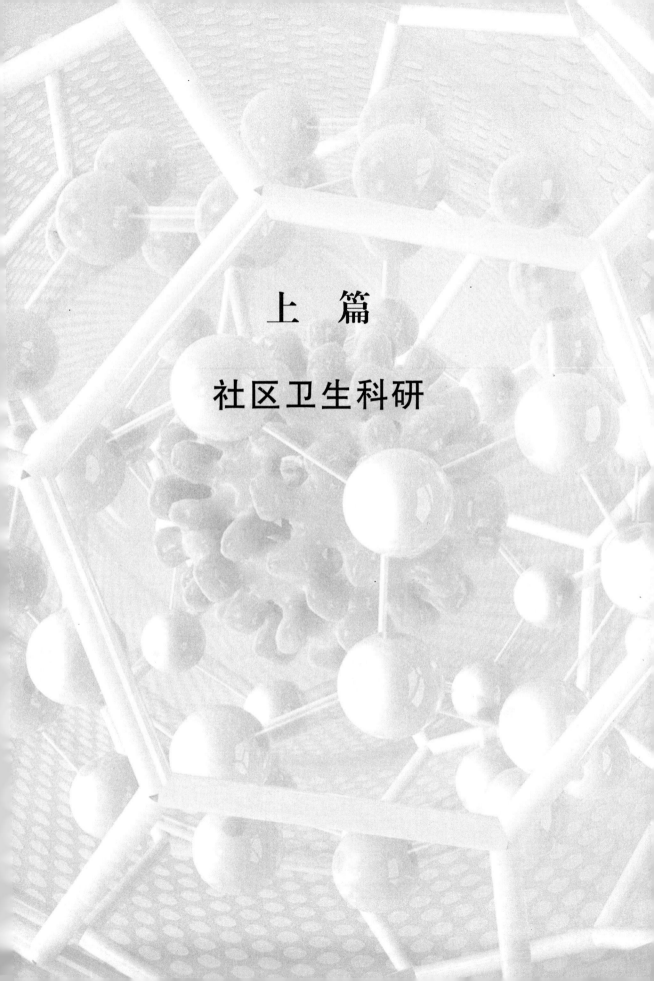

上 篇
社区卫生科研

第一章 社区卫生科研概述

社区卫生服务是在政府领导、社区参与、上级卫生机构指导下,以基层卫生机构为主体,全科医师为骨干,合理使用社区资源和适宜技术,以人的健康为中心、家庭为单位、社区为范围、需求为导向,以妇女、儿童、老年人、慢性病人、残疾人等为重点,以解决社区主要卫生问题、满足基本卫生服务需求为目的,融预防、医疗、保健、康复、健康教育、计划生育技术服务等为一体的,有效、经济、方便、综合、连续的基层卫生服务。它是实现人人享有医疗卫生服务的基本途径,也是促进社会公平,维护社会稳定,构建和谐社会的重要内容。

大力推行社区卫生服务,对深化卫生改革具有极为重要的意义,同时,社区卫生服务又是我国正在发展的"新兴卫生事业",在其发展中必然会遇到政策设计,服务模式等各种需要解决的难题和课题,要使这些问题得到有效的解决,需要采取科学的态度,采用科学的方法,在实践中进行探索和总结,以推进社区卫生服务健康发展。因此,社区卫生服务发展需要进行科学研究,以实施课题研究带动社区卫生服务质量的提高,满足居民卫生服务需求,将是促进社区卫生服务整体发展的关键之一。

第一节 科学研究的基本特征

科学研究是为了认识客观事物的内在本质和运动规律,利用科研手段和装备而进行的调查、实验研究等活动。科学研究最重要的是求真务实。

科学研究有以下基本特征:

第一,科学研究的基本任务就是揭示事物的本质和规律。科学绝不满足于对所研究的对象进行外在的现象描述,而是要进一步探讨现象背后所隐藏着的本质和规律。所谓本质,就是一事物所具有的,将该事物与其它事物区别开来,在该事物所具有的众多属性中居于主导地位并决定和制约该事物的其它属性,同该事物始终共命运的那一种属性。所谓规律,就是事物运动各个侧面、各个环节、各个部分所具有的内在的、必然的联系和趋势,或者更抽象地表达为——规律就是事物运动的概率分布。

如"水往低处流",这只是一种现象的描述,这种描述至多只是为真正的科学研究奠定一个基础,还不能叫科学,只有当牛顿发现了"万有引力定律",并用这一定律来解释"水往低处流"等自然现象的时候,才算真正进入了科学的大门。

本质和规律都是客观存在的,不会因人而异。例如,掩耳盗铃的例子,一个人将自己的耳朵塞住,自己听不到铃声了。但不等于铃声不存在了,别人仍然还能听到铃声。这就证明了铃声的存在是客观的。由此推广到一般科学领域:尽管人们由于条件的局限,否认,或没有认识到某些事物的本质和规律,但事物的本质和规律是照样存在的。事物的本质和规律的存在是不以人的意志为转移的,这是科学研究的基本前提,否则,所谓科学就会成为无米之炊。事物的本质和规律只要具备其需要的客观条件就可以被认识,这是科学研究得以存在的又一基本前提。这就好比,虽然有了米,但没有水和火,这米还是做不成米饭的。

第二,科学研究是以事实为基础的。这里的"事实"包括实验事实和观察事实。所谓实验事实,即在某种人为设定的条件下进行实验所取得的事实材料;所谓观察事实,即通过观察客观对象的实际变化过程所获得的事实记录材料。

第三,科学研究的结论是发展变化的。科学在探索事物的本质和规律的时候,并不是一蹴而就的,而是有一个过程。在这个过程中,一开始人们的认识总是不很完善的,以后随着实践,加深认识,逐渐慢慢地趋于正确和完善。如果要求一种科学理论一开始就十分完善,不允许有错误和缺陷,这种态度本身就是不科学的。

第四,科学研究的理论与现实之间存在差异是必然的。这是因为科学研究不是对客观事物进行写真照相,而是通过抽象分析,除去事物所附带的各种非本质的属性和偶尔的变化,揭示事物的本质和规律。任何在理论与现实之间进行简单的照抄照搬,都必然会在现实面前碰壁。同时,要求科学理论完全符合现实,也是违反科学本性的。

第五,科学研究是服务于人的一种工具和手段。作为一种工具和手段,科学本身并不能保证使用者总能达到预定的目标。这就好比一支铅笔,可以用来写字,但铅笔本身并不能保证用它来写字的人总能写出一手既正确又漂亮的字来。这里有两个问题:一是科学研究本身可能存在某些缺陷,制约了它的功效,这属于科学本身的问题,需要进一步加强研究;二是科学研究被人掌握的程度高低不同,也限制了科学研究的功效,这需要当事人的勤奋与智慧,真正做到研以致用。

第六,科学研究的基本精神是独立探索,实事求是。真正的科学家绝不会盲目轻信任何所谓的科学结论或真理,一切都要经过自己独立思考、分析、验证之后,再加以评判。

第二节 社区卫生科研的概念及意义

一、社区卫生科研的概念

科学研究起源于问题,问题又有两类:一类是实践问题,关注的是事实与理论的相容性,即实践对理论的支持或否定,以及理论对观察的渗透,理论预测事实的能力等问题;另一类是概念问题,关注的是理论本身的自洽性,以及与其他理论的相容程度等问题。社区卫生科研主要属于第一类问题,即更多的关注社区卫生服务中遇到的实际问题和解决方法。

社区卫生科研是运用科学的原理和方法,在调查研究的基础上,对社区卫生服务发展规律、社区卫生问题进行阐述和分析,提出解决方法和措施的认识活动。社区卫生科研是保证并不断提高社区卫生服务质量、培养社区卫生服务人才、促进社区卫生服务发展的重要途径。社区卫生科研的进展,研究成果和研究人才的多寡及水平的高低,是衡量社区卫生服务机构的业务水平、学术水平高低的重要标志。因此社区卫生科学研究对于指导社区卫生服务向深层次发展有着至关重要的作用。

二、社区卫生科研的意义

进行任何一项科学研究,都是为了达到一定目的或者是解决一定问题。社区卫生科学研究的目的,就是为了探寻社区卫生服务发展中遇到的问题及其解决方法,促进社区卫生服务的可持续发展。

1. 社区卫生科研是推动社区卫生服务发展的关键因素。社区卫生工作者在社区卫生服务中,常常面临很多问题。有的问题,凭社区卫生工作者的实践经验就可以解决;有的问题,需要查阅文献或得到上级医院医生的指导才能解决;有的问题目前的条件下还不能解决,要经过一段时间的观察和研究,才能获得正确的认识。社区卫生工作者通过社区卫生科研,探讨解决这些问题的措施和方法,从而指导社区卫生服务工作,推动社区卫生服务的发展。

2. 社区卫生科研是提高全科医师诊疗水平和工作能力的必要手段。1992年,世界卫生组织(WHO)卫生人力开发教育处Boelen博士提出了"五星级医生"的概念,这是全科医师应当达到的要求。所谓"五星级医生",即指全科医师应具备以下五个方面的能力:

(1) 卫生保健提供者,即能根据社区居民预防、治疗和康复的总体需要,提供卫生服务;

(2) 医疗决策者,即能根据伦理、费用与病人等多方面的情况,综合考虑和合理选择各种诊疗新技术;

(3) 健康教育者,即医生不只是诊疗疾病,更应承担健康教育的任务,主动、有效地增强群体的健康保护意识;

(4) 社区领导者,即能参与社区保健决策,平衡与协调个人、社区和社会对卫生保健的需求;

(5) 服务管理者,即协同卫生部门及其他社会机构开展卫生保健,真正做到人人享有卫生保健。

要达到上述要求,全科医师必须将生物医学与心理医学、社会医学、人文医学和卫生管理学有机结合。社区卫生科研要经过现场调查和资料收集的过程。在这个过程中,除了要使用流行病学研究方法外,还要学会与居民沟通,把预防、保健、健康教育与健康管理融为一体。因此,社区卫生科研是提高全科医师综合能力的必要手段。

3. 社区卫生科研是提升社区卫生服务工作者整体素质的重要途径。主要表现在:① 课题研究能激发社区卫生服务机构医务人员的创新意识;② 课题研究能提升社区医务人员个人的综合素质;③ 课题研究可以及时总结社区卫生服务工作中的经验,促进社区卫生服务可持续发展,从而提升社区卫生服务中心的整体素质。

4. 通过社区卫生科研,探讨最佳的社区卫生服务管理模式。社区卫生科研采用抽样、随机、对照和均衡等方法,对社区问题进行多角度、全方位和深层次的探讨,并能对各个方面的项目研究进行比较,选择最佳卫生服务模式,以获得最佳的社会和经济效益。这样,不仅可以满足社区居民不断增长的卫生服务需要,而且能与时俱进,跟上社会经济发展的需要。

三、社区卫生科研的发展概况

社区卫生服务与科学研究在发展上有着相互依存,相互促进的关系,因此,我们可以通过综合社区卫生服务发展史来诠释社区卫生科研的发展。

(一)国际发展概况

社区卫生服务作为基层卫生服务的主要形式,它的发展和预防接种、抗生素的发明一样具有深远的影响和重大的意义。由于各国的历史背景和文化的差异,社区卫生服务的形式和内容有所不同。社区卫生服务在发达国家已有较长的发展历史,成为国家卫生服务体系的重要组成部分。

欧洲共同体各国为了实现卫生服务社区化,主张医生中的60%～70%为社区全科医生,余下的小部分才是专科医生。

英国社区卫生服务至今已有100多年的历史。19世纪40年代为控制霍乱肆虐,政府制定了相关卫生法规以保证社区居民健康,而出现社区卫生服务的雏形。20世纪30年代工业发展,科学的进步带动了全科医学迅速发展。进入70年代后,全科医学日臻成熟和完善,成为集预防医学、行为医学、医学心理学、医学社会学、卫生统计学和流行病学为一体的综合学科,建立了服务体系和工作规范,并制定出相应的法规。21世纪以来,英国以全科医生服务为主要内容的社区卫生服务继续向以健康为中心,提供综合、全面服务方向发展,并成为国家医疗保险制度(NHS)中重要的基层卫生服务提供者。由于英国的社区卫生服务覆盖全体居民,以低成本给予社会弱势人群优先、综合、连续的服务,使得英国在提高人民健康水平和控制卫生费用等方面成果显著。

美国20世纪60年代以前也有近50%家庭医生,后来受医疗服务市场化影响而比例减少,近年检讨此现象,正逐步加强家庭医学服务。日本也组织了家庭医学会,推行家庭医生制,成绩斐然。非洲、拉丁美洲和东南亚国家如新加坡、尼日利亚等,都采取了社区全科医生服务形式。

英国、美国、新加坡等国家的实践证明,开展以"研究居民健康状况,强调家庭医学和健康促进为主的社区卫生服务",不仅大大提高了卫生保健服务的公平和效率,并且在控制医疗费用增长和提高居民健康水平方面都卓有成效。

1972年在澳大利亚墨尔本举行的第五届世界全科医学大会上,世界全科医师/家庭医师学会(WONCA)正式成立,此后每三年举行一次国际会议。WONCA负责出版和发行国际性的杂志和刊物有《WONCA新闻》和《家庭医学》;出版的重要书籍有《初级卫生保健中健康问题的国际分类》、《初级卫生保健的国际分类》,还有家庭医学文献索引《FAMLI》、《全科家庭医学中的临床技能评价》等。WONCA还在国际范围内组织力量探讨各国在发展社区卫生服务中所遇到的共同问题,编写纲领性的声明或宣言,以供各国参考。WONCA与世界卫生组织(WHO)也有密切的合作,在促进各国卫生体制改革方面作出了重要贡献。目前,WONCA已有50多个会员组织,是世界上拥有医生数目最多、影响最广泛的医学团体。

"将社区卫生服务作为卫生服务体系的重要组成部分"已成为世界上许多国家政府共同的卫生政策。1978年,WHO向全世界推荐社区卫生服务作为"最经济、最适宜的医疗卫生保健服务模式",倡导世界各国将大力发展社区卫生服务作为推进初级卫生保健的重要方法和途径。

(二) 国内发展概况

1996年,江泽民总书记在全国卫生工作会议上提出"加快卫生管理体制,卫生服务体系和卫生机构运行机制的改革步伐,积极推进城镇职工医疗保障制度的改革",要求"社区卫生服务体系的建设,要纳入各级卫生行政部门的重要议程"。这为社区卫生服务的开展和发展奠定了政策基础。

1997年,在济南召开了全国社区卫生服务工作现场研讨会,彭佩云国务委员发表了"大力开展社区卫生服务"的重要讲话;陈敏章部长作了"总结经验深化改革积极发展社区卫生服务"的讲话。至此,社区卫生服务开始在全国逐步推行。

1998年，李岚清副总理在全国城镇职工医疗保险制度改革工作会议上，就社区卫生服务问题明确指出："今后我国的医疗服务模式的改革方向是小病进社区，大病进医院，建立和发展具有我国特色的社区卫生服务体系"。同时，卫生部就社区卫生服务工作进行了重点部署，对十二个城市进行了社区卫生服务的试点。

1999年，卫生部、国家计委、教育部、民政部、财政部、人事部等部委联合发布"关于发展城市社区卫生服务的若干意见"的文件，指出"社区卫生服务"是为民办实事，办好事的德政民心工程，是维护社会稳定和促进国家长治久安的重大决策。该文件制定了发展社区卫生服务总体目标的基本原则，要求各地构筑面向21世纪的，适应社会主义初级阶段国情和社会主义市场经济体制的现代化城市卫生服务体系。

2000年，国家有关部委分别在上海和南京召开社区工作会议，特别强调社区卫生服务；国务院体改办，国家计委，卫生部等八部委联合发布"关于城镇医药卫生体制改革的指导意见"的文件，将发展社区卫生服务列入城镇医药体制改革的内容。同年，卫生部组织有关院校，进行了较大规模的社区卫生服务研究，确定了13个课题对社区卫生服务各个层面的问题进行研究分析。

2001年6月，卫生部基妇司在京召开"社区卫生服务课题研究总结汇报会"，对社区卫生服务研究工作进行总结。各地社区卫生科研人员从不同方面探讨了相关的课题，包括（1）社区卫生服务试点工作回顾性研究。（2）中小城市社区卫生服务发展模式。（3）基层医疗机构整体转型为社区卫生服务中心的可行途径和办法。（4）社区卫生服务机构人员编制原则。（5）社区卫生服务成本效益分析，酬资与经济补偿。（6）社区卫生服务纳入城镇职工基本医疗保险制度研究。（7）家庭病床管理规范。（8）社区卫生服务组织临床用药目录及管理办法。（9）社区卫生服务机构与医院双向转诊的实现途径和管理办法。（10）社区卫生服务健康档案，保健合同以及信息系统的规范化管理。（11）社区卫生服务工作考核评价指标体系。（12）中外社区卫生服务比较。（13）城市基层医疗卫生机构提供社区养老服务研究，等等。这些课题研究有力促进了我国社区卫生科研的发展。

2003年，中国医院协会社区卫生服务分会成立。分会成立以后，在各地卫生行政部门配合下，开展了一些社区卫生科研研讨与交流，社区卫生服务适宜技术的培训。2007年中国社区卫生协会成立。中国社区卫生协会是一个行业性、学术性、非营利性的法人社会团体。2008年协会组织编写了一系列社区卫生服务技术规范，有力促进社区卫生服务的持续有序发展。为加强社区卫生服务机构科研水平，及时探索、总结社区卫生服务中的实践和科研经验，中国社区卫生协会每年都择优资助一批科研项目（社区卫生科研基金项目），促进社区卫生服务科研技术的实施和推广。

第三节　社区卫生科研的原则

一、需要性原则

根据社区卫生服务实践以及社区卫生科研发展的需要，结合个人的专业特长，选择在社区卫生服务中有重大意义或迫切需要解决的关键问题。

1. 研究的问题是否是急需解决的问题？

2. 研究的问题是否有实用价值?
3. 研究的问题是否能证实某种假设?
4. 研究的问题是否对社区卫生服务发展或者是社区医务人员自身发展有帮助?

二、创新性原则

创新性原则是科研的生命线,是社区卫生科研活动的最主要特征,包含探索和创造两个连续的过程。探索是创造的前提,创造是探索的目的和实现。创新性不是靠凭空想象,而是靠平时的社区卫生服务工作积累和观察,参考国内外文献资料决定。

创新性主要体现在:

1. 前人未研究过的,填补某一空白。
2. 前人虽然做过相关研究,但现在对该研究,提出新方法,新问题,对前人的研究加以发展和补充。也可以通过研究获得新结论而推翻前人的研究结论。
3. 国外已经有的研究,可以根据我国实情,因地制宜,加以创新。

三、科学性原则

1. 必须有依据

社区卫生科研必须以辨证唯物主义为指导思想,以事实为根据,而不是靠主观臆想。

2. 必须符合客观规律

要正确处理继承与发展的关系,准备研究的课题,不能与客观的科学规律和理论相矛盾,要反映研究者思想的清晰度与深刻性。

3. 必须有科学的科研设计

科研设计要符合科学的要求:受试对象、施加因素、观察措施和指标等选择合理,科研方法先进,统计学设计正确(详见第三章)。

四、伦理性原则

《赫尔辛基宣言》指出:"以人作为受实验者的生物医学研究的目的,必须是旨在用以增进诊断、治疗和预防等方面的措施,以及为了针对疾病病因学和发生机理的了解。"这也是社区卫生科研的基本道德原则。从这一原则出发,要求社区医务人员在进行社区卫生科研时,只能以提高诊疗水平和维护、增进居民的身心健康为目的,严格按照普遍认可的科研规范和程序实施科研。

1. 知情同意原则

知情同意是社区卫生科研的具体道德原则和要求。《纽伦堡法典》指出:"受试者的自愿同意绝对必要。"同意,以知情为前提,以自主为条件,研究者应保证受试者的选择是理性的决定,也应考虑到受试者的文化程度和自主权。知情同意原则,为医学伦理和社会伦理的统一提供了条件。从这一原则出发,一方面研究者在实施科研之前,应尽可能详细地向受试者报告科研目的、方法、预期效果、潜在危险和应急措施等,让受试者或其家属真正知情。另一方面,要尊重受试者的意愿,包括受试者同意后又要求停止试验,甚至反复变更。通过隐瞒、欺骗、诱惑或强迫的手段取得的所谓同意,是违背知情同意原则的。知情同意的根本在于充分体现研究者和受试者的平等合作关系。

2. 维护受试者利益原则

维护受试者利益的原则要求研究者在权衡利弊时,要把受试者的利益和科研利益等同起来考虑,并真正做到科学研究的目的服从于保护受试者的权利和身心不受侵害。这一原则应在社区卫生科研的全过程得以遵循和体现。科研前应充分估计科研中可能遇到的困难和问题以及采取有效的措施,预期的效果,以保证受试者在身心方面受到的不良影响减少到最低限度。科研实施必须由有相当学术水平、胜任此工作的社区医务人员执行,并在有科研经验的医生监督下实施。由于研究目的的不同,受试对象也应有不同的要求。例如,以患者为实验对象时,只限于患者所患疾病的范围内,否则是不道德的;以健康人为受试对象时,应保证受试者的健康不受损害。

3. 科学规范原则

社区卫生科研从设计到实施,都必须遵循普遍认可的科学原理、实验方法和分析方法;在利益的权衡和分配方面,要遵循相应的法律、法规和规范。例如,在研究方法的选择上应遵循随机化、设立对照、盲法、可重复性等原则。这些都是防止主观臆断,正确判定科研结果的必要条件,也是医学道德的基本要求。

一个社区卫生科研工作者能否遵循这些科学规范和伦理原则,取决于他的道德良心和道德情感及对科学的态度和追求。从这一点出发,要求每位从事社区卫生科研工作的医务人员,都必须对人的生命和健康负责,在任何情况下,都应该把保证受试者的利益不受侵害放在第一位。

五、协作性原则

团结和协作是科学发展的必然要求,社区卫生科研的突出特征是跨学科多层次的联合。团结是在尊重科学的前提下实现的,科学观点的争论并不违背团结的原则;协作是在平等合作的原则下建立起来的,贡献有多少之分,水平高低往往表现在不同的研究领域,博采众家之长才是科研协作的根本内涵。

现代电子技术、信息技术等在医学上的应用,使医学科研水平有了大幅度的提高。比如众所周知的"人类基因组计划"是在世界范围内协作完成的,我国只承担了1%的部分,就这1%也需要多学科、多领域的许多科研人员共同完成。这种多学科的相互交叉和渗透,也使社区卫生服务走出传统的生物医学模式,进入了生物—心理—社会医学模式阶段。社区卫生服务的研究领域也在不断的拓展,这也带动和拉动了相关学科、边缘学科的发展,集体攻关已成为社区卫生科研的必经之路。因此,一个社区卫生科研工作者必须具备谦虚谨慎、团结协作的道德素养和优良品格。这一素养集中体现在正确对待他人和尊重他人的劳动、正确评价自己和自己的成就、正确处理不同学科间的关系上。

从科学的真实性原则出发,在科研成果的归属,论文、课题的署名,利益的分配上,应以实际所做的工作和贡献的大小确定。依仗权势,掠人之美是不道德的;用挂名、替他人署名等方式,"拉关系"甚至搞利益交换更是不道德的,这不仅破坏了科学本身,而且严重危害社会风气,造成人际关系的畸型发展。

第四节 社区卫生科研的特点

科学研究工作是一项复杂而艰巨的脑力劳动,它具有继承性、创造性、探索性等基本特点。社区卫生科研除了上述基本特点外,还具有以下一些特点。

一、研究对象的特殊性

社区卫生科研的重要内容是探索社区居民健康、疾病与环境的关系。它以人为研究对象,关系到人民群众的生老病死。因此,要求社区医务人员必须以人为本,具有高尚的职业道德和严谨的科研作风,从事的相关研究要符合伦理原则,绝不允许直接、间接地有损人的健康。

另一方面,也正因为社区卫生科研的对象是人,人既是自然的产物,又在一定的社会环境中生活,具有自然与社会双重属性。人体的生理活动、心理状况和疾病过程还受到社会环境因素的作用,从而增加了社区卫生研究的复杂性。这就需要我们在制定研究设计,考虑研究方案时,更应细致周密和严实,以确保研究结果的准确性和科学性。

此外,社区卫生研究面对的社区居民流动性大,在现况研究中,再好的抽样也可能因群体流动而出现偏差;在病例对照研究中,不可能一次收集相当多的病例;前瞻性研究中,可由于入选人群的失访造成研究结果出现各种参差不齐的现象。所有这些特点,不仅可能造成资料收集困难,还会增加资料统计处理的难度,甚至无法进行统计处理,因此在科研设计时应充分考虑到这些不利因素。

二、研究工作的多学科综合性

现代科学发展高度分化又高度综合,交叉学科,边缘学科是培养创新思想的沃土。综观社区疾病防治史,每一项研究成果,都需要一个多学科团队的通力协作和优化组合才能实现。因此,开展社区卫生科研必须重视对跨学科、跨系统联合攻关的管理研究。要大力促进学科间的交叉渗透,贯彻理工医结合、中西医结合、预防与临床结合、人文学科与医学各学科相结合的发展方针,发挥优势,形成特色。对于科技实力不强的社区卫生服务机构,还应重视加强与上级医院及医学院校的横向联系和科技协作,这对利用他人的人才、技术、信息和设备优势来提高自身的科技素质和科研水平很有益处。

三、客观条件的局限性

社区卫生服务机构的医务人员担任着社区卫生服务"六位一体"的繁重任务,科研多为兼职,因此,开展社区卫生科研常常受到各种客观条件的限制,其中最为突出的是时间得不到充分保证,科研工作连续性差;研究条件和环境也不像研究机构尽如人意。可以说社区卫生科技人员从科研立题开始就踏上了艰辛的路程。因此,社区卫生科技人员应正确处理好工作和科研的关系。社区卫生服务机构也应为医务人员创造良好的科研环境和实验条件,并制定相应的倾斜、激励政策,以保障从事科研的医务人员的利益,激发他们的积极性,保证科研工作的顺利开展。

四、研究目的和结果的社会公益性

社区卫生科研的目的是保护社区居民的健康,是直接为社会生产力中最重要的要素——劳动力服务的,同社会生产有着直接的联系,属社会公益性事业。因此,对于以社会效益为主的社区卫生科研,政府部门和全社会要承认和鼓励其所取得的研究成果对社会的贡献,要以与社会经济条件相一致的经济手段对社会公益性成果予以奖励,要提倡和表彰社区卫生研究者的奉献精神,并保障从事研究工作所需的人力、物力和财力。

五、研究思维方式的整体性

社区卫生科研定位于社区,研讨社区卫生问题,研究要有群体观点,强调预防为主和概率论的思维方式。这种思维方式将社区看作一个整体,利用预防为主的思想,对一些卫生问题进行现况分析,回顾性研究,前瞻性观测和干预性实验,从而达到解决社区卫生问题的目的。这也是社区卫生科研和临床研究的最大区别点。

正如古希腊医学家希波克拉底所说,知道患病的人是什么样的人比知道这个人患的是什么病更重要。比如在进行病因研究的时候,不仅要想到某个病人,还应想到他周围的一些人,他们有无类似病症;想到他们所处的共同环境与该疾病有什么关系,有无共同的病因。这就是思维方式的整体性。

六、研究个体的差异性

社区卫生科研从个体出发,探索群体现象。因此,对个体的选定要有科学性。由于被研究者存在地区、年龄、性别、民族、职业、生活习惯和居住条件等的差异,在设置实验组和对照组时,很难控制各组间条件的均衡和一致;社区卫生科学研究中存在的干扰因素和混杂因素,在观察效应时也往往很难排除掉;此外,社区卫生科研中的疾病研究,在疾病分类、诊断方法、指标的测定方法、样本含量和处理因素等方面也不易做到标准化。因此在科研设计时应充分利用随机对照,盲法等手段,以求各组间非处理因素的均衡。

第五节 社区卫生科研的常用方法

英国哲学家培根说过:"跛足而不迷路,能赶过虽健步如飞,但误入歧途的人"。科研也是这样,只有看清路,才能少走或不走弯路。可见,社区卫生科研中,掌握正确的思路和方法往往能起到事半功倍的效果。

根据社区的科研基本任务不同其研究类型通常分为调查性研究和实验性研究。调查性研究为实验性研究提供线索,实验性研究的成果往往要回到现场进行验证。

一、调查性研究

调查性研究,又称观察性研究。它是对实际已发生或存在的情况进行调查、观察,其研究因素是客观存在的。观察对象受许多环境条件的影响,处于没有人为干预的"自然状态"。过去的调查性研究仅限于卫生学和流行病学领域,而今已扩展到社区卫生服务的各个方面,特别是人们开始注意到一些低浓度、微量的环境因素及社会心理因素对社区居民的影响。

调查技术方法也有很大改进。

调查性研究包括描述性研究和分析性研究两大类。描述性研究又可分为现况研究、疾病监测、筛检、生态学研究等;分析性研究主要包括病例对照研究和队列研究。

(一) 描述性研究

1. 概念 描述性研究又称描述流行病学。它是将专门调查或常规记录所获得的资料,按照不同地区、不同时间和不同人群分布特征分组,以揭示该人群中疾病或健康状况的一种观察性研究。

2. 特点 ① 一般不设对照组。② 研究特定时点或时期内某一群体中暴露和疾病的状况或联系。③ 在确定因果联系时受到限制。④ 定期重复进行可以获得发病率资料。

3. 用途 ① 为病因研究提供线索。② 掌握疾病和病因的分布状况,为疾病防制工作提供依据。③ 用来评价防制疾病的策略和措施的效果。

4. 优缺点

(1) 优点:① 该方法确定调查对象简单,收集资料比较容易。② 一次调查可同时获得多种疾病的现患情况,例如肺结核与肺癌,慢性支气管炎与哮喘。③ 可以获得除疾病和健康以外的包括经济、文化、风俗习惯等可能对疾病或健康产生影响的信息。④ 收集资料后可在短时间内得到结果。⑤ 该研究是在收集资料完成之后,将样本按是否患病或是否暴露来分组,使结果具有可比性。

(2) 缺点:① 不能确定暴露与疾病的因果关系。② 调查得到的是某一时点的患病情况,故一般不能获得发病率资料。③ 如果在研究进行过程中,研究对象中一些人正处在所研究疾病的潜伏期或者临床前期,则极有可能会被误定为正常人,使研究结果发生偏倚,低估该研究群体的患病水平。

(二) 分析性研究

分析性研究,也称分析流行病学研究,它是在描述性研究的基础上,进一步在有选择的人群中观察可疑病因与疾病和健康状况之间关联的一种研究方法。分析流行病学主要有病例对照研究和队列研究两种方法,目的都是检验病因假设,估计危险因素的作用程度。

1. 病例对照研究

(1) 概念:病例对照研究是选择患有和未患有某特定疾病的人群分别作为病例组和对照组,调查各组人群过去暴露于某种或某些可疑危险因素的比例或水平,通过比较各组之间暴露比例或水平的差异,判断暴露因素是否与研究的疾病有关联及其关联程度大小的一种研究方法。病例对照研究分为非匹配病例对照研究和匹配病例对照研究两种。

(2) 特点:① 该研究只是客观地收集研究对象的暴露情况,而不给予任何干预措施,属于观察性研究。② 病例对照研究可追溯研究对象既往可疑危险因素暴露史,其研究方向是回顾性的,是由"果"至"因"的。③ 病例对照研究按有无疾病分组,研究因素可根据需要任意设定,因而可以观察一种疾病与多种因素之间的关联。

(3) 用途:① 提出病因线索。② 初步检验病因假设。③ 评价防制策略和措施的效果。

(4) 优缺点

优点:① 收集病例方便,适用于罕见病的研究。② 所需研究对象的数量较少,节省人力、物力,容易组织。③ 一次调查可同时研究一种疾病与多个因素的关系,既可检验危险因素的假设,又可经广泛探索提出病因假设。④ 收集资料后可在短时间内得到结果。

缺点：① 不适于研究暴露比例很低的因素，因为这类研究需要很大的样本含量。② 暴露与疾病的时间先后常难以判断。③ 易发生选择偏倚、回忆偏倚、混杂偏倚。④ 不能计算发病率、死亡率等，因而不能分析相对危险度。

2. 队列研究

（1）概念：队列研究是将一组范围明确的人群，按是否暴露于某危险因素或暴露程度分为不同的组，追踪各组的结局并比较其差异，从而判定暴露因素与结局之间有无关联及关联程度大小的一种研究方法。

（2）特点：① 属于观察法。② 由因到果，符合时间顺序，可以验证暴露和结局因果关系。③ 暴露组和非暴露组均为可能患病而未患病的危险人群。④ 指标为发病率或死亡率。

（3）用途：① 检验病因假设。② 描述疾病的自然史。③ 评价预防措施的效果。

（4）优缺点

优点：① 研究结局是亲自观察获得，一般较可靠。② 论证因果关系的能力较强。③ 可计算暴露组和非暴露组的发病率。能直接估计暴露因素与发病的关联强度。④ 一次调查可观察多种结局。

缺点：① 不宜用于研究发病率很低的疾病。② 观察时间长，易发生失访偏倚。③ 耗费的人力、物力和时间较多。④ 设计的要求高，实施复杂。⑤ 在随访过程中，如果有未知变量引入人群，或人群中已知变量的变化等，都可使结局受到影响，使分析复杂化。

二、实验性研究

1. 概念

实验性研究是将一组随机抽取的实验对象随机分配到两种或多种处理组，观察比较不同处理因素的效应（或结果）。实验性研究一般涉及范围窄，观察例数不多，因而便于严格控制条件，所得结果较确切。与调查性研究相比较，实验性研究的研究因素是研究者人为施加的，一般为新药、疫苗、社区干预措施、医疗保健措施等，通过实验组和对照组实验效应的比较，评价研究因素的作用。根据实验对象种类和分组单位不同分为临床试验、现场实验、社区干预试验、动物实验等方法，社区卫生科研中，以社区干预试验较多。

2. 特点　① 要施加干预措施；② 属于前瞻性研究；③ 必须有平行对照；④ 随机分组。

3. 用途　① 社区干预措施的效果评价。② 新药或新的疗效、制剂的效果评价。③ 社区常见疾病流行因素和病因的探讨。④ 医疗保健措施的效果评价。

4. 优缺点

（1）优点：① 研究者根据实验目的，制定实验设计，能够对研究对象、干预因素和结果的分析判断进行标准化；② 按照随机化的方法，将研究对象分为实验组和对照组，做到了各组具有相似的基本特征，提高了可比性，减少了偏倚；③ 在整个试验过程中，通过随访将每个研究对象的反应和结局自始至终观察到底，实验组和对照组同步进行比较，最终能作出肯定性结论。

（2）缺点：① 整个实验设计和实施条件要求高、控制严、难度较大；② 受干预措施适用范围的约束，所选择的研究对象代表性不够；③ 实验计划实施要求严格，随访时间长，有时还涉及医德问题。因此依从性不易做得很好，影响实验效应的评价。

第六节 社区卫生科研的内容

社区卫生科研的内容非常宽泛,可以涉及社区卫生服务的各个方面,几乎每项服务和每项工作中,都可以找到研究课题。本节仅仅是对社区卫生科研内容的总结性罗列,所提出的研究项目或研究题目,在实际研究中还可以从中细分出若干个子课题。

一、社区卫生服务内容及服务模式研究

1. 全科医学临床路径及全科医师的诊疗模式研究

选题理由:全科医师对病人的诊疗方法和思路与专科医师是不相同的。(1)与专科医师相比,全科医师关注的是病人的整体健康,是以"人为中心","以解决健康问题为目标",更能体现新的医学模式。(2)全科医师的临床诊疗更多的是从患者的一组临床症状着手,分辨轻重缓急,判断危急程度,提出处置方案。按照上述原则,怎样建立全科医师的诊疗程序及临床路径。

主要研究内容:全科医师诊疗模式的实践流程,临床路径。

2. 社区卫生服务中的基本医疗服务包研究

选题理由:社区卫生服务机构是基本医疗的主要承担者之一,社区卫生服务中的基本医疗服务是政府通过社区卫生服务机构向公民承担的责任之一,当前需要尽快明确基本医疗的主要内涵。

主要研究内容:基本医疗的内涵,服务项目的确定,不同经济水平下基本医疗服务包的确定。

3. 社区卫生服务中公共卫生服务的内容及范围研究

选题理由:社区卫生服务机构是公共卫生服务体系的重要组成部分,是公共卫生服务体系的网底。在政府主导下,需要明确哪些公共卫生服务适宜由社区卫生服务机构承担。

主要研究内容:社区卫生服务中的公共卫生服务内容,除了已经开展的计划免疫、妇女保健、儿童保健,还应当有哪些?公共卫生服务包的确定。在妇女保健、儿童保健、精神卫生等公共卫生服务方面,如何合理界定社区卫生服务机构与相应的专门机构之间的分工。

4. 社区健康教育模式研究

选题理由:健康教育是社区卫生服务的重要服务内容,但目前社区健康教育的方式简单,形式单一呆板,效果不佳,需要在服务方式、方法的改进上寻找路径。

主要研究内容:社区卫生服务中的健康教育方式研究;社区健康教育如何与医疗、保健以及其他服务相融合;健康教育专业机构如何发挥对社区卫生服务机构的指导作用。

5. 社区卫生监督运行方式研究

选题理由:社区卫生服务机构应当在社区卫生监督中发挥作用,成为环境卫生、营养与食品卫生监督的网底,但在监督的合法性以及具体操作上尚未形成成熟的模式。

主要研究内容:社区卫生服务机构承担公共卫生监督的法律依据;授权方式;监督行为的实施方法,与卫生监督机构的分工。

6. 社区慢性病患者行为干预及病例管理效果评价方法的研究

选题理由:高血压、糖尿病等慢性非传染性疾病的防治已经成为社区卫生服务机构极为

重要的工作内容,但目前尚缺少简便易行的工作效果评价指标体系和评价方法,不利于防治水平的提高。

主要研究内容:高血压、糖尿病社区管理效果的临床评价指标,病例干预管理效果的评价指标及评价方法。

7. 社区健康管理服务模式研究

选题理由:健康管理是新的医学模式在具体服务方式上的体现,健康管理师已被确定为新的社会职业。社区应当是实施健康管理的主要平台,从长远看,社区健康管理有着很好的发展前景,但目前受到多方面因素的制约,社区健康管理还没有形成成熟的服务模式。

主要研究内容:社区健康管理的实施主体是谁?社区健康管理的主要服务对象的界定。社区健康管理的具体服务模式及经费补偿途径。

8. 社区老年保健模式研究

选题理由:老年人是社区卫生服务的重点人群之一,老年保健是社区卫生工作的重点内容。我国已经步入老龄化社会,老年保健具有很大的潜在需求。由于对社区老年保健的服务内容、服务规范及补偿方式还没有成熟的方案,限制了这项有着很大需求的服务项目的发展。

主要研究内容:社区老年保健的市场需求调研;社区老年保健工作的服务模式,主要服务项目、服务规范及补偿方式。

9. 社区家庭保健服务模式研究

选题理由:家庭保健是社区卫生服务中有待开发的服务领域,应当成为具有鲜明社区卫生服务特征的服务项目。

主要研究内容:家庭保健的服务内容和服务项目;社区居民对家庭保健的服务需求;家庭保健的服务模式及补偿方式。

10. 社区康复服务模式及补偿机制研究

选题理由:社区康复是康复医学的重要组成部分,也是社区卫生服务重要内容和特色体现,但由于受到医疗保障制度、服务机制等方面的制约,社区康复的开展仍然处在较低的水平,与社会实际需要有很大差距,急需找到解决方案。

主要研究内容:社区康复的主要服务对象、工作内容;社区康复需求的调研;社区康复的服务模式,与医疗机构和专业康复机构如何合理的分工;社区康复的补偿机制。

11. 社区首诊制度的模式设计研究

选题理由:要建立"小病在社区、大病到医院"的合理分工格局,必须逐步建立社区首诊制度。从医保制度上,赋予全科医师"守门人"的角色。

主要研究内容:在现有医疗保障体制下如何实现社区首诊,社区首诊制度如何与现有医保制度衔接,社区首诊制度的具体设计。

12. 社区卫生服务双向转诊机制的研究

选题理由:建立合理的社区卫生服务机构与大中型医疗机构实行双向转诊的机制,充分发挥现有卫生资源的作用,促进病人的合理分流。

主要研究内容:双向转诊的技术标准,转诊流程,转出方与转入方的具体职责,社区卫生机构与医院的衔接,转诊通道如何建立;如何建立促进双向转诊尤其是大中型医院向社区转诊的机制,包括医保制度中费用结算机制。

二、社区卫生服务管理研究

1. 社区卫生服务机构实行全员聘任制的探索与实践研究

选题理由：全员聘任制是我国事业单位人事制度改革的基本要求，社区卫生服务机构大多为政府举办，也同样存在这一改革要求。针对社区卫生服务机构的任务要求，聘任制如何实施需要在实践中探索与总结。

主要研究内容：社区卫生服务机构全员聘任制中的岗位设置、职位工作分析与职位说明书的制定，全员聘任制中的人员进入与退出机制的设计。

2. 社区卫生服务绩效考核的探索与实践研究

选题理由：在政府承担着对社区卫生服务加大投入的责任，发展社区卫生服务以后，社区卫生服务机构的绩效考核成为社区卫生服务管理中的突出问题，所以需要深入研究绩效考核的指标设计和考核方法。

主要研究内容：社区卫生服务机构绩效考核指标体系的设计，具体考核方法；社区卫生服务机构员工绩效考核内容与方法。

3. 社区卫生服务机构运行成本及服务项目成本的核算方法研究

选题理由：通过成本核算进行成本管理，降低运行成本和服务成本，这是任何服务业都必须面对的课题，社区卫生服务机构也不例外。由于社区卫生服务有其自身的服务特征和服务功能，在成本核算上至今还没有成熟的方法，急需研究解决。

主要研究内容：社区卫生服务机构运行成本，核算方法；社区卫生服务机构所承担的基本医疗服务项目成本测算方法，公共卫生服务项目成本测算方法。成本管理在社区卫生服务机构中的运用。

4. 社区卫生服务质量管理方法

选题理由：服务质量是社区卫生服务能力和服务水平的主要体现，如何针对社区卫生服务机构的功能及任务，进行质量管理，需要进行探索研究。

主要研究内容：社区卫生服务质量管理的途径，过程质量管理与终末质量管理的方法。

5. 社区卫生服务营销策略的研究

选题理由：营销策略是从企业引入的概念。社区卫生服务本身也是一种服务"产品"。在服务这个大市场中，居民到社区卫生服务机构就诊，或是享受公共卫生服务，实际也是"购买"行为，因此社区卫生服务机构也必然发生"销售"行为，要把自己的服务产品"销售"出去，要让居民能够接受和认可这种服务，因此也可以引用企业的营销理念，运用营销的方法。

主要研究内容：社区卫生服务市场特性的研究；社区卫生服务营销组合的实践；"精细服务"理念在社区卫生服务中的运用；社区卫生服务的宣传策略；社区卫生服务的市场定位，开拓服务市场的可选择策略。

6. 社区居民健康档案的信息化管理研究

选题理由：为居民建立健康档案的工作在许多地方的社区卫生服务机构都已经开展，国家也已经颁布了居民健康档案的技术标准，甚至不少社区卫生服务机构已经开始使用计算机信息技术对居民健康档案进行管理。但目前健康档案的信息化管理的总体水平还很低，社区卫生服务机构所掌握的居民健康档案信息还没有能够与其他机构进行互通互换，使得居民健康档案的信息不完整，使用效率比较低，甚至大部分健康档案在建立后就成为"死档"。要解决这一难题,必须找到区域卫生信息整合的途径和办法。

主要研究内容:社区居民健康档案与整个医疗卫生服务系统的信息整合;健康档案与电子病历及相关技术规范标准的研究和应用;社区居民健康档案的信息化和规范化管理。

三、社区卫生服务政策研究

1. 社区卫生服务补偿政策及价格政策的研究

选题理由:社区卫生服务是公益性事业,发展社区卫生服务是政府的责任,对社区卫生服务机构采取不同的方式给予补偿,是政府履行职责的重要体现。

主要研究内容:具体补偿方式的选择,适宜的价格政策的选择,补偿标准的测算。

2. 社区卫生服务与现行医疗保障制度衔接政策的研究

选题理由:要确立全科医师在医疗保障制度中的"守门人"角色,充分发挥社区卫生服务机构在城乡医疗保障体系中的支撑作用,必须建立社区卫生服务与医保政策的衔接,促进常见病患者向社区卫生服务机构分流。

主要研究内容:如何在现行城乡医保制度框架下,寻找社区卫生服务与之衔接的方法,在费用结算、参保者个人自付比例等方面向社区卫生服务机构倾斜,从而引导患有常见病、多发病的参保者到社区卫生服务机构就诊。

3. 政府购买社区卫生服务项目的选择性研究

选题理由:政府在发展社区卫生服务方面的责任,不仅表现在要给予社区卫生服务机构建设方面应有的投入,出资举办社区卫生服务机构,还应当表现在为居民购买相应的服务项目,尤其是购买公共卫生服务项目,保障居民获得基本公共卫生服务。

主要研究内容:由政府购买的卫生服务项目应当有哪些,购买的方法如何确定。

4. 社区卫生服务机构人才队伍建设的政策研究

选题理由:人才队伍建设是制约社区卫生服务可持续性发展的"瓶颈",当前社区卫生服务人才队伍建设方面,既有现有人员培训提高的任务,更需要有尽快解决促进高素质人才向基层流动的政策机制。

主要研究内容:社区卫生服务机构卫生人才需求情况分析;在现有条件下,促进人才向社区卫生服务机构流动应当解决哪些政策问题,具体政策措施的可行性研究。

5. 建立全科医师规范化培养机制的政策研究

选题理由:培养高素质的全科医师是社区卫生人才队伍建设的重点,将全科医师规范化培训(全科医学专科医师培训)作为今后培养高素质全科医师的主要途径,已经取得共识,当前需要尽快研究解决制约全科医师规范化培训推行的一系列问题。

主要研究内容:全科医师规范化培训(或全科医学专科医师培养)的经费筹措,实行二次分配的人事制度的建立,如何解决参加培训者与未参加培训者在待遇、职称取得等问题上有所区别,从而使全科医师规范化培训逐步成为带有强制性的培训制度。

6. 社区家庭病床设置规范及运行机制的研究

选题理由:家庭病床是社区卫生服务的重要服务方式。使部分长期卧床、行动不便的慢病患者在家庭环境中接受治疗,方便,心理压力小,同时又减轻了医院的负担,增加了病房床位的周转率,可以实现医院和患者的双赢。但由于在收治病种、服务内容、安全性等方面缺乏规范性要求,医保政策的支付力度不够等问题,长期以来制约着社区家庭病床的开展,使得这一方便、经济、受到社区居民欢迎的服务方式逐步衰落,因此急需从政策支持和规范服务两个方面寻找出路。

主要研究内容:社区家庭病床的收治病种,适宜在家庭病床中开展的诊疗、护理项目,参保病人家庭病床的报销标准等。

(范群　张红萍)

思考题

1. 什么是社区卫生服务?
2. 科学研究的基本特征是什么?
3. 什么叫社区卫生科研?它的特点有哪些?
4. 社区卫生科研的方法有哪些?
5. 调查性研究和实验性研究最主要的区别是什么?
6. 社区卫生科研的内容主要包括哪些方面?

第二章 社区卫生科研基本程序

第一节 选 题

爱因斯坦曾经说过,提出一个问题往往比解决一个问题更重要。因为解决一个问题也许仅仅是数学上或实验上的技能而已。而提出新的问题,新的可能性,从新的角度去看旧的问题,却需要创造性的想象,标志着科学的真正进步。

选题就是选定准备研究或解决的课题,如某一社区常见疾病的病因、发病机制、诊断、治疗、预防等各个方面的问题。俗话说,良好的开端就是成功了一半。选定要研究的问题后,才能确立研究的题目,进行设计,制定计划。

社区卫生科研所研究课题可以是探索疾病的病因或危险因素,阐明疾病发生发展的过程及其机理,解释某些临床现象以及在诊断和判断预后上的意义;也可以是探索或评价新的诊断方法、技术,观察新的治疗措施的效果、毒副作用或探讨影响疾病的预后或病死率的因素等,通过课题研究进一步提高社区医务人员对疾病发生发展规律的认识,改进诊断、治疗和预防社区常见病的方法,提高社区卫生服务质量和疾病防治水平。

社区卫生科研的题目在一定程度上反映科研工作的水平,课题要有创新性、科学性和应用性,要有保证完成的手段。用最简洁明确的文字写成题目,立出的题目基本上就是后来研究论文的题目。因此必须全面考虑,决定选题。

一、选题的基本步骤

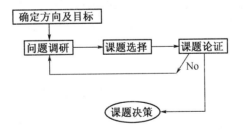

二、选题的基本原则

(一)目的性原则

目的性原则,是指科研要有明确的目的。目的是指社区医务人员对于某项具体的科研课题所期望达到的成果目标。科研成果根据研究类型不同,分两个层次:一是"了解情况",即对事物属性、特征和状态的描述性研究;二是"解释情况",就是对事物之间的关系进行研究,予以解释。目的性原则的意义在于:它告诉并时刻提醒研究者为什么要进行科研工作,以及如何开展科研工作。

坚持科研目的性原则要求做到：① 要对科研课题的必要性进行充分的论证；② 要对课题的可行性进行充分论证；③ 坚持科研目的性原则，不仅表现在选题阶段，而且要贯穿于科研的全过程。

社区卫生科研选题必须以常见病、多发病和疑难病为重点，以提高医疗质量和发展社区卫生服务、提高社区居民健康水平为目的。

（二）创新性原则

选题要有新意。"创"是指他人没有研究过的题目，而不是重复别人的工作；"新"是指研究项目有独到之处，而不是公知公用、模仿抄袭的低水平重复。创新程度可有不同，但一定要有创新。

创新可以是前人没有研究过的或是已有研究工作上的再创造，研究结果应该是前人所不曾获得的成就。它可以是结合社区卫生实践提出的新发现、新设想、新见解，也可以是通过研究建立的新理论、新技术、新方法或开拓的新领域。

社区卫生服务工作从某种意义上讲就是不断创新，不断开拓。社区医务人员应把创新性的社区卫生服务视为自己的主要职责，没有创新性的科研课题是没有价值的，也称不上社区卫生科研。这是衡量科研成果大小的重要标准。只要积极地动脑筋，不局限书本上现有的科研方法和内容，而是在原有基础上寻求最佳方法，怎样不花钱、少花钱，怎样缩短科研的时间和周期进行创新，能有一点突破，都是贡献。这样的科研论文一般刊物也乐于采用。

（三）科学性原则

任何课题的确立都应符合客观规律，以已知的科学理论或技术事实为基础。对于理论性课题，科学性原则体现在是否有充足的事实或技术为依据。而对于应用技术性课题，科学性原则体现在必须有科学的理论为依据。历史上许多人追求长生不老，由于没有科学理论为依据，结果是一事无成。但如果想叫夏天开花的植物在冬天开花，只要掌握日照时间和控制温度，就能变成现实，许多反季节的大棚蔬菜就是通过这些研究而实现的。

有理论依据而去找证据，既科学又简捷，非常重要，而且是选题的最主要方面。比如经过计划生育教育和没有经过计划生育教育的人群的计划生育比例；一些地方病、遗传性疾病与教育程度的关系等等。社区医务人员如果进行这些方面的调查研究，比较容易出成果，同时能取得比较好的社会效益。大胆的创新，结合科学的论证是研究工作不断进步的杠杆。

（四）应用性原则

从广义上讲，凡是具有科学性的课题都具有应用性。基本理论的研究成果固然反映一个国家的科学水平，但终究要推广应用到社会生产实践中来。社区卫生科研中的课题，也应该顺应潮流，去关注那些社区人群中亟待解决的健康问题。

（五）可行性原则

可行性即指社区卫生科研课题应具备完成和进行实验的条件。可行性原则要从主客观两个方面的条件来看进行某项课题研究的可能性。客观条件指课题研究所需的实验设备、药品和文献资料充足度。对于初次接触选题和科研的社区医务人员来说，最好有一定科研水平的学术带头人的指导，可以少走弯路。如果没有学术带头人，也可通过走访、通讯等方式向别人请教。另外，有无足够的时间和经费也是选题时要考虑的问题。一般来说，第一次做课题，可选那些费时少、不花钱或少花钱的项目。主观条件是指充分发挥自己的特长优势，力求专业对口，扬长避短。不要一开始就把研究面铺得太宽，要选自己最拿手的方面进行研究突破。要真正地了解自己,选取对自己最有吸引力的课题。

科研工作是个艰苦的过程,成功之前往往会经过无数次的失败,如果没有兴趣这个重要的心理因素支撑,就不会有顽强的毅力和经久不息的热情,往往会半途而废。在选择课题的过程中,可能一段时间内都在酝酿、比较,举棋不定,这时最容易看别人搞什么,就想搞什么。这就要冷静的分析,究竟哪个课题在你的心目中更成熟一些。一旦分析清楚,确定了课题,就要下决心排除其他课题,集中精力攻克选中的课题,直至课题的最后完成。

可行性原则必须做到:① 课题负责人具有一定的社区卫生服务工作和研究经验,对相关课题的国内外进展有足够的了解;② 课题组全体成员是一支知识与技能、工作和科研并举的团队;③ 与申请课题有关的研究工作,已有前期工作积累或者预实验;④ 研究课题的方法、路线及主要技术指标都有实现的可能性。

(六)竞争性原则

社区卫生服务方面的研究题目很多,从社区常见疾病的发生发展到防治,各环节中都有这样或那样的问题值得研究探索。

过去,科研题目往往是由研究者结合自己的专业、兴趣和条件选题,然后立题上报、申请资助,也有很多是上级下达任务给单位,或协作进行科研。

随着经济体制改革引入竞争机制,现在大多通过招标确定科研项目。社区卫生科研招标的题目多涉及疾病防治中的各方面问题,特别是社区人群中常见病、多发病,这些疾病的防治已经成为国家、卫生部、各省每年都有的招标项目。当然每年的侧重点有所不同,如中国卫生协会2010年度社区卫生科研基金招标项目,主要是为加强社区卫生服务机构科研水平,及时探索、总结社区卫生服务技术规范实施的效果和经验,而立项资助一批科研项目,侧重于促进年中国社区卫生协会推出的一系列社区卫生服务技术规范的实施和推广。

无论是通过招标、自行申报,还是上级下达的科研任务,或协作课题,在选题过程中,要注重跨学科、跨系统联合攻关的社区卫生研究项目,注意形成有地方特色,并有利于社区卫生服务的发展。

三、选题来源及性质特点

(一)在社区卫生服务工作实践中发现研究课题

在社区卫生服务工作中,会碰到许多难题,要通过科学的思维和方法解决这些难题。因此社区卫生课题往往就在我们身边,只要你能留心,就不难发现。

(二)通过阅读文献选择课题

在阅读文献的过程中,会发现社区卫生服务领域中有许多悬而未决的问题。对这些问题,根据你的条件能否做一些工作?做什么?课题就产生了。

(三)在社区卫生科研过程中发现新课题

在研究某一社区卫生科研项目的过程中,可能会有一些新发现,要解决这些新问题就产生了新课题。

(四)从社区卫生项目招标指南中寻找研究课题

申报某些基金项目时,首先要查阅该基金的项目指南,也可查阅各个专业的技术难题指南。从中可以了解有哪些项目适合自己,然后结合社区卫生服务工作,做出选题。

一个既有理论基础又有丰富经验的社区医务人员,应在社区卫生服务工作中有计划、有目的地进行社区卫生科学研究,为发展社区卫生服务事业,保护和增进社区人群健康作出自己的贡献。

四、选题的注意事项

1. 选择的课题应是对社区卫生服务学科发展有重要意义,或有社会效益及使用价值的课题。

2. 选题的起点不要太高,但要有新颖性,能够围绕社区卫生服务研究重点或前沿,能够结合社区常见疾病预防控制工作的实际需要。注意选择有能力完成的课题。要充分估计到自己的知识储备情况和分析问题的能力。

3. 注意选择有兴趣完成的课题。要充分考虑自己的特长和兴趣。兴趣深厚,研究的欲望就强烈,内在的动力和写作情绪就高,成功的可能性也就越大。

4. 注意选择有条件完成的课题。要考虑到是否有资料或资料来源,要了解所选课题的研究动态和研究成果,大致掌握完成过程中可能遇到的困难,以避免盲目性和无效劳动。还应考虑研究时间、仪器设备和研究经费等条件,保证课题能在预定的时间内完成。

五、课题的论证

所谓论证,这里包含两层含义:一是指课题负责人对课题研究设计的理性思考。具体包括对课题的研究假设、研究思路等进行论述并证明;二是指有组织地、系统地鉴别课题研究的价值,分析研究条件,完善研究方案的评估活动。我们这里主要讨论前者,后者是科研主管部门要做的工作,比如对立项课题的评审、论证和课题结题鉴定等。

课题选择后,课题负责人在开始进行研究前,应该对课题的科学性、可操作性、计划性等内容进行论证,即对科研课题进行分析、预测和评价,从而有效地避免选题的盲目性。

论证要点如下:

1. 为什么要研究这个课题?本课题提出的主要背景材料有哪些?本课题具有哪些学术价值或应用价值?是否具有研究的紧迫性?

2. 所研究的课题,主要能解决什么问题?前人或他人曾经做过哪些与本课题相关的工作?有哪些主要的成果?本课题在前人的基础上作了哪些创新?预期目标和研究内容要明确统一。

3. 解决研究课题的难点。能否制定出具体合理、先进可行的技术路线以及是否选择新颖正确的研究手段。研究本课题所需要的基本条件,包括人员组成、任务分派、物质保障和科研经费等,还要预测本课题研究的可能性和能否取得实质性的进展,即分析课题研究是否具有可行性。

课题论证好坏,是决定课题能否立项的前提条件,同样的课题申报者可能有几家或几十家,能否评上,主要看论证。论证时要考虑周到,让评委很清晰地知道你这个课题要解决的问题是什么,难点是什么,创新点是什么。

通过以上各个方面的研究论证,也可以使得研究者在研究过程中做到心中有数。研究者通过查阅资料、确定研究方法、制定研究计划等,使课题任务得到很好的落实,并自始至终沿着既定的目标有序地进行。

第二节 查找文献

社区医务人员在选定科研题目后,为了少走弯路,出高质量成果,不去重复旁人已经解决了的问题,就必须查阅相关文献,了解国内外对该课题已作过的研究工作的成就、现状、动态及其方法,进行比较选择和借鉴,改进或创新;在研究过程、资料总结和撰写论文时也需要查阅最新相关文献,以利于自己研究工作的提高。查找文献是研究者应熟练掌握的经常性工作,如何能花较少时间,较快地找出所需要的文献也是社区医务人员应具备的基本功。文献检索详细内容参见下篇。

第三节 建立假设

在研究事物客观规律时,必然要先建立某种科学的假设。假设是根据一定的科学证据和科学理论,对所研究的问题提出的设想,包括研究的目的、重点解决的问题等。

社区卫生科研也是这样,必须先有其假设,后有其设计、调查、实验、临床观察等。后续工作仅是验证假设的过程。因此,建立假设是科研的核心环节。

一、建立假设的意义

社区医务人员在社区卫生服务工作中产生了一种推测性设想时,就需要进行观察或实验。当然这种假设既可能导致新的发现,也可能出现错误的结论。因此,假设的正确与否决定着科研的成败,可见假设在科研中具有举足轻重的作用。

1. 为科研创新提供依据　社区卫生科研的最终目的在于发现社区卫生服务中的新问题与形成解决问题的思路。所以,假设是为发现问题与解决问题提供依据或研究蓝图。

2. 为研究设计提供方向　社区医务人员的研究工作是一个探索社区卫生服务规律的过程。针对所研究的问题提出假设,就是为研究设计提供了目标,明确研究方向和技术路线,从而避免盲目性与被动性。

3. 为科学发展提供焦点　在社区卫生服务工作中,对于同一问题的解决,需要多途径多方法的探索,各个途径和方法都可能提出假设,那么初始阶段必然是众说纷纭,各持己见,最后通过分析综合,统一认识,找出重点问题。这样,假设起到了提供探索与讨论焦点的作用。

二、假设形成的方法

社区卫生服务的发展是在不断地提出新假设、建立新理论、完善已有理论、检验假设、修正和发展假设的过程。然而,在建立假设时,必须认识到事实依据和理论基础是建立假设的两大支柱。假设的形成需要经过一个严密的、艰苦的逻辑思维过程。常用的假设形成方法有下述几种。

1. 归纳演绎法　归纳演绎法,最早由赫歇尔(Hershel)提出。人们对事物的认识有由个别到一般和由一般到个别两个过程;前者称归纳,后者谓演绎。归纳是演绎的基础,演绎是归纳的指导,归纳与演绎相结合是社区卫生科研中重要而基本的逻辑方法。

演绎实际上就是推理,它是根据已知事物的规律推论未知事物的方法。演绎原理有三级论法,即从大前提与小前提而得结论。如:人有灵感(大前提),王二是人(小前提),王二有灵感(结论)。归纳法的三级论法为:张三、李四、赵五,这些名字都指人(前提),张三、李四、赵五,这些人都有灵感(前提),凡是人都有灵感(结论)。从上面两个例子可见演绎的结论可以完全正确,而归纳推论的就不一定正确。

归纳演绎法在社区卫生科研假设中,应用较多,尤其是研究疾病与危险因素的因果关系时更为突出。医学统计学中的回归分析就是分析这类问题的数量依从关系。例如,假设乙型肝炎病毒(HBV)持续感染可导致原发性肝癌(PHC);根据该假设,加上相关背景知识,演绎地推出若干具体经验证据:① 肝癌病例的 HBV 感染率高于对照组,② HBV 感染队列肝癌发生率高于对照组,③ 控制 HBV 感染后,肝癌的发生减少。如果以上三个证据成立,则假设亦获得了相应强度的归纳支持。

2. Mill 准则　将因果假设原则加以系统化的第一人是穆勒(Mill),他提出科学实验四法,后人将同异并用法单列,即科学实验五法:① 求同法:不同情况下,找共同因素。② 求异法:不同事件之间,找不同点。③ 共变法:因素出现频率波动时,某病的发病率也发生变化。④ 类推法:疾病分布与其他病因已明的疾病的分布特征相似,推测两者可能有共同的病因。⑤ 排除法:产生几个假设,逐一排除。

3. 比较分类法　首先比较对象间的异同,然后根据异同将对象分为不同类别。如疾病"三间分布":① 地区分布:无论哪种疾病的发生都或多或少存在地域上的差异,疾病这种地区分布的差异可以帮助我们对不同地区自然环境和社会环境因素中可能的致病因子提出假设。② 时间分布:疾病分布随着时间的变化不断变化,这种变化是一个动态过程,不同时间疾病分布的不同,不仅反映了致病因素的动态变化,也反映了人群特征的变化。疾病呈现时间变化的原因可能是易感人群的增减;疾病传播机制的变化;病因或致病因素发生了变化等。③ 人群分布:人群分布的特征有年龄、性别、职业、家庭、民族、行为、收入等。有些是固有的生物学特征,有些是社会性特征,这些特征也可能成为疾病的危险因素。因此研究疾病人群分布有助于确定危险人群和探索致病因素。总之,对疾病"三间分布"的描述可以获得更多病因线索和流行因素的信息,有利于提出病因假设。医学统计学中的判别分析法就是分析和区别事物类别的有力工具,可用于疾病的诊断、治疗、预后和预防等各个领域。

4. 分析综合法　即将整体分解为部分或将复杂的事物分解为简单要素,把动态化为静态进行研究。在综合指导下分析,在分析基础上综合,这也是社区卫生科研中的一个重要的假设形成方法。如选拔飞行员时,必须考虑对象的先天和后天的各种因素;后天因素又要考虑对象的心理素质、生理生化因素和形体因素等很多指标。这类假设的统计分析方法有主成分分析、因子分析和相关回归分析等。

三、假设的性质

研究假设一旦建立,必须具备如下一些共性,才能经得起推敲和证实。

1. 客观性　假设的提出应当是以一定事实为依据的,不能凭空幻想。这些事实依据可以是社区医务人员个人在长期社区卫生服务工作中观察和实践的结果,也可以是他人的经验总结。假设能够解释的覆盖面越大,表明假设反映客观规律的程度越好。

2. 假定性　假设毕竟是经过科学思维做出的推测性设想,且设想的是一个未知的问题,这种设想仅为一种假定性说明,它具有不确定的性质,在社区卫生研究课题中尤其这样。因为人是一个复杂的有机体,影响健康的内外环境因素很多,假设的不确定性也就比较大。

3. 可验证性　假设的提出应该具有可验证性。实践是检验真理的唯一标准,同样适用于社区卫生科研工作。

4. 不断完善性　完整和真实的假设形成,一般不可能一次完善,大多数要经过若干次假定→检验→再假定→再检验的过程,不断修改与补充,才能逐步完成。在验证假设时,有的假设可能被否定,有的假设可能起到了提示、启发和桥梁的作用。所以,一个正确假设的建立,往往需要经历实践→认识→再实践→再认识的一个螺旋式发展过程。

例如某社区医生,在门诊工作中发现当地居民单纯性甲状腺肿的发病率很高。通过查阅医学文献发现,单纯性甲状腺肿的原因有:① 碘缺乏:饮水或食物中碘含量与甲状腺肿的发病率有关。② 碘过多:由于食物和水中碘过高,人体甲状腺将过量碘转化为甲状腺胶质,贮于甲状腺滤泡内,造成甲状腺肿。③ 膳食因素:比如木薯、玉米、高粱等食物中含硫氰酸盐;甘蓝、卷心菜、大头菜等蔬菜中含硫葡萄糖苷的水解产物等均可影响甲状腺对碘的吸收和利用。饮水和食物中的钙可妨碍碘的吸收。④ 自身因素:如激素代谢障碍、自身免疫性甲状腺炎等。调查发现,当地的粮、油、盐均来自不缺乏碘的地区,当地的食谱和饮食习惯也与发病不高的邻近地区相同,但饮用水源不同。提出问题:该地区甲状腺肿发病的原因是什么?该地区是否存在与饮用水有关的影响碘吸收的物质?

在甲状腺肿的发生机理中,该社区医生了解到:① 钙离子和碘离子可以在小肠中结合形成不溶性沉淀,使碘不能被吸收;② 动物长期饲喂高钙食物,可抑制甲状腺合成,造成甲状腺滤泡增大。形成假设:该地区饮水高钙导致地方性甲状腺肿。提出课题:饮水中钙含量与地方性甲状腺肿的关系。

第四节　科研设计

科研设计是从研究目的、技术路线、方法、人力、物力、组织等方面,对社区卫生科研课题进行计划。科研设计的重要性正如一项工程建设"没有设计就不能施工"一样。因此科研设计是所有社区卫生科研工作的最为关键的一环,设计内容包括对搜集、整理和分析资料全过程总的设想和安排。

一份良好的研究设计应该是专业设计和统计设计的有机结合。专业设计保证了研究课题的先进性和实用性,而统计设计则保证了研究课题的经济性和可重复性。

一、专业设计

专业设计一般包含以下环节:确定研究因素→确定研究对象和方法→确定研究指标→实施→结果分析→小结。

二、统计设计

统计设计一般包含以下环节:选题与可行性论证→方案设计→搜集资料→整理资料→分析资料。

表 2-4-1 社区卫生科研专业设计和统计设计的比较

项目	专业设计	统计设计
目的	研究课题,验证假设,保证研究结果的先进性和实用性	减少科研结果的误差,保证了研究结果的精确性、可靠性、可重复性和经济性
内容	选题,实施,方法和指标的选择	收集,整理,分析资料
方向	探讨科研结果的实用性和创造性	探讨科研结果的可重复性和经济高效性

统计设计可提高实验效率,避免不必要的人力与物力浪费;同时能确保实验的可靠性和结果分析的科学性。如果忽略科研的统计设计,往往在科研工作中期和后期才发现问题,会造成不可弥补的损失。

统计设计可分为两类:调查设计和实验设计。两者的区别在于:实验设计中,研究者能主动地安排实验因素,控制实验条件,排除非实验因素的干扰;调查设计中,研究者被动地进行观察,只能致力于尽可能地用随机抽样的方法,或通过分组来控制误差。虽然两者在设计上不尽相同,但经常结合使用。现场调查可为实验提供线索,而实验结果又需要回到现场去验证。

必须强调的是,没有良好的科研设计,就很难得到正确可靠的结果,而此时想利用统计方法来弥补的做法是不可取,且非常有害的。

三、影响科研结果的因素及其控制

1. **误差** 通常将观察值与实际值之差统称为误差。根据误差的性质不同可分为系统误差和随机误差两大类。

系统误差(偏倚)是指因仪器、试剂、诊断方法、诊断标准等不同而造成的观察结果呈倾向性的偏大或偏小。系统误差不能用统计方法使其减小,应尽力查明原因,予以校正。

随机误差包括随机测量误差和抽样误差。随机测量误差是指由于种种偶然因素的影响造成同一观察单位多次测量结果不完全一致。随机测量误差是不可避免的,但可通过控制试验条件,使其控制在允许范围之内。抽样误差指在消除了系统误差并控制了随机测量误差后,由于抽样而造成的样本统计量与总体参数之间的差别。

需要指出的是偶然发生的误差不一定是随机误差,它仅仅指误差发生的方式是偶然的。事实上有些偶然发生的误差,具有系统误差的性质。如操作的偶然失误,仪器的突然故障造成的误差。

2. **偏倚** 通常是指研究结果系统地偏离了真实情况,是一种由于非处理因素的干扰所形成的系统误差。根据偏倚的性质不同可分为:

(1) 选择性偏倚

① 产生原因:多出现于研究设计阶段,由于研究对象选择不当而产生偏倚。常见的情况是在研究开始时实验组和对照组就存在着除研究措施以外的差异,而缺乏可比性。

② 防止措施:正确拟定观察对象的纳入和排除标准;采用分层抽样方法;正确设立对照;遵守随机化原则。

(2) 测量偏倚(或称观察偏倚或信息偏倚)

① 产生原因:沾染(对照组也接受了处理措施);干扰;依从与非依从;失访(>20%);检

查与诊断结果不一致；观察记录有误；心理因素的干扰等。

② 防止措施：用盲法试验；签订实验合同；检查实验对象的依从情况；注意医德问题；定期检查研究记录；在实验前应对实验方法、诊断标准的一致性做出估计。

(3) 混杂偏倚

① 产生原因：评价被研究因素与疾病之间的关系时，如果存在外来因素与该病和研究因素均有联系，使研究因素效应与外来因素效应混在一起，从而掩盖或夸大研究因素与疾病的真实联系。

② 防止措施：设计时，用配对设计或采用分层抽样方法；分析阶段，用分层分析技术或多变量回归分析技术。其目的是平衡混杂因素的作用。

3. 盲法　社区实验研究的目的是为了正确评价一项干预措施的效果，用以指导社区卫生服务的实践。这就需要避免各种因素对正确评价的影响，即减少这些因素产生的偏倚。随机化方法可在很大程度上消除选择偏倚，而要消除观察偏倚就要运用盲法原则。这项原则的做法是医务人员、研究对象和处理资料人员中的一个、两个或三个都不知道研究对象接受什么干预措施。盲法主要分为：

(1) 非盲试验：在这种试验中，医务人员、研究对象本人和处理资料人员均知道分组情况和接受什么干预措施。有些临床试验只能是非盲的，如探讨改变生活习惯对冠心病发病的影响。这也是临床试验结论不太可靠的原因。此外，非盲试验还可能使分配到对照组的患者会因多种原因退出试验。

(2) 单盲试验：在单盲试验中，研究对象不知道所接受干预措施的具体内容，从而避免了他们主观因素对干预效果造成的偏倚。社区医务人员了解这些措施，这样可使研究对象在社区干预试验过程中的安全有了保证。但此法不能避免医务人员主观因素对干预效果判断的影响。另外，有时要真正"盲"研究对象比较困难。

(3) 双盲试验：在双盲试验中，研究对象和医务人员均不知研究对象分组情况和接受干预措施具体内容。这样就极大地减少了双方主观因素对判断研究结果的影响。这是此法的优点。但此法设计较复杂，实施也较困难。还要有第三者负责监督试验全过程（包括如果干预措施是某种新药，对新药毒副反应的检查）以保证研究对象的安全。此外，在双盲试验的各个方面要有一套严格制度，并教育所有参加研究工作人员切实遵守。还应认识到，在试验过程中要真正"盲"社区医务人员，其实是很困难的。

(4) 三盲试验：即研究对象、医务人员和资料分析者均不知道分组和干预措施的情况，从理论上讲这种试验设计可以完全消除各方面主观因素的影响，避免了一切测量偏倚，但干预实施过程非常复杂困难，几乎难以实现。所以理想化的试验设计方法虽然有高度的科学性，往往缺乏满意的可行性。

第五节　预实验

我们在科研设计中制定的研究方法和技术路线是否合理、可行以及是否选择了新颖正确的研究手段，在很大程度上决定着该科研项目未来的价值，也直接关系到科研的时效及结果的准确性和可靠性。所以我们需要进行预实验。

所谓预实验亦称可行性试验，是在正式社区卫生科研进行之前，完全按照科研设计的要求所作的小规模的实验,但它不是一个简单的实验过程。预实验的目的是使社区医务人员通过实践,根据业务水平及人力、物力等条件来衡量原拟定的科研设计方案是否可行,同时也可发现原设计中存在的问题等。例如调查对象的标准是否合理,样本是否够大,调查表中是否有含混不清的项目,使被调查者难以回答,调查的项目是否过多而使被调查者感到厌烦等。

在预实验过程中,还应估计多方面的可行性,例如领导对该科研工作的支持,有关人员的配合,被研究人群对参与研究的态度等,甚至交通、工作人员的生活条件等均应考虑到。课题设计者应亲临现场,以便对科研过程做出有把握的估计。另一方面,课题设计者通过这次实践,实地考察每一个参与科研的社区医务人员的素质及业务水平,必要时可对这些人员进行调整,以提高研究工作的质量。在预实验中出现的问题,课题设计者可以亲自分析,提出解决的思路,动脑筋,想办法,充分发挥主观能动性,培养社区医务人员自学、自疑、自解、自得的能力,同时在科研实施中少走弯路。如果预实验完全遵照原设计的方案进行,其所获得的资料就可并入正式研究的资料中。

做过实验的人都经历过失败和挫折。有些失败应当在预实验阶段发生。假如不做预实验,在正式的实验中遇到,你的挫折感就很明显,因为在实施每个项目时,你都需要赶时间,这样容易心浮气躁,而影响整个科研的进度甚至影响科研质量。

一定的预实验基础,其实也就是某项课题的前期科研成果,可以反映出其实验方法、研究条件、设备、研究群体优化组合、分工明确具体、研究进度以及经费预算是否合理等所有正式科研时可能遇到的问题。所以预实验工作,是开展社区卫生科研工作之必备。

第六节 实 施

社区卫生服务工作,集预防、保健、医疗、康复、健康教育及计划生育指导"六位一体"。因此社区卫生科研也是涉及跨行业、多学科横向联合的一系列研究内容。确定目标,科学设计,质量控制,是社区卫生科研实施过程的基本环节。

要想进行跨行业、跨部门、多层次、多学科社区卫生科研工作,对于不是从事专门科研工作的社区医务人员来说,是一个复杂而艰巨的过程。因此,在组织实施、协调管理上都需要严密的系统控制。需注意以下几点:

1. 社区卫生科研中的主要方法是现况调查和追踪随访,这两种方法的科研在实施过程中都需要收集资料。由于研究者和研究对象的主客观原因,在科研实施过程中容易出现各种误差和偏倚,需要采取相应的质量控制措施。

(1) 针对研究者的质量控制措施:① 每位调查员完成的调查访谈资料应有经验丰富的监督员迅速进行复核、整理加工;② 用计算机对数值进行逻辑检查和计算检查,及时纠错;③ 定期检查每位调查员的工作;④ 由监督员或有经验的调查员抽取一部分研究对象进行再次访谈;⑤ 对不同调查员的调查资料进行横向比较和分析;⑥ 将调查访谈资料中的问题及时反馈给调查员,促进其改进调查访谈方法。

(2) 针对研究对象的质量控制措施:① 研究对象的理解和配合是取得成功的重要保证。调查研究前应做好相关工作,争取研究对象的积极配合。还要尽可能提高研究对象的应答率,尤其要注意应答者和非应答者在重要特征上有无差别,以评价偏倚的方向和统计推断的可靠性。② 提供电脑答题和一般访谈两种方式供研究对象选择。③ 在访谈过程中，调查员应对研究对象有足够的关怀和照顾。

(3) 调查过程的质量控制措施：① 要密切注意有无其他生活事件对被访者的生理、心理、行为等构成影响。② 在随访过程中不能有健康教育等类似因素造成混杂，因为这样改变了被访者的认知，及与健康有关因素的自然过程。③ 实施阶段最易出现的偏倚有失访偏倚、回忆偏倚、报告偏倚、调查者偏倚、测量偏倚和混杂偏倚。防止上述偏倚的措施主要有：盲法；将被访者统一编号，最大限度去除人为因素影响；签订知情同意书，检查被访者的依从情况；注意医德；定期检查研究记录；各种标本按照统一的设备、型号、检测标准，尽可能在同一实验室测定；对数据进行统一的整理、录入，按照科研要求进行专业的统计分析，如采取分层分析或/和多因素分析的方法可以消除混杂偏倚。

2. 社区卫生科研更多的是对社区慢性病进行干预的过程，在此过程中有些非研究因素很难控制，所以要特别注意突出主要因素，排除干扰，在齐同的条件下，实施社区干预。

3. 社区卫生科研对象是社区居民，不可能先用动物来做模拟试验，所以常常进行的是黑箱式的研究。

人类在探索物质世界的过程中，遇到一些内部结构尚不清楚的系统，在控制论中，把这样的系统叫做黑箱。对某一未知系统（即黑箱）通过实验和推理来研究其内部结构的问题，一般称之为黑箱问题。

黑箱式研究带有很大的经验性，这对研究解决社区常见病的病因、发病机制、病程、转归带来很大的困难，黑箱式研究很容易受到个体变异、心理因素和社会外界的影响。因此在社区卫生科研实施过程中，首先要根据严密的设计方案，明确目标，实事求是，量力而行。必须统一技术指标，注意积累资料，选好对照组和注意可比性与科学性。

第七节 分析总结

一、资料分析处理

在社区卫生科研实施阶段结束时，会获得众多的数据资料。由于在科研实践中往往进行的是抽样研究，所获得的数据多属于样本资料，根据它们所计算出来的平均值、有效率等都是样本统计量，会有抽样误差。不能根据样本的资料下结论，必须对这些资料进行统计处理，分清在样本统计量之间表现出来的差别究竟是总体上不同造成的，还是抽样误差造成的。

社区卫生科研资料的统计分析包括统计描述和统计推断。

统计描述是指运用各种统计学手段（如统计表、统计图、统计指标等）对资料的数量特征进行客观如实地描述和表达。究竟采用哪种统计学手段，选用什么样的统计指标，应根据观测指标本身的性质来决定。例如，对定性观测得到的计数资料，可以用各种相对数来描述其数量特征；对定量测定获得的计量资料，则要同时用描述集中趋势的平均指标，及描述离散程度的变异指标，从两个不同角度去全面描述其数量特征。

统计推断是指根据数据所提供的信息，对未知总体的情况做出具有一定概率保证的估计和推断，包括假设检验和参数估计两大内容。假设检验在社区卫生科研中有着广泛的用途,可供选择的假设检验方法很多,要根据推断目的、资料的性质、实验设计的类型以及样本的大小进行正确的选择。参数估计是指根据观测数据提供的信息,对反映总体数量特征的客观指标(参数)做出科学的估计和推断。

二、研究工作总结

研究工作总结包括按科研设计规定的研究内容完成情况;未完成研究内容的部分,说明其原因;研究结果的学术意义和应用价值。

第八节 撰写论文

科研论文是社区卫生科学研究工作的书面总结,它是以一定的科学理论为指导,将研究中所得到的第一手资料经过归纳、分析等思维活动,最后撰写而成文章。

撰写论文是科研程序中的重要一环。论文的撰写是围绕着研究进行的,但绝非是研究过程的流水账、实验记录。应注意:① 选题合适;② 数据客观可靠;③ 论证方法正确;④ 论点鲜明;⑤ 结论可靠;⑥ 文字图表简明达意;⑦ 论文要有科学性、逻辑性、先进性,真正起到积累知识、推广成果、交流信息的作用。

具体内容详见第四章。

(范群 张红萍)

思考题

1. 社区卫生科研的基本程序包括哪几部分?
2. 假设形成方法有哪些?
3. 盲法的目的是什么?盲法有几种?
4. 偏倚有几种?如何防止偏倚?

第三章 社区卫生科研设计

第一节 社区卫生科研设计的类型

社区卫生科研设计的类型主要依据社区卫生科研的方法不同而分为不同的类型。

一、调查性研究和实验性研究

调查性研究是对实际已发生或存在的情况进行调查、观察;实验性研究是将一组随机抽取的实验对象随机分配到两种或多种处理组,观察比较不同处理因素的效应(详见第一章第五节)。

二、基础研究和应用研究

1. 基础研究 是探索发现有关人体健康或社区卫生服务规律的创造性活动,而不考虑任何特定的实际用途。可以是研究保持人体健康的规律;研究疾病的发生、发展、转归全过程的规律;人体衰老过程的规律;中药的有效成分等。

2. 应用研究 直接应用于社区卫生服务工作的科研,有特定的实际目的。可以是研究社区常见疾病的病因、流行规律、治疗及预防效果的机制;也可以是考核疾病防治效果的方法学研究等。

三、回顾性研究和前瞻性研究

按时间顺序,社区卫生科研设计可分为回顾性研究和前瞻性研究。

1. 回顾性研究 是运用现有的社区卫生服务资料进行社区卫生科研的方法,包括描述性研究和病例对照研究等。可用于社区卫生服务满意度研究,或作为社区卫生科研深入研究的基础研究。

回顾性研究优点是节省人力、物力和时间,易于使用,特别是对于科研条件相对薄弱的社区医务人员,易学易会。缺点是由于回顾性研究从现在开始,追溯过去,故只能提供危险因素与疾病可能存在联系的证据。常因记忆偏倚造成误差,或者因记录不全而不够准确。

2. 前瞻性研究 是采用随机分组的方法,选定研究对象,在自然状态下,去做追踪研究,最后在若干时间内评估不同暴露组间研究指标的变化。包括实验性研究和队列研究等。可用于验证危险因素与疾病或健康之间的联系;评价社区干预措施的效果;描述疾病自然史等。

前瞻性研究的优点是:① 按随机化分组,提高了可比性,减少了偏倚。② 在整个科研过程中,随访每个研究对象的反应和结局,结果一般较可靠。③ 可计算发病率,能直接估计暴露因素与发病的关联强度。缺点是:① 观察时间长,不宜用于研究发病率很低的疾病,易发生失访偏倚。② 花费的人力、物力和时间较多。③ 设计和实施条件要求高,难度较大。

四、定量研究与定性研究

定量研究是通过收集社区卫生服务工作中的数据资料,来进行社区卫生科研的方法。包括系统分析方法(指把要解决的问题作为一个系统,对系统要素进行综合分析,找出解决问题的可行方案的方法)、预测分析方法、投入产出分析方法(如统计社区卫生服务投入与产出;建立投入产出模型等)。

定性研究是指在自然环境中,通过现场观察、体验或访谈收集资料,对社会现象进行分析和深入研究,并归纳总结出理性概念,对事物加以合理解释的过程。定性研究包括四个基本要素:① 对纳入研究的对象必须合理、有目的地加以选择;② 资料收集的方法必须针对研究的目的和场所;③ 资料收集的过程应当是综合的,能够反映覆盖面,有代表性;④ 资料分析的结果与多种来源的信息进行整合,确保研究对象的观点真实、客观。定性研究方法包括观察法、访谈法、文献分析法、特尔菲法、头脑风暴法等。

定性研究和定量研究都是社区卫生研究方法学的重要内容,二者互相补充,相得益彰。定量研究用数字和度量来描述现象,侧重于对事物的测量与计算。定性研究是用文字来描述现象,侧重和依赖于对事物的含义、特征、隐喻、象征的描述和理解。

五、其他分类方法

1. 按学科范围分为:① 专科研究:局限于某专科领域内;② 多学科研究:涉及多个学科;③ 边缘学科研究:介于两个或多个学科相互渗透交叉的研究。
2. 按研究目的分:① 记述性研究:客观描述研究对象的某些现象或特征,如个案分析;② 阐述性研究:阐明研究对象的本质及规律,如医学专著。

(范 群 连燕舒)

第二节 社区卫生科研设计的主要内容

良好的科研设计可以用较少的人力、物力、时间等,获得较为丰富而可靠的科研资料,还能有效地控制随机误差并对其进行估计,保证研究结果的可靠性,同时提高研究效率,并将其作为整个研究过程的依据。

根据社区卫生科研类型(见第一章)的不同,社区卫生科研设计可分为调查设计和实验设计。

一、调查设计

(一)明确调查目的

尽管各项调查的具体目的不同,但从解决问题的角度来说,不外乎两方面,一是了解参数(总体的统计指标),用以说明总体特征,如某年某社区居民某病患病率;二是研究现象间的关系,以探索病因,如吸烟与肺癌的关系。

确定调查目的就是要确定调查所要解决的主要问题。目的应该明确具体,要把调查目的具体化到指标,如某年的全国肿瘤普查中,某地被疑为肝癌高发区,为摸清病情及地理分布拟进行现场调查,则需对该地不同性别、年龄别居民肝癌死亡率及居民肝癌死亡率的地理分布进行调查,以便为防治工作提供依据,为病因研究提供线索。

(二)确定调查对象和方法

调查对象是根据调查目的和指标确定的所要观察的全部对象。如上述肝癌调查对象为该地某年的常住人口。

调查方法常有以下两种:

1. 普查

(1)概念:普查是指在特定时间、对特定范围内的人群进行的全面调查。特定时间应该较短,甚至指某时点。一般为1~2天或1~2周,最长不宜超过2~3个月,特定范围可指地区或某种特征的人群。如全国的人口普查,地方病、职业病、肿瘤等慢性病普查等。

(2)优缺点

① 优点:能提供疾病分布情况和流行因素或病因线索;通过普查能起到普及医学科学知识的作用;能发现人群中的全部病例,使其得到及时治疗。

② 缺点:由于工作量大,普查对象难免有遗漏;不适于发病率很低的疾病;且此种调查耗时耗力,成本高。

(3)普查工作中应注意的问题:① 划定明确的普查范围。根据调查目的事先规定调查对象,并掌握各年龄组和性别的人口数。② 统一调查时间和期限。这种调查涉及面广,要注意统一普查的时点及完成的期限,各调查组应大体上同时开始调查,尽可能在短时间内完成,否则有人口变动、季节变化、新患者陆续发生等都会影响普查的准确性。病程较短的"一过性"疾病如传染病不宜普查。③ 普查中使用的临床诊断标准和检测方法必须统一及固定,否则不同地区的患病率等资料之间无可比性。④ 普查时要使漏查率尽量小,若漏查率高达30%,则该调查无代表性意义。一般要求应答率在95%以上。

2. 抽样调查

(1)概念:抽样调查是根据随机化原则,从全部调查对象中抽取一定数量的人群进行调查,以估计整体的情况。它是以小测大,以部分估计总体特征的调查研究方法。

(2)优缺点

① 优点:抽样调查比普查费用少、速度快,节省时间、人力和物力。由于调查范围小,调查工作容易做得细致。

② 缺点:不适用于发病率低的疾病,同时设计、实施和资料的分析均较复杂;不适用于个体变异太大的指标调查。

(3)随机抽样方法:抽样随机化是抽样调查的基本原则。常用的随机抽样方法包括:

① 单纯随机抽样:指将观察单位逐个编号,然后用随机数字表或抽签、摸球、电子计算机随机抽取样本。这种方法的基本原则是每个抽样单元被抽中选入样本的机会是相等的。利用随机数字表简便、易行、科学;抽签、抓阄的方法严格地说不能达到完全随机化,但因其简单、实用,小范围的抽样仍可使用。单纯随机抽样的优点是简便易行,缺点是在抽样范围较大时,工作量太大,难以采用,而抽样比例较小,样本含量较少时,所得样本又缺乏代表性。

② 系统抽样:也叫机械抽样,指按一定顺序机械地每隔若干个观察单位抽取一个观察单位组成样本进行调查。每次抽样的起点必须是随机的,这样的系统抽样才是一种随机抽样。例如,拟选一个5%的样本(即抽样比为1/20),可先从1~20间随机选一个数,设为14,这就是抽样的起点,再加上20,得34,34加20得54,……,这样,入选的数字就是14,34,

54,74,94……以后依此类推。系统抽样代表性较好,但必须事先对总体的结构有所了解才能恰当地应用,否则易产生系统误差。

③ 分层抽样:指按总体中的某些特征分为若干部分,统计学称每一部分为"层",再从每一层内进行随机抽样组成样本。如先按照某些人口学特征或某些标志(如年龄、性别、住址、职业、教育程度、民族等)将研究人群分为若干层,然后从每层抽取一个随机样本。分层抽样要求层内变异越小越好,层间变异越大越好,因而可以提高每层的精确度,便于层间进行比较。

④ 整群抽样:指从总体中随机抽取若干个"群"进行调查;抽样单位不是个体而是群体,如居民区、工厂、学校等。群内个体数可以相等,也可以不等。这种方法的优点是在实际工作中易为社区居民所接受,抽样和调查均比较方便,还可节约人力、物力和时间,因而适于社区诊断中的大规模基线调查。但整群抽样往往误差较大,提供总体信息的可靠性较差。

各种抽样方法的抽样误差一般是整群抽样≥单纯随机抽样≥系统抽样≥分层抽样。在实际调查性研究中,常常将以上几种方法结合起来使用。

⑤ 多级抽样:这是大型调查时常用的一种抽样方法。从总体中先抽取范围较大的单元,称为一级抽样单元(例如县、市),再从抽中的一级单元中抽取范围较小的二级单元(如区、街),依次再抽取范围更小的单元,即为多级抽样。

在社区卫生科研中,根据不同的研究目的、研究对象、人力、物力和经费等来选择不同的随机抽样方法,原则上应该保证能从该抽样调查中获得所需的,有代表性的资料。

(三) 样本含量估计

在社区卫生科研中,抽样调查比普查使用更广泛。而样本大小问题是进行抽样调查前首先要考虑的问题。具体估计样本含量的方法,因不同的研究目的、流行病学研究方法及疾病种类而不同。样本过大或过小都是不恰当的,样本过大,即观察例数过多,会造成人力、物力和时间上的浪费,而且工作量过大,容易因调查不够细致而造成偏倚。相反,样本过小,观察例数过少,则所抽样本代表性不够,不能显示应有的差异,难以判断效果。

样本大小主要取决于下列因素:① 疾病预期现患率或阳性率。预期现患率高,则样本可以小些。② 调查结果的容许误差。容许误差大,则样本可以小些。③ 第一类错误和第二类错误的概率。④ 观察对象及指标的变异程度。当个体变异程度小,疗效差异大的时候,例数可少些,反之,则要多些。⑤ 资料的种类。计量资料例数可以少些,计数资料例数要多些。详细的样本含量估计方法,可通过公式计算或查表而得,必要时可参阅有关卫生统计学专著。

(四) 调查变量的选择及调查表设计

1. 变量的选择和测量　变量又称暴露,即我们所研究的因素、研究对象所具有的特征、所发生的事件等。变量既包括与研究对象有关的外界因素,也包括机体自身特征,如行为习惯、心理因素、遗传因素等。变量必须有明确的定义和测量尺度,变量选择应注意下列几点:① 客观性:应尽量采用有定量或半定量尺度的和客观的变量,如CT、心电图等。② 灵敏性:所选变量有微小变化时即能测量出来,且不易受其他因素的影响。③ 关联性:在选择自变量(如饮食习惯、个人行为、疾病史等)时,一定要充分考虑它与因变量(也叫结局变量,如疾病发病、死亡等)之间关系的合理性,例如吸烟时间与肺癌发病率。

2. 指标的标准化　在人群中进行调查研究时,应尽量采用简单、易行的技术和灵敏度高的指标。同时需注意调查结果中的假阳性,特别在患病率较低的疾病的现况研究中尤为重要。

对疾病调查必须提前建立严格统一的诊断标准,标准要利于不同地区的比较。调查表、体检或一些特殊检查常联合应用。社区常见慢性疾病,常常是逐渐发生的,难以确定发病时间,或直到现况调查时才知道疾病存在,因此如果可能,应追溯疾病首次症状出现的时间。用于调查测量的仪器,比如血糖仪也要标准化。

3. 调查表设计　调查表是调查性研究最主要的工具。调查表设计是关系到收集的资料是否完整、准确、规范的重要条件,也是决定调查研究工作成败的关键。一定要由通晓专业的人精心设计。

(1) 调查表的基本格式:调查表主要包括四部分:① 调查表的名称和编号,一个编号对应一个调查对象;② 备考项,如姓名、住址、单位、电话等;③ 分析项,是调查表的核心内容,根据研究目的有逻辑顺序地分类编写,如表3-2-1,分为基础情况、就医情况、患病情况、体检及卫生需求四类问题;④ 结束,调查员签名、调查日期。

(2) 调查表种类:调查表可分为一览表和单一表两种。一览表是把许多观察单位填写在一张表上,适用于调查项目及例数少的调查,它填写方便,但不便整理,易出差错。单一表可让每个观察单位(每个人)填一张,便于整理,如表3-2-1。如果观察单位很多,项目也复杂,须用计算机处理分析的资料,应设计编码调查表。

一般来说,一个完善的调查表并不是一次就可以拟就的。如有可能,最好做几次包括设计人员参加的预调查,要几经试用和修改方可臻于完善。

(3) 调查表问题形式:① 封闭式:即所有可能的答案都由调查者在问题后列出,由调查对象从中挑选,不能另作答案。封闭式问题要注意答案应包括所有可能的答案,且不应相互包含。② 开放式:即研究者提问后,调查对象自由回答。开放式提问的答案是多样的,对回答的内容限制不严格,给对方以充分自由发挥的余地。这样的提问比较宽松,不唐突,比较得体。开放式问题常用于访谈的开头,可缩短双方心理、感情距离,但由于松散和自由,难以深挖,获得的资料不便于做统计分析。③ 混合式:即由上述两种方式混合而成。

(4) 编写调查表的注意事项:① 需要的项目不能少,不需要的项目一个都不要;② 语言准确、简练,尽量通俗易懂;③ 避免双重问题,即一个问题中实际提出两个问题。比如你爱吃酸辣吗?这个提问就是一个双重问题;④ 尽量选用客观和定量的指标;⑤ 调查项目按逻辑顺序和心理反应排列,如一般问题在前,特殊问题在后,先易后难,敏感问题放在最后等。

(五) 确定调查方式

调查方式是获取调查数据的手段,不同的调查方式对资料质量有直接影响,所以这一过程非常重要。选择调查方式时,必须综合考虑各种因素,如随机抽样的方法、社区居民的总体特征、所调查问题的性质以及对数据的质量要求等。常用调查方式有:

1. 直接观察　调查资料是由参加研究的社区医务人员到现场对被调查对象进行直接观察检查取得的资料。这种调查方式得到的数据精确度高,真实可靠,不会对被调查对象造成回答负担。其不足是需要较高的费用、专业知识及较多人力、物力和时间。

2. 面访　在面访中,社区医务人员与被调查对象(居民)面对面地接触,并可对居民提供健康咨询帮助,可增加居民对社区医务人员的信任感,问卷应答率高,回答误差较小,且访问时间可由社区医务人员掌握。但费用也较高,且很难对访问过程进行质量监控。

3. 电话访问 社区医务人员通过电话协助被调查者完成问卷。其优点是与面访相比费用较低,且适用于文化程度较低的群体。缺点是社区医务人员不能对被调查者进行直接观察,资料的准确性不如直接观察和面访,且要求目标群体拥有电话。

4. 自填式 即被调查对象自己填写问卷。它要求问卷结构严谨,要求明确,使被调查者易于接受、理解和回答。其优点是节省人力、物力和时间。缺点是应答率低,误差较大,不太准确,需要较多的追踪回访工作,问卷内容不宜太多,访问周期较长。

5. 结合法 指将各种数据收集方法结合起来使用。如,邮寄自填式和电话追踪相结合,面访和直接观察相结合。这种调查方式可以降低费用、提高回答率和时效性,是较理想的数据收集方式。

(六)设计阶段质量控制

包括:① 正确划分调查范围;② 指标是否明确、客观。对可能引起混淆的调查项目要给出明确的定义;③ 调查问题要精选,避免过于繁杂。

(七)调查阶段质量控制

包括:① 通过预试验工作完善调查设计;② 抓好调查员的选拔和培训,避免因调查员工作态度不好或业务水平不足而影响调查结果;③ 对被调查者可能存在的拒绝、躲避、隐瞒回答等问题,采取相应措施,如开展宣传、摸清被调查者在家的时间规律、对敏感问题做好解释和保密工作,对记忆不清者,可请知情人帮助回忆等;④ 在问卷中设置相反问题,以了解应答的可靠性;⑤ 选择调查方式时应考虑年龄和文化水平因素;⑥ 对检测项目的调查应注明检测设备、试剂等生产厂家、型号、批号;操作过程应注意操作方法(包括诊断标准)、人员、设备(应有明确的校正灵敏度及准确度的方法及时间)三统一;⑦ 注意调查的效度(真实性)与信度(可靠性)问题,可采用现场抽样复查来评价调查信度等。

为保证调查工作的顺利进行和资料收集的准确性,还应明确组织者,并对宣传动员、时间进度、分工与联系、预算等作出安排,统一认识,统一方法,统一标准。调查设计者应亲自参加调查,以便发现问题及时修改和调整。

(八)调查资料的整理分析计划

调查搜集到的资料往往比较零碎、分散,必须经过整理、分析,去粗取精、去伪存真才能揭示事物的本质和规律。统计分析计划包括:① 说明预期进行的统计描述指标和统计推断方法,并指出指标的内涵及如何计算;② 拟进行的探索性分析;③ 控制混杂因素的措施;④ 列出统计分析表,并通过统计分析表检查调查、整理计划有否遗漏。详见本章第三节。

表 3-2-1 某区社区居民健康及卫生服务需求调查表(式样)

```
编号:□□□□□□□□            调查日期_____年_____月_____日
调查时间_____    调查员签名_____
户主姓名_____    户口所在地_____镇_____村
家庭住址_____街道_____居委会,门牌号:_____家庭电话_____个人编号_____
一、基本情况
  1. 姓名:_____
  2. 性别:① 男  ② 女
  3. 出生年月:_____
```

(续表)

4. 民族：① 汉　② 满　③ 回　④ 其他
5. 与户主的关系：① 户主　② 户主配偶　③ 子女或子女配偶　④ 孙子或孙女　⑤ 父母　⑥ 祖父母　⑦ 兄弟姐妹　⑧ 其他
6. 婚姻状况：① 未婚　② 已婚　③ 离婚　④ 丧偶
7. 文化程度：① 不识字或识字很少　② 小学　③ 初中　④ 高中(含中专或技校)　⑤ 大专　⑥ 本科(含大学)及本科以上
8. 工作类型：_____
9. 您目前参加的医疗保险是(可多选)：① 公费　② 医疗保险　③ 新型农村合作医疗　④ 商业保险　⑤ 自费　⑥ 其他
10. 2009年您的家庭总收入是多少　① 5000元以下　② 5000元～1万元　③ 1万～2万元　④ 2万元以上
11. 2009年您的家庭医疗卫生费用占家庭总收入的比例为：
① 0～10%　② 10%～20%　③ 20%～30%　④ 30%～40%　⑤ 40%～50%　⑥ 50%～60%　⑦ 60%～70%　⑧ 70%～80%　⑨ 80%～90%　⑩ 90%～100%
12. 在家平均每月居住情况：(选择答案②者停止调查)　① 常住　② 偶住

二、就医情况

13. 当您感到身体不舒服时，您一般准备怎么办（选择答案①⑦⑧的直接进入问题15）
① 不理会　② 到市级医院看病　③ 到区级医院看病　④ 到镇卫生院看病　⑤ 到附近社区卫生服务站看病　⑥ 找乡村医生看病　⑦ 自己买点药吃　⑧ 其他
14. 您选择该医疗机构就医的主要原因是：(可多选)
① 价格便宜　② 离家近　③ 医生技术好　④ 医生服务态度好　⑤ 设备条件好　⑥ 感到安全　⑦ 有熟人　⑧ 其他
15. 您最近一年内是否去过××卫生院看过病（回答"没去过"请直接进入问题19）　① 去过　② 没去过
16. 当您在××卫生院看病时，您感觉医生的服务态度怎样　① 好　② 比较好　③ 一般　④ 不好　⑤ 说不好
17. 您认为总的来看××卫生院的技术水平怎样　① 好　② 比较好　③ 一般　④ 不好　⑤ 说不好
18. 您认为××卫生院就诊的设施和环境如何　① 好　② 比较好　③ 一般　④ 不好　⑤ 说不好
19. 您是否去过社区卫生服务站看过病（回答"没去过"请直接进入问题23）　① 去过　② 没去过
20. 当您在社区卫生服务站看病时，您感觉医生的服务态度怎样　① 好　② 比较好　③ 一般　④ 不好　⑤ 说不好
21. 您认为总的来看社区卫生服务站的技术水平怎样　① 好　② 比较好　③ 一般　④ 不好　⑤ 说不好
22. 您认为社区卫生服务站就诊的设施和环境如何　① 好　② 比较好　③ 一般　④ 不好　⑤ 说不好

三、患病情况

23. 您最近两周内，是否觉得有身体不舒服（回答"否"请直接进入问题26）　① 是　② 否
24. 您患病后，采用的方式是（选择①者请进入问题25，选择②③④者直接进入问题26）
① 未采取任何措施　② 纯自我医疗　③ 找医生看病治疗　④ 自我医疗和看医生
25. 如果您本次患病未采取任何措施，其最主要的原因是：(可多选)
① 自感病轻　② 经济困难　③ 无时间　④ 交通不便　⑤ 其他
26. 您目前是否自觉身体不适（如回答"否"请直接进入问题28）　① 是　② 否

（续表）

27. 您目前经医生确诊所患疾病是:(为多选) ① 高血压 ② 冠心病 ③ 糖尿病 ④ 脑卒中 ⑤ 肿瘤 ⑥ 慢性支气管炎 ⑦ 高血脂 ⑧ 腰腿疼痛 ⑨ 青光眼 ⑩ 其他
四、体检及卫生需求 28. 最近三年内,您多长时间进行一次体检:① 半年 ② 一年 ③ 两年 ④ 三年 ⑤ 不定期 ⑥ 从未 29. 健康体检:身高（cm）:_____ 体重（kg）:_____ 脉搏（次/分钟）:_____ 血压(mmHg)_____ 30. 您是否经常获取一些保健知识(回答"否"请直接进入问题32) ① 是 ② 否 31. 有关卫生保健方面的知识您主要从哪里获得(可多选) ① 医生 ② 电视 ③ 广播 ④ 报刊书籍 ⑤ 学校 ⑥ 家人 ⑦ 同事或朋友 ⑧ 墙报 ⑨ 不知道,说不好 ⑩ 其他 32. 您希望今后得到哪些卫生或健康方面的服务(可多选): ① 没有需要 ② 定期健康体检 ③ 健康教育讲座 ④ 保健医师服务 ⑤ 康复指导 ⑥ 体育锻炼指导 ⑦ 其他 33. 您还希望能得到哪些卫生或健康方面的服务_____; 34. 您对卫生院及社区站还有哪些意见和建议:_____ 出户时间:_____ 被调查者签名:_____ 审核人签名:_____

二、实验设计

实验设计是实验性研究极其重要的一个环节。它是指根据实验目的,结合统计要求,对实验的全过程作出周密而完善的设计,以保证以较少的人力、物力、时间得到较为可靠的结果。良好的设计是顺利进行实验和统计分析的先决条件,也是使实验性研究获得预期结果的重要保证。

根据研究对象的不同,常将实验性研究分为:① 社区干预试验:社区干预试验是通过对社区人群施加某些保护性措施,干预某些危险因素,考察其在人群中产生的预防效果,一般持续时间较长。例如加碘食盐预防地方性甲状腺肿的人群试验。② 现场试验:是以现场中尚未患病的人作为研究对象,并随机化分组,接受某种处理因素（预防措施）的基本单位是个人。③ 临床试验:通常局限在患病人群中,是以病人为研究对象,对治疗效果做出评价的试验研究。目的是了解某种治疗措施的效果。例如研究某种新型化疗方法治疗胃癌的效果,可以是对短期疗效的观察,也可以是中期或远期追踪观察。④ 动物实验:是以动物作为实验对象,在动物身体上进行实验。医学科研中,很多实验首先在动物身上进行,取得肯定成果后再逐步过渡到人体。动物实验持续的时间一般不长,多在一年以内,如食品毒理学中的口服花粉致畸实验,可以用小白鼠作为研究对象来进行。社区卫生科研多是以居民为研究对象,因此更多的是进行社区干预试验设计。

（一）**实验设计的基本要素**

实验设计的基本要素指处理因素、受试对象和实验效应。基本要素选择的恰当与否,会直接影响实验的结果。因此如何正确选择三要素是实验设计的关键。

1. 处理因素 处理因素指研究者根据研究目的外加给受试对象的实验因素。这些因素可以是生物因素、化学因素、物理因素，也可以是社会因素。处理因素还可分为不同的水平。所谓水平指某因素施加的强度或范围在量上的不同程度，如高血压药物，临床试验中不同给药剂量或不同给药次数的差别。

研究者应正确、恰当地确定处理因素，特别要注意以下几点：① 抓住实验研究中的主要因素。主要因素是根据研究目的和要求来决定的。一次实验涉及的处理因素不宜太多，否则会使分组增多，受试对象的例数增多，在实施中难以控制误差。然而，处理因素过少，又难以提高实验的广度和深度。因此，应根据研究需要与实施的可能来确定。② 找出非处理因素。除处理因素以外，凡是影响实验结果的其他因素都称为非处理因素，非处理因素产生的混杂效应会影响处理因素的效应。例如两种不同药物治疗缺铁性贫血病人的临床试验，非处理因素可能有年龄、性别、营养状况等。假如两组病人的年龄、性别、营养等构成不一，则可能影响药物疗效的比较。因此设计时要设法控制这些非处理因素，只有这样才能消除它们的干扰，减小实验误差。③ 处理因素必须标准化。处理因素的强度、频率、持续时间与施加方法等，都要通过查阅文献和预试验找出其最适条件，并使之相对固定，如处理因素是药物，必须正确选择批号，给药途径和时间也应相对固定。

2. 受试对象　受试对象可以是人或动物。受试对象的选择，对实验结果有着极为重要的影响。在社区卫生科研中，作为受试对象的前提是所选对象必须同时满足两个基本条件：① 必须对处理因素敏感；② 反应必须稳定。某些实验性研究可以正常人为受试对象，如小学生课间餐添加赖氨酸的试验等等。但有的研究需在病人身上进行。病例选择最基本的要求是诊断明确，其次是依从性好。依从性指病人在试验过程中对处理因素的服从程度，如按时服药等。另外还要求病人由于各种原因退出试验的可能性小，比如在观察新药的临床疗效试验中，应当选择病情中等的中青年患者，只有这样有效率高低，才比较客观，有代表性。

以动物为实验对象时，应根据不同研究课题的要求，考虑所选动物的种类、品系、年龄、性别、体重、窝别和营养状况等。为保证实验效应的精确性，某些动物的生活环境还有严格要求。

3. 实验效应　实验效应指受试对象接受处理后所出现的实验结果，通常用人或动物相应的指标来反映。选定指标是实验设计中至关重要的问题，所选指标应具备以下条件：① 关联性：即所选指标必须与科研主题有本质上的联系，且能确切反映处理因素的效应，评价实验效果，验证实验前所提出的假设。所选指标是否具有关联性，可充分反映研究者的专业知识水平。② 客观性：尽量采用客观指标。客观性是指通过精密设备或仪器测定的数据，能真实显示试验效应的大小或性质，不易受主观因素影响，如血糖、转氨酶等，是一种首选的指标。主观性指标来自观察者或受试对象的主观判断，易受心理状态与暗示作用的影响，在实验性研究中尽量少用。③ 灵敏性：指当效应有微小变化时即能反映出来。当然，指标的灵敏度能正确反映处理因素对受试对象所引起的反应就够了，也并非灵敏度越高越好。④ 精确性：包括两层含义，一是表示指标的准确度，即观测值与真实值的接近程度；二是表示指标的精密度，即观察值与平均值的接近程度。从实验设计角度分析，第一强调准确，第二要求精密。既准确又精密最好，准确但精密度不理想尚可，而精密度高但准确度低则不行。指标的精确性除与检测指标的方法、仪器、试剂及试验条件有关外，还取决于研究者的技术水平及操作情况。⑤ 有效性：有效性是由指标的敏感性与特异性来决定的。对于大多数指标而言，在样本含量确定的条件下，敏感性与特异性呈反比关系。因此，在选择指标时，宜将二者综合起来考虑。

(二)实验设计的原则

1. **对照原则** 对照的作用在于比较和鉴别实验结果。医学上有许多疾病是可以自愈的,能自行减轻和缓解的疾病更为普遍。影响疾病发生发展的因素是复杂的,除处理因素外,还有气候、营养、休息、精神状态等非处理因素。设立对照组,可使对照组与实验组的非处理因素相同,其影响相互抵消,从而使处理因素的效应得以显露。所以说只有对照,才可能比较,对照是比较的基础。为保证社区卫生科研实验组与对照组之间具有可比性,确定处理因素与实验效应的关系,设立对照组是必不可少的。

对照的形式有多种,可根据研究目的和内容加以选择。常用的有空白对照、安慰剂对照、实验对照、标准对照、自身对照等。

设立对照组的基本要求是均衡,即实验组与对照组除处理因素不同外,其他条件均应尽可能相同,目的是保证对比间实验条件平衡。均衡性越好,越能显示出处理因素的作用,消除非处理因素对结果的影响。为保证对照的合理实施,在设计对照组的过程中应考虑以下几方面与实验组之间的均衡:① 受试对象条件要一致,各组受试对象具有同质性。② 实验条件包括实验的环境和仪器设备等诸方面要一致,并贯穿于实验过程的始终。③ 研究者或操作者对各组的观察、操作要求应一致,最好是同一人员。④ 实验的时间和顺序应一致,比较各组的实验时间和顺序应同时进行或随机交叉进行,不能先做一组,后做另一组。

2. **随机原则** 随机化是增强实验性研究中非处理因素均衡性的重要手段之一。随机原则主要包括两层含义:一是根据研究目的所确定的受试对象,只要符合规定的纳入标准,都应该有同等的机会被入选样本,而不应有意挑选;二是对于每一个入选的受试对象应当用随机的方法分配到各组。常用随机分组方法有简单随机化分组、分层随机化分组和整群随机化分组。随机分组的目的是:① 避免主观因素的参与,由于受试对象的选取与分组都是随机的,可避免人为挑选所致的偏倚;② 打破原来实验对象排列的系统性,以控制系统误差;③ 对于实验中一些意想不到的因素起平衡作用,即使得一些尚不为研究者所认知的非处理因素所造成的偶尔误差相互抵消;④ 是统计推断的基础。

3. **重复原则** 重复是指实验组及对照组的例数(或实验次数)的多少,是消除非处理因素影响的又一重要手段。从理论上讲,样本愈大,所得到的研究结果愈可靠。但样本过大,会增加实际工作中的困难,实验条件也不易控制,同时造成不必要的浪费;样本过小,观察单位少,误差大,结果不稳定,结论就缺乏充分的依据。因此多和少是相对的,最终还取决于具体的研究目的和要求。在保证研究结论具有一定可靠性的条件下确定最少的例数。一般来说,计量资料的样本可小些,如果误差控制较好、设计均衡,10~20 例即可;而计数资料样本要大得多,即使误差控制得较好,也需 30~100 例左右。具体的估计方法可查阅有关卫生统计学专著。

(三)社区干预试验

1. **概述** 社区干预试验是以社区或行政区域为基本单位,以人群为整体,对某种社区干预措施所进行的实验观察,是现场试验的一种。其范围大小可以是居民区、街道、行政区、城市甚至某个国家,也可是特殊社区如学校、事业单位、工厂等。

2. **社区干预试验设计原则**

(1) 设计前须确定社区人群健康问题的重点和需求。如某病在当地的死亡率、发病率、现患率、环境危险因素、公众关心的焦点问题等。

(2) 应用现有的临床医学、流行病学、行为学知识来确定社区干预的内容,如干预主要目标、指标及监测和评估的数据来源等。

(3) 制定干预策略。从流行病学的角度看,通过减少普遍存在的危险因素水平可达到降低人群发病风险的目的。干预计划应通过社区活动来影响社区全人群,而不仅仅是单纯地改变具有高危险因素的人群。

3. 社区干预试验特点

(1) 社区干预试验是针对一定地域、一定人群的干预研究。它与现场试验的主要区别在于现场试验接受干预的基本单位是个人,如接种疫苗是针对个人的;而社区干预试验接受干预的基本单位是整个社区,或某一人群的各个亚人群,如饮用水加氟预防龋齿是针对饮用该水源的每一个社区居民。因此,社区干预试验是对整个社区进行研究。这种干预试验有时也可用于比较小的单位人群干预,如饮食干预以家庭为单位最为方便,环境干预则可能以整个工厂、居民区或整幢办公楼为单位更为合适。

(2) 由于社区干预试验的对象是整个社区人群,要做到随机分组进行研究,难度较大。很多情况下,甚至不允许对研究对象作随机分组。虽然社区干预试验不做随机分组,但通常仍设非随机对照组,或作自身对照即干预试验前后对比。

(3) 社区干预实验常用于对某种社区预防措施或方法进行考核或评价。

4. 社区干预实验设计应注意的问题

(1) 人有社会属性,受社会心理因素影响,试验要注意符合医学伦理要求。

(2) 随访的起点和止点应有明确的定义。

(3) 注意影响社区干预试验研究结果的非处理因素,并适当控制。

(4) 必须设立对照组。

(范 群 连燕舒)

第三节 社区卫生科研资料的收集、整理与分析

一、收集资料

收集资料是按社区卫生科研设计的要求及时取得准确、完整的原始数据。社区卫生统计资料主要来自4方面。

(一) 统计报表

统计报表包括疫情报表、社区卫生服务中心工作报表等都是国家规定的报表,由国家统一设计,要求有关医疗卫生机构定期逐级上报,这些报表可以提供居民健康状况和医疗卫生机构的各类数字,作为制定卫生工作计划与措施,检查与总结工作的重要依据。

(二) 报告卡(单)

如职业病报告卡、传染病报告卡、肿瘤报告卡、出生报告单及死亡报告单等。要做到及时填卡(单),防止漏报。例如出生后不久即死亡的新生儿要同时填写出生报告单和死亡报告单。

(三) 日常医疗卫生工作记录

日常工作记录包括病历、医学检查记录等,这些记录也是重要的资料来源,而且时间性

很强,若不及时记录很难弥补。所以这些记录要做到及时、准确、完整。它们不仅是社区医务人员工作的凭证、工具,也是进行社区卫生科研和管理的宝贵资料。病历分析时应注意其局限性,这类资料属于有"挑选性"样本,不能反映一般人群的特征。因此只根据门诊或住院病例去估计居民的发病数、发病率和疾病的严重程度是不科学的。

（四）专题调查和实验研究

这是社区卫生科研中常用的收集资料方式。因为统计报表和医院病历资料的内容都有局限性,要做到深入分析往往感到资料不全。如了解死因分类、分析病因、研究儿童生长发育趋势、观察某种实验性研究结果时,经常需要采用专题调查的方式,临时组织人力、物力到现场对实际发生和存在的情况进行调查,或进行专门实验研究,以取得资料。

二、整理资料

社区卫生科研中收集到的原始资料和数据,一般都比较零碎、分散,故首先要对资料进行核查,发现其错误及可疑之处,并及时进行修正。所以整理资料就是将调查或实验得到的原始资料归纳汇总,使其系统化、条理化的过程。

（一）核查和核对资料

核查是需要耐心从事的基础工作,特别是数据较多时,一定要在修正错误、去伪存真后,再进行分组。核查要注意以下几点:① 研究对象的鉴别。首先要鉴别已经调查的个体是否属于规定调查的对象,如肺癌病例对照研究中,病例组应确诊为肺癌患者,而不能混有肺结核、肺脓疡等病例,否则调查到的肺癌危险因素就会含有假象。② 缺项处理。由于种种原因,调查表中常常出现缺项,即对某些项目未作填写。如果所缺项目非常重要,那么这张调查表只能作废,或者作为单项缺失处理。③ 差错的处理。如6岁孩子有大学文化程度,男子患有子宫颈癌等,这些逻辑错误,应该及时纠正。

（二）设计分组

分组目的是将性质相同的观察单位归并在一起,性质不同的观察单位分开,将组内共同点、组间不同点区分开来,揭示事物的内部规律。分组有质量分组和数量分组两种:质量分组是按其属性或类别归类分组,如将观察单位按性别、职业、疾病种类、婚姻状况等分组,如果按性别分组,目的是分析某疾病患病率是否有性别差异;数量分组是按观察值的数值大小分组,如将观察单位按年龄大小、血压高低等分组,如按年龄分组,目的是分析某疾病患病率是否存在年龄差异。两种分组方法往往结合使用,一般是在质量分组基础上进行数量分组,如先按性别分组,再按身高的数值大小分组。

（三）设计整理表,归纳汇总

整理表是用于原始资料归组的表格,是按预期分析指标的要求设计的供分析资料使用的过渡性表格。计量资料常用频数分布表,计数资料常用行列表。资料数据不多时可进行手工汇总(划记法或分卡法);当资料面广量大时,应用计算机汇总。

随着计算机技术的发展,现已有多种现成的数据库软件和统计分析软件(见附录二)。通过双重录入或逻辑核查可对数据录入进行质量控制,使资料系统化,便于分析和叙述。然后采用适当的统计学方法进行分析,找出规律性,得出客观而有意义的结论。

三、分析资料

分析资料指按社区卫生科研设计的要求,根据研究目的和资料的类型,对整理出的数据进一步做适当的统计分析,评价科研假设,透过众多纷繁复杂的现象阐明社区卫生服务的客观规律。

统计分析包括统计描述和统计推断。统计描述指用统计指标及统计图表等方法对资料的数量特征及其分布规律进行测定和描述,不涉及样本推断总体问题。统计推断指如何抽样,如何由样本信息推断总体特征,包括总体参数估计和假设检验两方面。

根据资料的类型不同选择统计方法,统计方法应当在科研设计阶段就预先设计好,而不是等到数据收集好之后再来考虑,这样才不至于想用某种统计方法而未收集适当的数据,或收集到的数据又无法用适当的统计方法来处理。

(一) 资料的类型

社区卫生科研资料一般可分为数值变量资料和分类变量资料两大类。

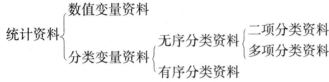

1. 数值变量资料　数值变量资料又称计量资料,是对每个观察单位用定量的方法测定某项指标(特征)的数值大小所得的资料。一般有度量衡单位。如身高(cm)、体重(kg)、浓度(mmol/L)、血压(kPa)等均为数值变量资料。这类资料常用平均数、标准差等指标描述,用 t 检验、u 检验、方差分析、直线相关与回归等方法进行统计分析。

2. 分类变量资料　分类变量资料又称定性资料,表现为互不相容的类别和属性,应先分类汇总,后计数观察单位数,一般无度量衡单位。分类变量资料又可分为无序分类资料和有序分类资料。

(1) 无序分类资料:是指先将观察单位按某项特征进行分组,再清点各组观察单位的个数所得的资料,故亦称计数资料。如观察某人群,按性别进行分组,清点男性人数和女性人数,这种分类变量资料为相互对立的两类,称为二项分类资料。再如,调查某人群的血型分布,先按 A、B、AB、O 型分组,再清点各血型组人数,这种分类资料为多个类别互不相容,称为多项分类资料。这类资料常用相对数、χ^2 检验等指标和方法进行统计分析。

(2) 有序分类资料:是指将观察单位按某项特征的等级顺序分组(具有半定量性质),再清点各组观察单位个数所得的资料。如观察用某药治疗某病患者,治疗结果可分为治愈、显效、好转、无效 4 组,再清点各组人数。这种分类资料有等级顺序,故亦称为等级资料。这类资料常用相对数、秩和检验、等级相关等指标和方法进行统计分析。

根据研究分析的需要,有些变量可以进行数据类型的转化。如测得一组病人的白细胞总数(10^9/L),属数值变量资料,但可按白细胞总数正常[4~10($\times 10^9$/L)]与不正常[<4($\times 10^9$/L)或>10($\times 10^9$/L)]分为两组,再清点各组人数,就成为二项分类资料;若是按白细胞总数过高[>10($\times 10^9$/L)]、正常[4~10($\times 10^9$/L)]、减少[<4($\times 10^9$/L)]分为 3 组,再清点各组人数,这样就变成了有序分类资料。相反,根据计算需要,有时男女分别用 0、1 表示;无效、好转、显效、痊愈 4 个等级打成 0、1、2、3 分,将分类变量资料的某项特征标以数码,称为分类变量资料数量化取值。

区分统计资料的类型很重要,因为不同的统计资料有不同的统计指标和统计分析方法。只有弄清资料属于什么类型,才可能选择正确的统计方法,从而得出正确的统计分析结论。

(二) 数值变量的统计描述

1. **集中趋势的描述** 数值变量资料的集中趋势或平均水平一般用平均数描述。常用的平均数有算术均数,简称均数($\overline{X}$)、几何均数(G)和中位数(M)。其中均数适用于描述对称分布资料,特别是呈正态分布或接近正态分布资料的平均水平;几何均数适用于描述倍数资料或经对数变换后呈对称分布的资料;中位数适用于所有分布类型的资料,尤其是分布类型未知或偏态的资料,或者是观察值中有不确定值的资料。

2. **离散趋势的描述** 数值变量资料的离散趋势反映一组观察值的变异程度,常用描述指标有极差(R)、四分位数间距(Q)、标准差(s)和变异系数(CV)。如果分布类型未知或偏态资料,采用极差和四分位间距进行描述;对称分布,尤其是正态分布或近似正态分布资料,采用标准差描述。标准差可克服极差和四分位间距的缺点,综合反映资料中每个变量值的变异程度,因此标准差是反映一组变量值变异程度最理想的指标。当两组或多组观察值单位相同、均数相近时,标准差愈小,说明该组观察值分布得越集中,变异程度愈小;标准差愈大,说明该组观察值分布得越分散,各变量值的大小参差不齐,变异程度愈大。当两组或多组观察值的单位不同或两均数相差较大时,不宜直接比较标准差的大小,而宜用变异系数比较其变异程度。

标准差应用很多,如:① 与均数结合综合描述数值资料,常用 $\overline{X} \pm s$ 表示。② 可用于表示一组观察值的变异程度,衡量样本均数对该组观察值的代表性。两组或多组观察值在单位相同、均数相近的条件下,标准差越大,说明变量值围绕均数分布得越分散,均数的代表性越差。反之,标准差越小,说明变量值围绕均数分布得越集中,均数对各变量值的代表性越好。③ 可用于计算参考值范围。参考值范围通常指绝大多数正常人的解剖、生理、生化指标及代谢产物的波动范围。这个绝大多数,习惯上指正常人的80%、90%、95%、99%,其中95%最常用,通常用 $\overline{X} \pm 1.96s$ 的理论范围来估计95%的参考值范围。在社区卫生工作中,社区医务人员经常要应用各种生理、生化指标的参考值。凡是呈正态分布或近似正态分布的生理、生化指标,均可用该方法求出参考值范围。

(三) 分类变量资料的统计描述

分类变量资料常用相对数进行描述。所谓相对数是指在同一基础上两个有联系事物的指标之比。相对数按性质和用途不同分为率、构成比、相对比等。

1. **率** 率又称频率指标,表示在一定条件下某种现象实际发生的例数与可能发生的总例数之比,说明某种现象发生的强度和频率,如发病率、病死率、死亡率等。

2. **构成比** 构成比又称构成指标,是事物内部某一构成部分的例数与事物各构成部分总例数之比,表示事物内部各构成部分的比重和分布,如病人的性别构成、死因构成、职业构成等。

3. **相对比** 相对比又称对比指标,表示两个有关指标之比,用来表示一个指标为另一指标的百分之几或几倍。如常用的相对危险度(RR),就是暴露组发病率与非暴露组发病率之比,用来表示暴露组发病危险性是非暴露组的多少倍。

4. **社区卫生科研中常用相对数指标** 包括:人口学指标、流行病学指标、人口健康指标、疾病统计指标、社区卫生服务指标、社区卫生服务需要量指标、社区卫生服务利用指标等(见附录一)。

5. **注意事项** 应用相对数时需注意下列事项:① 资料的可比性:用率或构成比作对比分析时,需检查相互比较的两组或几组资料是否可比。这是分析比较的前提。② 计算相对数的分母不宜过小：调查或实验的观察单位应有一定数量。一般来说，观察单位多，分母大，计算出来的相对数比较稳定，能正确反映实际情况。观察单位少时，以绝对数表示为好。③ 分析时不能以构成比代替率：构成比和率是意义不同的两种相对数，使用时不能混淆。以构成比代率是实际工作中经常发生的错误。构成比通常只能说明某事物各构成部分的比重和分布，不能说明某种现象发生的强度和频率，后者只能靠率来说明。这是正确应用相对数的关键。④ 各率内部构成不同时，不能直接比较总率：如果比较两个地区人口死亡率时，两组资料的年龄、性别构成不同，只能比较各性别、年龄组的率或计算标准化率。⑤ 两个或多个率（或比）比较要作假设检验：抽样研究中，率、构成比存在抽样误差，不能仅凭表面数值大小下结论，而须进行率（或比）差别的 χ^2 检验。

（四）统计表与统计图

统计表和统计图是将已整理的社区卫生科研资料用简明的表格或图形表达出来，使人获得明晰而直观的印象，避免冗长的文字叙述，便于比较分析。

1. 统计表　统计表是从整理表中选出需要的资料，经过统计加工为各种指标后，列成便于对比分析的表格。统计表绘制的基本要求是突出重点，结构简洁，不要包罗万象，最好一事一表，避免内容庞杂；总体结构要主谓分明，标目的安排及分组要层次清楚，符合专业逻辑。通常可分为简单表和组合表。如表 3-3-1，某年某地男、女 HBsAg 阳性率。

表 3-3-1　某年某地男、女 HBsAg 阳性率

性别	调查数	阳性数	阳性率(%)
男	4234	303	7.16
女	4530	181	4.00
合计	8764	484	5.52

2. 统计图　统计图是根据统计表的资料，用点、线、面或立体图形将社区卫生科研资料中的数量大小、分布情况、发展变化趋势等特征表达出来，明晰而简单，便于比较、理解和记忆。常用的统计图有线图、直方图、条图、圆形图和百分条图等。

（1）条图：也称直条图，适用于相互独立的资料。常用的有单式和复式两种。绘制直条图的要点：① 纵轴尺度必须从 0 开始；② 各直条宽度应相等，各直条（或各组直条）之间的间隙应相等；③ 各直条一般按照由高到低的顺序排列，除非自然顺序的资料。如图 3-3-1，某地 1952 年与 1972 年三种疾病死亡率比较。

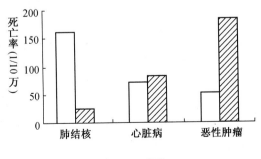

图 3-3-1　某地 1952 年与 1972 年三种疾病死亡率比较

（2）圆图：表示总体中各部分所占的比重。以圆形的总面积代表100%，各类构成百分比分别乘以3.6度，为各构成部分应占的圆心角度数，从圆的12点开始，顺时针从大到小排列。如图3-3-2，表示某年某地社区居民主要疾病的死因构成比(%)。

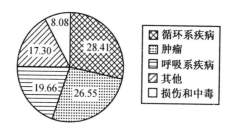

图3-3-2 某年某地社区居民主要疾病的死因构成比(%)

（3）线图：适用于连续性资料，表示一事物随另一事物而变动的情况。分普通线图和半对数线图，普通线图表示某事物在时间上的发展变化，半对数线图表示某事物的发展速度。在此仅介绍普通线图的制作。普通线图纵、横轴都是算术尺度，纵轴从"0"开始，横轴根据需要而定，纵、横轴尺度比例应适当，一般为5：7。如图3-3-3，表示1949—1957年某市15岁以下儿童白喉的死亡率(1/10万)。

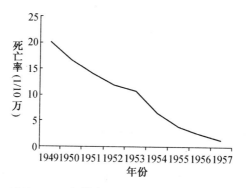

图3-3-3 1949—1957年某市15岁以下儿童白喉的死亡率(1/10万)

（五）统计推断

1. 总体参数的可信区间　在社区卫生科研中所得到的一般是样本，样本是总体的一部分，如在社区居民中抽查200名居民，研究社区居民对社区卫生服务利用的满意度。这200名居民就是样本，我们研究的目的是全体社区居民的满意度，而决非仅仅这200名居民的满意度。由于有抽样误差，样本结果一般都不正好等于总体结果，因而需要用样本结果（统计量）来推论总体参数。这就是求总体参数的可信区间问题，是统计推断范畴。可信区间是指按照一定的概率，计算出一个区间，使它能够包含未知的总体参数。事先给定的概率称为可信度，通常取95%，计算得到的区间称为95%可信区间，表示该区间包含总体参数的概率为95%。对数值变量资料可计算总体均数的95%可信区间，例如某降压药临床疗效试验中，计算血压下降值的95%可信区间；对分类变量资料可计算总体率95%的可信区间，如社区居民对社区卫生服务利用满意度的95%可信区间。

2. 假设检验　用样本数据推断总体时，由于存在生物学变异，不能简单地根据样本统计量数值大小直接比较总体参数。例如从某一总体中随机抽得的样本，所得的样本均数与该总体均数往往不同;从同一总体随机抽得两个样本,这两个样本均数也会因存在抽样误差而不相等。因此,当遇到一个样本均数与某一总体均数有差别,或遇到两个样本均数有差别时,就需要判断这种差别的性质或意义,即判断这种差别是抽样误差引起的,还是两个样本所代表的总体有本质差异造成的,这就需要进行假设检验。

假设检验又称显著性检验,是统计推断的另一重要内容。社区卫生科研中经常遇到两个或者多个样本间差别的统计检验问题,目的是判断其参数是否不同,如比较健康人群和高血压人群的吸烟率是否有差异,比较健康教育前后社区居民高血压防治知识知晓率是否有差异、血压平均值是否有改变等。进行假设检验前首先要明确研究设计类型、观察指标的类别(如均数或率等)以及分析的目的要求,然后再选择相应的假设检验方法。

(1) 数值变量资料的假设检验:数值变量资料的假设检验包括 t 检验、u 检验、方差分析、相关与回归等。t 检验用于数值资料的两组均数比较。多组均数比较则用方差分析。

根据不同的设计方法,t 检验可分为下列类型:① 样本均数与总体均数比较的 t 检验,又称单样本 t 检验。用于已知总体均数和一个样本均数比较的情况,检验的目的是判断样本是否来自已知总体。如某高原地区健康女子收缩压,是否来自一般健康女子的收缩压。② 配对资料的 t 检验。用于配对设计,如某种降压药对高血压病人治疗前后血压比较,对关节炎病人的两个患病关节随机安排各用一种关节止痛膏进行疗效比较等。③ 两小样本均数比较的 t 检验。用于成组设计的两小样本均数的比较,目的是推断两个样本所代表的总体是否为同一总体。如选择 50 名高血压病人,随机分成实验组和对照组,分别给予新降血压药和传统降压药,比较两组高血压病人血压值降低情况。④ 两大样本均数比较的 u 检验。用于成组设计的两大样本均数的比较,一般要求两样本含量均大于 50。

t 检验的应用条件是要求样本取自正态分布总体。当进行两小样本均数比较的 t 检验时,且要求两个总体方差齐,故需进行正态性检验和方差齐性检验。如果原始资料或经数据变换后符合总体正态和方差齐性,也可用 t 检验。否则可考虑用 t' 检验或进行非参数检验。

(2) 分类变量资料的假设检验:分类变量资料的假设检验常用 χ^2 检验。χ^2 检验又称卡方检验,可用于检验两个或两个以上率(或构成比)之间差别有无统计学意义,是一种用途较广的假设检验方法。χ^2 检验分为下列类型:① 四格表资料的 χ^2 检验。用于比较两个样本率或构成比之间差别有无统计学意义。如比较不同性别的社区居民对社区卫生服务满意率的差异。② 配对资料的 χ^2 检验。社区卫生实践和科研中经常遇到配对资料,它和 t 检验中的配对数值变量,从配对设计角度来说是一样的,都是把两种处理分别施于条件相同的两个受试对象,或施于同一受试对象某种处理前后某指标的变化,逐对记录试验结果。若结果为计量数据,用 t 检验;若结果为计数数据,就用配对资料 χ^2 检验。③ 行×列表的 χ^2 检验。用于比较多个样本率或构成比之间差别有无统计意义,如比较不同文化程度(文盲、小学、初中、高中、大学及以上)社区居民对社区卫生服务满意率的差异。

(3) 假设检验应注意的问题:假设检验是对客观事物的描述和推论,为了正确解释统计结果,必须注意如下问题:① 要有严密的科学研究设计:这是获得正确统计结果的前提。在假设检验前,应保证样本是从同质总体中随机抽取的,即要注意被比较组间的均衡性和可比性。② 不同的检验方法有不同的应用条件:目前医学上常用的假设检验方法有十余种,选用哪种方法是一个复杂的问题。必须要根据研究目的、资料类型选择最适宜的方法。如配对资料 t

检验与两小样本均数比较的t检验公式不同,若用两小样本均数比较的t检验公式处理配对资料,就会浪费信息,甚至得出错误结论。③ 判断结果不能绝对化:在一些科研论文中常见"经统计证明……"的语句,事实上,统计结论是以概率大小来表示其结果的,只能提示不同组间存在差别的可能性的大小,而不能证明总体参数的相同或不同,因此下结论时不要使用"肯定"或"证明"之类的词。④ 正确理解差别有无统计学意义:显著性水平的高低,并不代表实际差别的多少。P值愈小,只说明我们愈有理由认为两总体不同,从而作出差别有统计学意义结论的把握性更大,而不表示两均数或率的实际差距越大。

检验本身并不能对研究内容作出专业方面的评价。任何检验假设其统计指标必须有专业方面的实际意义,否则无异于数学游戏,一定要避免。当样本足够大时,即使均数或率间差别很小,也可能$P<0.05$,但不能认为两者有差别。因此当所比较的均数或率之差无实际意义时,不必进行假设检验。

四、常用统计软件简介

统计软件是我们分析社区卫生科研资料的重要工具。20世纪60年代开始,统计软件在数量上和质量上均有了很大的发展,目前在我国医药卫生界应用广泛的有SAS、STATE、SPSS等,20世纪90年代后,上述软件多数已经开发出Windows版本,使用更加方便。

SAS是目前国际上最为流行的一种大型统计分析系统,被誉为统计分析的标准软件。其功能强大、性能高,已被广泛应用于政府行政管理、医学科研、教育、生产和金融等不同领域,并且发挥着愈来愈重要的作用。SAS的缺点是需要编程,尽管现在已经尽量"傻瓜化",但是仍然需要一定的训练才可以使用。因此,该统计软件主要适合于统计工作者和科研工作者使用。

Stata作为一个小型的统计软件,分析时是将数据全部读入内存,在计算完成后才和磁盘交换数据,因此计算速度极快。而且它的许多高级统计模块均是编程人员用其宏语言写成的程序文件(ADO文件),这些文件可以自行修改、添加和下载。用户可随时到Stata网站寻找并下载最新的升级文件,因此Stata成了几大统计软件中升级最多、最频繁的一个。和SAS一样,Stata也是采用命令行方式来操作,需要编程,对非统计专业的初学者有一定难度。

SPSS是世界上公认最优秀的,应用最广泛的专业统计软件。SPSS特点是:① 操作简单;② 无需编程;③ 功能强大;④ 方便的数据接口;⑤ 灵活的功能模块组合。其最突出的特点是使用Windows的窗口方式展示各种管理和分析数据的功能,使用对话框展示出各种功能选择项,只要掌握一定的Windows操作技能,粗通统计分析原理,就可以使用该软件,为特定的科研工作服务,是非专业统计人员的首选统计软件。在社区卫生科研资料的统计分析中使用最多。本书在附录二对SPSS的使用进行了简单的介绍。

(范群　连燕舒)

第四节　社区卫生科研设计书的撰写

科研设计书的撰写是开展社区卫生科研的重要环节,科研课题的确立以及开始科研工作之前,必需撰写科研设计书。科研设计书是约束和检查科研工作的文件,是将研究的课题细化为具体阶段、具体步骤的工作,是开题报告,是科研工作顺利进行的保证;又是经过专家评议,申请研究经费所必备的文字材料,因此也称为申请书、标书。撰写科研设计书对研究者来说是一项必备的基本功,科研设计书没有统一的标准式样,各单位和各学科都有自己的习惯格式,但其主要内容基本一致,大体包括:① 题目;② 立论依据;③ 研究目的和内容;④ 研究方法和技术路线;⑤ 预期研究成果;⑥ 现已具备的条件;⑦ 步骤和进度;⑧ 经费预算。其中②③ 项是说明为什么开展该项研究,④、⑤ 两项是说明怎样去解决问题及对结果的预先估计,最后三项是课题成功的条件和保证。本节将重点介绍各部分内容的撰写要点。

一、题目

题目是能够确切反映研究特定内容的简洁语言。题名一般不宜超过25个汉字,英文题名应与中文题名含义一致,一般以不超过10个实词为宜。题目是科研设计的总纲或指导中心,因此它必须是整个科研设想与过程的高度浓缩。一个好的课题名称,能使人对该项研究工作一目了然,不仅可知其目的、内容和主要方法,甚至透过题目还能看出其假说的科学性。因此题目必须力争做到简明、具体、确切、醒目、新颖。如社区家庭病床社会经济效益评价和可持续发展策略的研究;社区卫生服务绩效评价系统研究;改善流动人口卫生保健服务利用的政策研究等。似是而非、堆砌新词的做法不值得提倡,未经过深刻思考的、想当然的拼凑也是经不起推敲的。

对社区干预试验等实验设计课题可以在题目的文字表述上尽可能考虑到科研工作的三个基本要素,即处理因素、受试对象和预期效应,可能时应明确加以表达,可适当考虑采用下列形式:题目=处理因素(具体而不含糊)+受试对象(明确而不省略)+预期效应(限定而不笼统)+工作定性(适当表达留有余地)。如社区综合干预对南京市急性心肌梗死患者预后状况和卫生服务利用影响的初步研究。

二、立论依据

立论依据是科研计划书的主要组成部分,回答为什么要进行这个科研课题。立论依据包括研究目的、研究意义、对国内外研究现状分析及参考文献等几部分内容。明确地告诉同行专家你想做什么,为什么要这么做,使专家认识到资助该课题的必要性和可行性。并着重说明选定此课题的出发点以及主观与客观的条件是什么,选题的独创性、完成的可能性及其实际意义(实用性)如何。

该部分内容是对申请者专业知识基础,本课题国内、外发展动向掌握程度以及学术思路宽广程度的综合反映。申请者为了填好这部分内容需要阅读许多资料,按照下列层次,很好地书写这一段的内容。文字表述上既不要叙述过于简单或较为抽象,也不要长篇大论、叙述繁琐,应力争具体而不抽象,摆出事实使言之有据,令人信服。

(一)国内外研究现状和发展趋势

首先简要介绍有关问题的历史沿革,综述该研究领域国内外研究现状,重点是介绍有关这一问题最近几年的研究进展和目前状况。国外现状与国内现状应分别叙述,不要忽外忽内搅在一起。把握好本项内容的关键在于"全"和"新"两个字。即全面掌握情况,在阅读了大量同类研究文献的基础上,广泛收集信息,通过时间上和认识深度上的比较,自然可以了解到哪些成果或结论是最新的,这就是现状。

在前面现况介绍的基础上,对国内外同类研究成果进行综合性评价,明确哪些国家或单位曾经或正在从事类似研究,取得什么结果,并从时间上和认识深度上进行纵向和横向的比较,并在此基础上推测将要出现的势头和指出未来的方向。例如最近有关本课题的动向是什么,都有些什么新的发展趋势,正在朝哪方面前进,发展速度如何;有时还需要对当前的某些发展趋势做出估计和判断,是应该努力追赶或超过,还是应该改变研究方向。这些都需要用高度的洞察力进行观察,并用冷静的头脑进行深入分析,提出自己的独立见解。

（二）存在的主要问题

当前在同类研究中有何不足之处,有无相互矛盾的研究结果或结论,有待进一步阐明或解决的问题是什么,知识的空白点在哪里,推进或发展的关键何在。

（三）课题的研究意义

针对国内外同类研究中存在的问题引出本研究的切入点和意义,阐明本研究的重要性和必要性,以及理论意义和实际意义。特别要表明与国内外同类研究相比,本项目的特色和创新之处。

（四）参考文献

列出引用的主要参考书目和近期的参考文献,表明引用的一些重要观点、数据、结论等的出处,并在引句处用上标标明顺序,以便于审查时进行核对。参考文献数量一般控制在10～20条为宜(必须是申请人确实阅读过的),也可引用自己的文章,但不宜过多。如果文献较多,最好选列影响因子高的杂志的论文,以及课题组主要成员的论文。

三、研究目的和内容

这一部分包括研究目的、研究内容、拟解决的关键问题。撰写这部分要把握:有限目标、抓住关键、重点突破、力求创新。

（一）研究目的

用简洁的文字将本研究的目的写清楚。如"本研究旨在描述城市社区居民伤害现状及影响因素"。原则上,目的要单一、特异。一项研究只能解决1～2个问题。研究目的可以分为主要研究目标和次要研究目标,也可以分为总体目标和具体目标。

（二）研究内容

应着重说明这一研究课题包括哪些研究内容,分为几个方面或者几个步骤,都需要做些什么,拟从何处入手,重点解决什么关键问题,到达哪一步或什么程度算是完成,将出现什么样的预期效果等。总之,要目标明确,内容具体,十分清楚地规定出自己的研究任务。

（三）拟解决的关键问题

概括该课题各阶段的关键所在,研究内容中所涉及的科学问题中的关键点。只要关键问题解决了,本研究所涉及的各个问题就可迎刃而解。因此要简要清晰地归纳出拟解决的关键问题,在执行措施中可能遇到的问题及解决问题采取的技术措施。

四、研究方法和技术路线

这是科研设计中一个重要的核心部分,旨在说明"如何具体地进行研究",因此这一项实际上就是通常所说的调查设计和实验设计。按照第三节调查设计和实验设计的方法和原则撰写研究方法和技术路线。

（一）研究方法

1. 研究现场的选择　科研设计书中应该把进行研究的现场写清楚。包括选择研究现场的方法和标准，研究现场所具备的条件以及研究基础。如某研究课题拟进行江苏社区卫生服务机构公共卫生项目的成本核算，为政府购买基本公共卫生提供政策依据，选择现场的方法为按经济发展水平不同，在苏北、苏中、苏南各选择若干社区卫生机构作为研究现场。

2. 研究对象的选择　包括研究对象的范围、纳入和排除条件、抽样方法、样本含量、分组情况等。

3. 确定研究变量，设计调查表　包括所选择研究变量的测量方法和水平规定，调查项目的选择、调查表的设计方法、调查表信度和效度评价等，可在附件中附上已经拟定的调查表。

4. 资料收集方法　收集资料的方法包括：① 摘录常规记录资料：病历、处方、台账、人口资料、死亡记录等；② 询问：包括面对面询问、信访、电话访问等；③ 检查：体检、化验检查或其他检查方法；④ 现场观察：环境采样监测等。

5. 数据资料的统计分析方法　设计中应概括说明拟统计的指标、分析项目、统计方法和拟采用的统计软件等。

6. 质量控制方法　预实验安排、抽查复核计划和比例等。

上述是调查设计步骤，如果是实验设计还需要列出处理因素，就是根据研究目的而施加于研究对象的干预措施，在设计中应详细规定处理因素的实施方法，并使处理因素在实验过程中保持稳定，有利于分析处理因素与实验结果的关系。并在实验设计的步骤中注意体现对照、随机、重复和均衡的原则。

（二）技术路线

技术路线指具体调查或实验的程序和操作步骤。在研究计划书中，研究者可以用文字、简单的线条或流程图的方式，将研究的技术路线表述清楚。力求直观、明确、一目了然。

（三）可行性分析

写明申请者的研究背景、研究能力、申请者及其团队所具有的硬件或软件条件以及研究现场的条件等等，再次表明申请者对完成该项目的可行性。

（四）项目的创新之处

用简洁明了的语言说明项目的创新之处。在书写时应着重于与他人研究的主要不同之处和本项目自身的特点。创新点应具有必要性和可行性。创新点不可过多，一般2~4条。

五、预期研究成果

清晰地、有预见性地归纳概括为有分量的、体现创新性成果的几个方面。如成果的形式（论文、论著、专利）与应用范围及前景，可以是拟发表文章若干篇或获什么专利、成果，预期解决什么问题，得到什么技术成果或学术论点等；也可以是结果或产品推广应用前景及其间接的经济效益和社会效益预测。

六、现已具备的条件

这部分内容包括：① 研究工作的基础：项目申请者即主持人及主要参加者所做的与本

项目有关的研究工作积累和已取得的研究成绩要尽可能详细地在申请书中反映;研究队伍的组成结构合理,包括职称结构、知识结构等;以往主要的与本项目相关的工作积累和成果,包括必要的预实验、实验方法建立、动物模型建立等工作及取得的初步成绩,附加上相关文章或材料;② 已具备的实验条件:介绍基本实验条件,包括调查现场的社区支持环境、研究对象的数量和配合情况、仪器设备、关键性的试剂药品、合格的实验动物,已有的协作条件、原材料及加工条件,尚缺少的实验条件和拟解决的途径;③ 负责人及其主要成员的专业水平和能力:申请者和项目组成员的学历、研究简历,提供近期已发表的与本项目有关的论著目录和获得学术奖励情况及在本项目中承担的任务。论著最好是近3年发表的,要求注明论著中全部作者名单和顺序、论文题目、发表年月、期刊名称、卷、期和起止页。

七、步骤和进度

简明列出年度研究计划及预期进展,对研究工作做阶段性的安排,如以3~6个月为一个工作单元安排计划,应具体、可行,并有明确、具体、客观的进度考核指标,各工作单元之间应具有连续性。

在进度中要求说明两个问题:① 完成整个研究课题所需要的时间;② 几项主要工作的具体进度计划(各研究阶段所要达到的目标和时间)。制定出进度考核指标,既便于有关方面随时进行检查,又有利于研究组各成员按部就班地进行工作。对于督促课题的如期完成很有好处。一般可以分为准备阶段、实施阶段、资料分析阶段和论文撰写阶段。

八、经费预算

在计划中应明确经费的支出科目、金额、计算的根据及理由。包括:① 科研业务经费:主要部分,非实验室研究此项占总经费一般在70%以上,可有劳务费,但不能超过15%。② 实验材料费:实验室研究此项占的比例较大,但费用计算依据要充分。③ 仪器设备费:一般不能购置费用高的仪器,可有耗材费。④ 实验室改装费:费用不能太高,或没有。⑤ 协作费:包括研讨会、鉴定会等。⑥ 项目组织实施费:主要是管理费,占5%。在分预算的基础上,写明总的申请金额和分年度拨款计划。

九、其他内容

包括申请者的承诺、专家推荐意见以及申请者单位和合作单位审查意见、附件等。
至此,已完成设计书主要内容的撰写。

(连燕舒 范 群)

思考题

1. 随机抽样方法有哪些?各有什么优缺点?
2. 实验设计的原则有哪些?
3. 社区卫生科研资料有哪几类?可以用哪些指标和方法进行分析?
4. 科研设计书撰写的基本内容有哪些?

第四章 社区卫生科研论文撰写

第一节 社区卫生科研论文的分类

社区卫生科研论文与医学论文的分类基本一致,医学论文分类方法很多,主要按论文资料来源、写作目的、医学学科及课题的性质、研究内容及资料内容、论文的体裁等方式进行分类。

一、按资料来源分类

根据医学论文使用资料的来源,通常将论文分为原著和编著两大类。

1. 原著论文 又称原始论文,即著作的原本,是作者经过具体选题所进行的调查研究、实验研究、临床研究的结果和临床工作经验的总结,是作者的第一手资料(即直接资料)。其内容比较广泛,可以是实验研究、临床观察、调查报告、病历报告、病历讨论;也可以是医学理论上的创新见解和新的科研成果;还可以是某种新理论、新技术应用与实际所取得的新进展的科学总结。原著论文既是具体单位和个人科研水平的重要标志,又是医学科研工作者提出的某些假说和观点的主要载体。它的主要形式有论著、短篇报道(如病例报告、技术革新成果、经验介绍)等。原著论文应有作者自己的见解及新的观点、新理论和新方法,以推动医学科学向前发展。

2. 编著论文 其主要内容来源于已发表的资料,即以间接资料为主,属于第三次文献。结合作者个人的部分研究资料和经验,把来自多种渠道的、分散的、无系统的、重复的甚至矛盾的资料按照个人的观点和体系编排起来,使读者能够在较短时间内了解某一学科领域或某一专题的发展水平及进展情况。医学期刊杂志中的综述、讲座、专题笔谈、专题讨论等多属于编著之列。

编著性论著内容虽不完全是作者亲身所做的研究,但它充满着新观点、新见解、新设想、新资料。它为原著性论文提供大量最新信息,使某一领域或某一专题更加系统化、条理化、完整化和理论化,是医学论文的重要组成部分之一。

二、按写作目的分类

按写作目的分为:学术论文、学位论文、毕业论文。

1. 学术论文 是对社区卫生科学领域中的问题进行总结、研究、探讨,表述科学研究成果、理论性的突破、科学实验或技术开发中取得新成就的文字总结,作为信息进行交流。

2. 学位论文 是学位申请者为申请学位而提出的供评审其科研水平的学术论文,是考核申请者能否被授予学位的重要依据和必备条件。尽管学位论文有一定的学术价值,但主要作用是作为考核、评审和授予学位的依据,如硕士学位论文、博士学位论文。

3. 毕业论文 指本科学生在即将完成学业时,从某个专题(或领域)表述自己的学术水平和学习成果的一种文体,是教师或评审者对学生整个学业的一次检阅。

三、按医学学科分类

按医学学科及课题性质分为:基础医学论文、临床医学论文、预防医学论文、康复医学论文。

1. 基础医学论文　包括实验研究和现场调查等,少数属于技术交流范围,即介绍实验技术、有关仪器的设计、制造及使用等。

2. 临床医学论文　多为应用研究,可分为诊断、治疗、护理、中医药等方面,有理论研究和技术报告。

3. 预防医学论文　多为应用研究范畴,可分为卫生保健、防疫、流行病学调查等论文。

4. 康复医学论文　研究恢复健康的有关课题,包括基础医学、临床医学的内容,还有各种恢复功能的疗法等。

四、按研究内容及资料内容分类

1. 实验研究类　主要是基础医学研究和临床医学实验研究等前瞻性研究类论文。它由以下几种基本成分组成:题目、署名、提要、关键词、引言、材料(或对象)和方法、结果(或结果和讨论)、讨论、参考文献等。

2. 临床资料分析类　主要是根据临床资料的积累情况的回顾性研究类论文。它由以下几种基本成分组成:题目、署名、提要、关键词、引言、临床资料、讨论、参考文献等。

3. 病例报告类　主要是对典型病例或罕见病例的回顾性研究类论文。它由以下几种成分组成:题目、署名、提要、关键词、引言、病例报告、讨论、参考文献等。

4. 临床病例(理)讨论类　主要是指临床疑难病症的病历、病理摘记和组织讨论记录的文体,它兼有回顾性研究和前瞻性研究。它由以下几种成分组成:题目、署名、病历摘要、临床讨论、病理报告、病理讨论、参考文献等。

5. 经验体会　经验体会论文属原著论文范畴,其资料来源主要采自作者第一手材料,只是事先多无科研设计。如临床观察治疗某种疾病达到一定数量并取得一定经验,或卫生防疫工作取得一定成效,或技术革新取得的成果等,这些都可进行总结撰写成文。撰写经验体会论文是回顾性工作,资料来源较容易,每人都可将自己所从事的实际工作予以总结,因它是实践的结果,故对具体工作也很有指导意义。

五、按论文的体裁分类

1. 论著　多为科研论文。基础医学多是通过科学实验的直接观察,发现和收集新的材料及结果,并有新的创见。科学上许多突破性成果就是通过这类研究取得的。临床研究多为系列专题研究总结,也属于实验研究论文,按设计项目做记录,对结果进行归纳、总结。

2. 经验交流　其内容可包括科研方法、科研经验、临床病例分析、病例报告(个案报告)以及临床病例讨论等。经验交流可为深入研究某些问题提供资料。比如疾病的首次发现、首次报道,虽例数不多,只要资料详实,便可进行交流。至于对某些疾病的诊疗所做的回顾性总结,经过分析找出其规律性,并从理论上加以阐述,从而进一步指导临床实践,无论经验或教训均可交流。

3. 技术方法、技术革新　指在技术方法上有创造性或重大改进,关于新技术的应用及操作步骤的文章。

4. 文献综述　是作者从一个学术侧面围绕某个问题收集一定的有关文献资料,以自己的实践经验为基础,进行消化整理、综合归纳、分析提炼而形成的概述性、评述性的专题学术论文。

第二节　社区卫生科研论文撰写基本原则和要求

社区卫生科研论文是医学文献中的一个组成部分,它对社区卫生服务实践具有重要的指导意义。撰写论文是科学研究中不可缺少的重要组成部分,也是总结经验的重要形式之一,是自我提高的一个必要过程。一篇好的医学论文,既要有科学价值和实用意义,又要有文学上的严谨要求和规范。因此,撰写科研论文不是资料的简单堆积,而是一种艺术,必须熟练掌握其基本原则和要求。

一、论文撰写的基本原则

在具备扎实的专业基本功、广博的知识和一定文学基础的前提下,应符合下列原则:

(一) 创新性

医学科技论文是医学科学研究和技术创新成果的科学记录,用来交流医学成就、发表新理论、报道新发现、提出新方法、介绍新经验,以推进医学进步和指导医学实践。创新性是医学论文的灵魂,也是决定论文质量的主要标准之一。

所谓"创",是指前人没有发表过或做过的。所谓"新",即新颖、新意,如新发现、新研究成果、新经验、新技术等。"新"是指论文提供的信息是鲜为人知的、新颖的、非公知公用的,即使是在他人研究的基础上,也应仿中有创,有自己的独到之处,不能步人后尘,低水平地重复。

《Science》指出:"创新是指科研成果新颖,引人注意,而且该项研究在该领域之外具有广泛的意义"。《Nature》认为:"创新是指对自然或理论提出新见解,而不是对已有研究结论的再次论证,内容激动人心,并具有启发性,具有广泛的科学兴趣"。这些世界顶尖杂志对创新的要求是我们的努力方向。国内期刊的一般要求是在基础研究和应用研究方面具有创造性、高水平和有重要意义的成果,要反映研究者独到的见解。对国外已有的科技成果,那些消化国外的先进技术,利用已有的原理应用于临床实践的技术革新,只要有独到之处,也是创新。

(二) 科学性

科学性是医学论文应具备的首要条件,也是医学论文的立足点。其科学性主要体现在以下几个方面。

1. 真实性　医学论文的真实性反映了医学科研工作的严肃性和严谨性,要求作者严格尊重客观事实,取材要确凿可靠,客观真实;科研设计严谨、周密、合理;实验方法先进和正确,设必要的对照组,采用随机双盲对照法;实验的结果或临床观察结果要忠于事实和原始资料;实验数据精确可靠,所得数据必须进行统计学处理;论点、论据、论证有客观性和充分的说服力。

2. **准确性** 论文要客观而准确地反映研究结果的真实情况,包括选题准确,内容准确,数据准确,引文准确,用词准确,论点客观准确,等等。

3. **可重复性** 论文中的数据经过反复证实,实验结果可以重复,而且经得起他人重复和实践验证。

4. **逻辑性** 论文是经过对材料的去粗取精、去伪存真,以及统计分析、归纳综合,得出某些结论而写成的科学性很强的文章。因此,应做到推理合乎逻辑,思路清晰,说理透彻,前后呼应;不能牵强附会,杂乱无章。

（三）实用性

医学论文的实用性也就是实践性,是论文的基础。医学论文同其他科技论文一样,应有其实用价值。衡量一篇医学论文的实用价值主要是看其理论可否用于指导临床实践,能否推广应用;其方法技术是否为现实所需,能否有助于解决疾病诊断防治中某个技术问题或是阐明某个疾病的发病机制。

（四）可读性

可读性是论文的形貌。发表医学论文的目的是为了传播交流或储存新的医学科技信息,为读者或后人所利用。因此,在撰写医学论文时应注意以下几点:

1. **研究工作是否使读者受益** 研究工作是否取得了实质性进展,所得结论是否可靠,结论是否深刻和具有启发性。

2. **论文科学而严谨** 论文有完整的构思,精雕细琢,一丝不苟,体现严密的科学思维,不仅有新颖而充实的科学内涵,而且要合乎逻辑,达到结构严谨、内容充实、论述完整、逻辑性强。

3. **论述准确而规范** 论述方式要深入浅出,表达应清楚、简炼,专业术语准确、前后一致,语言要规范、生动,文字和图表要配合恰当。

4. **标题、摘要和关键词能引起读者的兴趣** 标题应清晰地表达文章内容,并能反映本文与其他文献的区别;摘要应对论文的理论或实验结果及主要观点等给出清晰、明确、具体、简要的叙述;关键词应标引适当、意义明确。

（五）规范性

在撰写社区卫生论文时除注意以上基本原则外,还应符合撰写社区卫生论文的一般规范,如准确使用法定计量单位,正确使用社区卫生专业名词术语、符号、缩略语等,以适应现代社区卫生服务、信息、情报交流与贮存的需要。

二、论文撰写的基本要求

对撰写论文的基本要求是:熟悉与写作主体有关的理论和基本概念;论点鲜明,论据充分,论证有力;说理为主,举例说明的内容仅是旁证的衬托,应点到为止,不可长篇大论;逻辑严密,层次分明。具体要求如下:

（一）清楚、确切

清楚是指层次有条理、上下文连贯;确切是指用字措辞恰当、词能达意,使人一读即懂,不致引起误解。清楚和确切在很大程度上相互关联。为达到清楚和确切的目的,应注意:

1. 清楚、透彻地了解题意和内容,这是清楚、确切地叙述的基础。

2. 弄清材料中各因素之间的相互关系,分清主次,这是论文连贯性的保证。

3. 注重文学修养，积累一定的词汇量，并善于表达和修饰。

4. 从广大读者的一般水平和程度出发，防止只有自己能看懂、别人看不懂的现象。

（二）简明、直接

力求文字简炼，用尽可能少的字句把意思表达清楚，语气越直接，就越容易把意思表达清楚；语句愈长，愈绕弯子，就愈难使人看懂。字句累赘，会冲淡读者的兴趣和注意力。

（三）客观、朴素

论文的体式应反映作者对自己所研究问题和结果的客观态度。科技论文与文学作品不同，论文要求语气正式，不带个人情感。要做到客观、朴素，应注意以下几点：

1. 人称要明确、统一　有的期刊建议要用第一人称，认为"我"或"我们"显得简单、直接；多数期刊要求用第三人称，如"本文作者"或"本文"，这样显得客观。一篇文章中的人称应统一，"本文"和"我"不能并用，实际上，写论文时本着客观精神，很少用个人口气，"我"和"本文作者"都不需要写。

2. 语态的使用　常用被动式语气，一方面表示作者是站在客观的立场讨论问题，另一方面因为实验中观察到的事物是主要的，而个人因素是次要的。但若为了加重语气，则用主动语态。

3. 使用公认的、规范化的科学名词和语言　避免用俗语、口语和行话，如果有必要使用或创造一个新名词时，应先给它下一个定义或加以解释；对不常见的专业名词，在文中第一次出现时，也要加以注释。

4. 少用或不用非肯定的词类　论文中凡是能够肯定的事实或结论，就不要用"可能"、"也许"、"假如"等类似的词语。把事实夸大不好，但能肯定的结论不敢肯定下来，也会失去论文应有的作用。

5. 分清自己的结果与引用的材料　要明确提出自己的研究结果，在引用别人的结果时，不要把别人的结果说成像是自己的结果，含混不清；也不要把自己的结果与别人的结果混为一谈，写得像一篇综述。

6. 对争论的问题要注重事实，语气要诚恳　在和别人的工作进行比较有争论时，要以事实说话，不要用苛刻的词语或狡辩的语气，态度要诚恳，虚心地追求科学真理。如果认为别人的结果有错误，应当就事实和文字进行讨论，切不可用推测别人动机的词语。

7. 遣词造句应规范　不用华丽或带情感的词句，科研论文与文学不同。

8. 比喻应严密、慎重　在通俗读物、初级教科书或非正式的科学性文章中，可用比喻帮助叙述和解释科学理论，以便使普通读者感兴趣及容易理解，一般医学科研论文应慎用。但某些难以用恰当语言形容的现象和机制，也不排除用比喻的方式。注意比喻和类比不同，类比是医学研究中常用的科学方法。

第三节　社区卫生科研论文撰写步骤和方法

一般医学论文的撰写，大体上分为获取素材、写作前准备、撰写初稿和修改文稿四个步骤，其每一个步骤都是十分严谨的。但是，不同类型或体裁的论文，其写作步骤可能会有一定程度的差异。社区卫生科研论文的写作也分为这四个步骤。

一、获取写作素材

(一)认真选题

明确文章的主题和中心,做好理论上的准备工作。主题是一篇文章的统帅,主题与内容必须相互呼应。主题即文章的选题,选题的新颖与否,直接影响文章的质量和可读性。所以,在写作之前,确定文章的中心是很重要的一点。多数人的思绪在动笔前往往是杂乱无章的,因此必须从这种认识上的混乱状态中,理出一个清晰的头绪来,明确文章的主题和中心,并围绕这一中心,做好理论上的准备工作。例如,如果写一篇关于社区卫生服务与慢性非传染性疾病的防治方面的论文,在写作前,必须明确哪方面内容应该作为文章的中心。如果围绕着慢性非传染性疾病的防治来确定文章的主题,应该在这个主题下,进一步突出社区卫生服务的作用。这样不但主题明确,文章的中心内容也十分清楚,就可以使文章的构思完整,内容结构也充实全面。相反,如果主题不明确,内容势必显得支离破碎。

此外,在确定主题或选题时,一定要把握好"选题宜小不宜大、宜简不宜繁"的原则,尤其是缺少经验的初写者,更应避免选择难度大的课题,应先易后难,循序渐进。

(二)重视查新

查新很重要,其目的和意义是:决定选题;了解历史、现状和动向;解决实际问题;衡量论文的机制。在查新前,应确立查新的时限和范围。

(三)严密设计

在完成选题和科技查新的基础上,应对所选课题的实施方案进行整体设计,包括研究的具体内容、采用的材料和方法、研究指标、进度安排与预期结果等。

(四)合理组材

合理组材就是要把筛选出来的材料经过精心的安排,选择最恰当的表达方法,组成一篇中心明确、条理清楚的文章。

二、写作前的准备

(一)处理资料

1. 收集文献,整理资料 写作前应该对写作中所涉及的基本理论有比较全面的认识,在此基础上全面收集近几年来的相关文献,整理有关的文献资料。通过查阅文献,应该清楚该专题研究已经进行的动态和观点,并把这些材料中所用的部分整理好,明确目前在这项研究及实践中有哪几种观点,相同之处及不同之处,以准备在写文章时引用,如何引用,又如何解释等。

在撰写论文上,只有知己知彼,才能做到推理合理、观点明确。避免在写作过程中,一边写作,一边整理材料。这样不但容易打断思路,而且容易造成内容重复,相互重叠,甚至出现相互矛盾,还容易概念不清,内容不全,而使文章归于失败。

2. 直接资料的收集和整理 一般认为,所收集的资料包括两大类,一类为前人既往的工作状况资料,即间接资料;另一类为自己实验及实践中所得出的数据、观点等,即直接资料。直接资料的收集工作应该是论文的中心,也是最能体现论文的科学性,最具说服力的部分。

(1)直接资料的收集:做好科学实验或临床实践中的记录、资料积累工作。在科学实验中,必须随时记录观察实验的结果,作好原始记录的积累工作。在进行社区卫生服务的研究中,也需要从研究一开始就做好材料的登记工作。要做好登记、统计工作,需要事先印制好观察指标、疗效登记表。从病案等临床资料中摘取必要的内容,随时填入原始记录表内。原始记录要做到真实、客观、准确、可靠,反对弄虚作假、任意删改等作弊现象,避免加入主观成分。这应该说是作为科技人员的最基本的素质。在材料的记录工作中,还要养成一次性完成,不重抄、转记的习惯。要注意资料的准确性和完整性,使其符合科研设计规定。

(2) 材料的合理取舍:所收集的科研资料,都要认真地鉴别分析以后再决定合理的取舍。材料收集后,首先将全部资料细致地检查一遍,将不符合设计要求的材料去掉,将不全面的内容充实整理,将需要的材料分门别类收集,在材料的鉴别、分类、取舍时,要用"相关性"和"可比性"两个尺度加以衡量。

① 相关性:相关性也称同质性,在实验研究中,此方法主要用于本实验组的资料鉴别。即把本质相同或相近的资料归并在一起。例如:在观察某一药物降血脂的疗效中,研究组有的病人服用这种观察药物后,出现了恶心、呕吐、肌肉疼痛等症状或转氨酶增高,在取材时,应该进一步鉴别清楚,服药后所出现的消化道症状是该种降血脂药物所致的副作用,还是由与此项研究无关因素引起。如果确定为药物的副作用,则该项资料应该保留,作为药物的副作用在文章中分析;相反,如果消化道症状和转氨酶升高不是药物引起,而与其他因素有关,则不将此类资料纳入统计范围,以免影响药效的检测效果。在这一点上,应该保持思路清晰,合理取舍。

② 可比性:可比性又称齐同性,主要指两组或两组以上的资料之间进行比较时,这两组之间除了受试因素之外,其他因素均应该相同。例如:研究药物 A 治疗脑血栓的疗效,需设立其他药物组或其他对照组,同时进行疗效观察。这两组之间,除了受试因素,即所用的药物不同外,病人的一般情况,如年龄、性别、病情程度等也都应该大致相同。这样,两组不同的治疗所取得的疗效,才具有可比性。否则,如果两组病例的情况不同,不是经过随机分组原则分组,而是加入人为的因素分组,两组所取得的资料就缺乏可比性,所取得的疗效就无法进行比较与分析。

3. 数据的统计学处理　根据科学设计所得到的数据,在使用前必须进行统计学分析才有意义。没有统计学处理的结果,只能说明观察范围内的结果,若是一个小的样本,很难排除抽样误差对结果的影响。生物体之间存在的一定的差异,在这一群人中得出这种结论,而在另一群人中可能得出相反的结论。只有对得出数据经过一定的统计学处理,才可以比较有把握地得出结论,才具有可重复性,这种统计学方法叫做差异显著性检验法。凡属样本的结果进行比较时,都必须用适当的统计学检验方法,求出 P 值,然后做出比较可靠的结论。

此外,社区卫生科研论文写作中,也经常需编绘统计表与统计图,其基本要求如下:

(1) 表格:常用的统计表为三线表,表的内容包括:表题、表序、纵标目、横标目数字及表注。对统计学分析内容,应该在表中标注出,并用表注的形式在表的下面写出相应的统计量具体值和 P 值。

(2) 图:统计图包括线条图、长条图、圆形图、点图、统计地图,最常用的有线条图和长条图。线条图,用于连续性资料的比较,常用来表示某种现象随着时间的转移或某一因素的增减而产生的动态变化。如研究某区 2001—2008 年麻疹发病情况,应该用线条图来观察变化趋势。

长条图多用于间接资料的比较,如男女某疾病病死率的比较。长条图要求条宽一致,长度作为数据进行比较,纵坐标的数据一般从零开始。

(二)论文构思

每篇论文都有一定的结构,动笔之前,尽管作者不可能把每一细节,每一句话都想得十分周全,但是,论文的布局和所选的角度都必须清楚,应该考虑到文章分几部分来写,每一部分中包括哪几段,每个段落中使用哪些材料,说明哪些问题,以及先说什么,后说什么;哪里细说,哪里从略,都应该有个大致的设想,这就是所谓的构思。应考虑三个方面:

1. 文章从何处说起,才能够最切题和最有吸引力。

2. 如何穿插展开阐述、推理或反驳等论证的实质性问题,才能全面、准确、简明地说明问题。

3. 在何处、以何种方式的语言表达最为适宜。

构思是写文章不可缺少的准备过程,构思时文章的主题中心要明确,用以表现的材料要充分、典型、新颖,结构上要严谨、环环相扣,只有潜心构思,才能思路流畅,写好提纲和文章。

(三)拟定提纲

拟定提纲是写作的重要步骤,为了使自己的构思更加清晰和严谨,动手写作之前,必须先拟定一个提纲作为全文的骨架。

1. 提纲的作用

(1) 帮助作者从全局着眼,明确层次和重点,文章才能写得有条理,结构严谨。

(2) 通过提纲把作者的构思、观点用文字固定下来,做到目标明确,主次分明,随思路的进一步深化,会有新的问题、新的方法和新观点的发现,使原来的构思得到不断修改和补充完善。

2. 提纲的要求

(1) 主题明确:根据主题需要,勾画出组成论文的大块图样,把资料分配到文章的各个部分。

(2) 纲目清楚:包括标题、文章的宗旨、目的、中心论点所隶属的各个分论点,各分论点所隶属的小论点,各小论点隶属的论据资料(理论资料、事实资料),每个层次采取哪种论证方法、意见和结论。

(3) 联系紧密,篇幅适当:应当考虑各部分的含义是否恰当、相互之间怎样联系,各部分在文中所起的作用及所占篇幅,要详略得当。

3. 拟定的格式 写作提纲是医学论文的轮廓,没有一定的格式,目前多采用标题式和提要式两种。

(1) 标题式提纲:以简明的标题形式把文章的内容概括出来,用最简明的词语标示出某部分或某段落的主要内容,这样既简明扼要,又便于记忆,是医学科研工作者常用的写作方法。

(2) 提要式提纲:是在标题式提纲的基础上较具体明确、提要式地概括出各个层次的基本内容,实际是文章的缩写。

以上两种提纲形式,可根据自己的写作习惯选用,无论选择哪一种,其目的都在于启发写作的积极性和创造性。在实际的写作过程中,作者应做到既有纲可循,但又不拘泥于提纲,尽可能地拓宽思路,才能写出好的论文。

三、撰写初稿

撰写初稿就是根据提纲,把要写的内容依次连接起来,把实验数据和资料进行归类分析。它是对论文内容和形式的再创造过程,也是论文写作最重要的阶段。

1. 顺序写作法　实验研究论文的撰写多采用顺序写作法,即按照社区卫生科研论文的规范体例或提纲顺序阐述自己的观点,分析实验数据。

2. 分段写作法　此种写作法多是作者对论文的中心论点已经明确,或提纲已形成,但对某一层次的内容没有完全把握或没有考虑成熟,而暂放一下,可先写好已经成熟的段落内容,待考虑成熟或进一步实验后再写作,这样不受顺序的先后限制,采取分段写作,最后依次组合而形成初稿。

完成全文后,需进行前后对照检查,使全文风格一致,层次清楚,衔接紧凑,这种写法最好每次完成一个完整的部分。

四、修改文稿

修改是论文写作中不可缺少的工作。无论是初写者还是经验丰富的作者,在初稿完成后都要经过多次审读、推敲、修改才能定稿。有人认为完成初稿只是完成写作的一半工作。作者把自己的科研成果以论文的形式表达出来,并不是一件容易的事情。修改是对初稿内容的进一步深化和提高,对文字进一步加工和润色,对观点进一步订正和表述更为生动、准确。

修改过程中应注意以下几个方面的内容:即文题是否相符;论点是否鲜明;论据是否充分;论证是否严密;布局是否合理;结论是否科学客观;医学术语用词是否符合规范;文稿是否符合医学论文写作或稿约要求;标点符号应用是否正确;有无错别字等等。

有时,由于作者自己的思路有一定的局限性,可能对论文的某些问题认识不足或对初稿的偏爱,一时难以对文稿恰当地增补和删减,为了保证质量,也可请内行专家修改或提出意见,这样才能使论文的质量更高。

总之,医学论文的写作是一个循序渐进的过程,初写者不能急于求成,只有本着认真负责的态度,善于摸索,潜心积累,才能逐渐形成自己的写作风格。最终科研论文的写作会得心应手,能准确地体现出作者的观点及科学作风。

第四节　社区卫生科研论文撰写基本格式

社区卫生科研论文的撰写格式包括前置部分、主体部分和附属部分三个主要部分,不同类型的论文其细节略有不同,基本格式大同小异。

一、前置部分

(一) 题目

题目是文章最重要和最先看到的部分,应能吸引读者,并给人以最简明的提示。

1. 应尽量做到简洁明了并紧扣文章的主题,要突出论文中有独创性、有特色的内容,使之起到画龙点睛、启迪读者兴趣的作用。

2. 字数不应太多,一般不宜超过20个字。

3. 应尽量避免使用化学结构式、数学公式或不太为同行所熟悉的符号、简称、缩写以及商品名称等。题目中尽量不要用标点符号。

4. 必要时可用副标题来做补充说明,副标题应在正题下加括号或破折号另行书写。

5. 若文章属于"资助课题"项目,可在题目的右上角加注释角号(如※、♯等),并在脚注处(该文左下角以横线分隔开)书写此角号及其加注内容。

6. 为了便于对外交流,应附有英文题名,所有字母均用大写,放在中文摘要与关键词的下面。

(二)署名及单位

在文题下面要写明作者姓名和工作单位,以便编辑、读者与作者联系或咨询,也是对文章内容负责的表现。署名是论文的必要组成部分,要能反映实际情况。

1. 作者应是论文的撰写者,是指直接参与了全部或部分主要工作,对该项研究作出实质性贡献,并能对论文的内容和学术问题负责者。

2. 研究工作主要由个别人设计完成的,署以个别人的姓名;合写论文的署名应按论文工作贡献的多少顺序排列;学生的毕业论文应注明指导老师的姓名和职称。作者的姓名应给出全名。

3. 写明作者所在的工作单位(应写全称),并注上邮政编码。

4. 为了便于了解与交流,论文的最后应附有通讯作者的详细通讯地址、电话、传真以及电子信箱地址。

(三)摘要

摘要是科研论文主要内容的简短、扼要而连贯的重述,必须将论文本身新的、最具特色的内容表达出来(重点是结果和结论)。

1. 具体写法有结构式摘要和非结构式摘要两种,前者一般分成目的、方法、结果和结论四个栏目,规定250字左右;后者不分栏目,规定不超过150个字,目前国内大多数的医学、药学期刊都采用结构式摘要。

2. 摘要具有独立性和完整性,结果要求列出主要数据及统计学显著性。

3. 一般以第三人称的语气写,避免用"本文"、"我们"、"本研究"等作为文摘的开头。

4. 其他 缩略语、略称、代号在首次出现处必须加以说明;论著、经验交流、综述等长篇文稿应写摘要;病例报告、短篇报道等不写摘要。

(四)关键词

关键词也叫索引词,是表达科技文献的要素特征并具有实质意义的词或词组,用以表示全文主题内容的信息,是论文的信息点和检索点,是一种使用相当广泛的检索语言。关键词是具有灵活性和广泛性的自由语言,或者说是未经规范化的自然语言。关键词标引应注意以下几点:

1. 关键词是从论文中选出来用以表示全文主题内容的单词或术语,要求尽量使用《医学主题词表》(MeSH)中所列的规范性词(称叙词或主题词)。

2. 关键词一般选取3~8个词,并标注与中文一一相对应的英文关键词。

3. 关键词通常位于摘要之后、引言之前。

二、主体部分

主体部分是科研论文的核心组成部分,是展现研究工作成果和反映学术水平的主体。论文的论点、论据、论证和具体到达预期目标的整个过程都要在这一部分论述,它的篇幅最长,除了要有论点、有材料、有概念、有判断、有推理外,还要合乎逻辑、顺理成章、通顺易读。

(一) 引言

引言(导言、序言)作为论文的开端,起纲领的作用,主要回答"为什么研究"这个课题。

1. 引言的内容主要介绍论文的研究背景、目的、范围,简要说明研究课题的意义以及前人的主张和学术观点,已经取得的成果以及作者的意图与分析依据,包括论文拟解决的问题、研究范围和技术方案等。

2. 引言应言简意赅,不要等同于文摘或成为文摘的注释。如果在正文中采用比较专业化的术语或缩写词,最好先在引言中定义说明。

3. 字数一般在300字以内。

(二) 材料与方法

也可称资料与方法。一般实验研究用"材料与方法",调查研究用"对象与方法",临床试验用"病例与方法"等。这是论文中论据的主要内容,是阐述论点、引出结论的重要步骤。这一部分是论文的重要部分,既可表现作者的创造精神,又是论文的基础,是判断论文科学性、先进性的主要依据。

1. 写作特点

(1) 详写与略写:因研究内容不同,叙述有详有简。详简程度由以下三种情况而定:

① 前所未有的技术革新、发明创造、实验设计等,须详细阐述,须说明设计原理、实验步骤、操作要点、观察记录方法、仪器安装、药品配制过程、必要的线路图或模式图以及注意事项等,以便他人重复实验,判断其准确性和精确程度。

② 重复前人的方法及公认的方法,只需写出实验方法的要点,并将方法的出处列在参考文献中。

③ 改进前人的实验过程或方法,要详细阐述改进部分,其余部分则简要叙述。

(2) 按逻辑顺序安排内容:抓住论文的主要论点和关键问题,按照研究工作的逻辑顺序和疾病发生发展的客观规律安排介绍材料和叙述的实验过程,而不是采用自己试验时间的先后顺序。

(3) 方法与结果合并:一般在叙述实验过程中,不谈结果会显得眉目清晰。但有的实验方法和实验结果关系十分密切,在论文叙述上不易分开,则把二者合在一起,列标题为"方法与结果"。

(4) 视论文性质改变标题:病例分析、治疗观察、流行病学调查和案例讨论等方面的论文,由于这类研究常没有施加更多的处理因素,故不用"材料与方法",而改用更能体现这一内容的标题,如"临床资料"、"资料来源"、"调查对象与方法"、"手术步骤"、"诊断标准"等;如果既要进行病例资料分析、又要观察临床效果,可在"临床资料"的段落之后,再加"治疗方法"或"护理"栏目。如属技术革新方面的研究,则可改为"操作方法"、"操作步骤"等标题。

2. 注意事项

(1) 不要把结果混入材料与方法中。

（2）写明动物模型的复制方法和过程，取材的部位、方法、时间及标本的制备，以便使读者了解该模型对研究的适用性和意义。

（3）对采用多种方法的实验研究，应作全面的介绍。

（4）临床研究的论文，应详细介绍研究对象的选择标准和原则、诊断标准、治疗方法和治愈标准。

（5）避免重复介绍陈旧过时的方法及无关资料。

（三）结果

试验结果是论文的核心部分，这一部分要求将研究中所得到的各种数据进行分析、归纳，并将经统计学处理后的结果用文字或图表的形式予以表达。

1. 数据　如实、具体、准确地写出统计学处理过的数据资料。处理原始数据时，要将其分组重新排列，制作频数表，计算均数或百分率、标准差等相关数据，进行显著性检验等统计学处理。根据分析所得到的各种现象和数据，对结果进行定量或定性分析，并说明其必然性。

2. 图表　观察结果常用精选过的图或表来表达。图和表都简洁明了，易于比较，便于记忆。但它们所占的篇幅较大，能用少量文字说明的问题，应尽量不用或少用图表。一篇论文的图表不宜太多，更不要将文字叙述与所列图表重复使用。

3. 照片　从实验结果得来的照片也是一种插图，且比绘图更为形象和客观。形态学实验结果一般应提供照片，应尽可能提供彩照。

4. 文字　对数据、图表以外的结果，如实准确地以文字说明。

（四）讨论

讨论是结果的逻辑延伸，是全文的综合、判断、推理，从感性提升到理性认识的过程，也是作者充分运用自己对该领域所掌握的知识，联系本课题的实践，提出新见解、阐明新观点之处。

1. 对实验过程所得的各种数据或现象的理论依据或解释。

2. 围绕研究目的，突出主题，抓住重点，阐明研究结果及其结论的理论意义、指导作用和实践意义。

3. 着重讨论研究中新的知识和重要的发现，阐明作用机制或变化规律，并从中得出结论。

4. 与国内外同类研究相比较，突出研究的创新与先进之处，提出作者的观点与见解。

5. 总结实践经验和体会，实事求是地对研究的限度、缺点、疑点等加以分析和解释（因果关系、偶然性与必然性）。

6. 对同类研究课题的展望或建议等。

三、附属部分

（一）致谢

凡不具备前述作者资格，但对本研究作过指导、帮助的人或机构，均应加以感谢，但必须得到被致谢人的同意后才能署其姓名。致谢一般单独成段，放在正文的后面。

（二）参考文献

参考文献要求引用作者亲自阅读过的、最主要的文献，包括公开发表的出版物、专利及其他有关档案资料，内部讲义及未发表的著作不宜作为参考文献著录。

1. 论文所列参考文献一般不超过10条，综述不超过30条。

2. 文内标注法　著录时按文中引用文献出现的先后顺序用阿拉伯数字连续编号，直接引用作者全文的，文献序号置于作者姓氏右上角方括号内。

3. 文献序号作正文叙述的直接补语时，应与正文同号的数字并排，不用上角码标注。如：实验方法见文献〔2〕或据文献〔2〕报道。

4. 著录格式

(1) 杂志：序号(顶格).作者.文章名.刊物名,年,卷(期):起始页码。如：刘康,季晖,李绍平等.三种大鼠骨质疏松模型的比较.中国骨质疏松杂志,1998,4(4):13-18

(2) 书：序号(顶格).著者.书名.版次.出版地:出版者,出版年:起讫页码。如：徐叔云,卞如濂,陈修主编.药理实验方法学.3版.北京:人民卫生出版社,2002:911-916

5. 著录规则

(1) 作者：3名或少于3名者全部写出，并用逗号分隔，3名以上写前3人的姓名，后加"等"或"et al"。集体作者要写全称。

(2) 刊名：中文均写全称，外文缩写可按美国《医学索引》的格式。

(3) 版次(本)：第一版不标注，其他版次用阿拉伯数著录。如"2版","2nd"。

第五节　社区卫生科研论文的写作特点

社区卫生服务是融预防、医疗、保健、康复、健康教育、计划生育技术服务等为一体的，有效、经济、方便、综合、连续的基层卫生服务，是与生物—心理—社会医学模式相适应的新的卫生服务形式。由于流行病学的研究目标、实践功能与社区卫生服务的一致性，决定了其在社区卫生服务中的重要地位。社区卫生研究定位于社区，目标为社区居民，研讨社区卫生问题，研究要有群体观点、预防为主的观点和概率论的观点，而这些观点都是流行病学的思维方式，因而流行病学研究也是社区卫生科研的主要组成部分，本节主要介绍流行病学论文的写作特点。

一、特点

(一) 人群观点

与临床医学的个体观察和基础医学的微观研究不同，研究对象是人群(病人和健康者)，研究人群中的疾病分布、宿主与环境的关系等。

(二) 现场观点

研究方法主要通过对人群的现场调查获得资料，一般采用观察法和实验法。观察法有二：通过观察，按照时间、地点、人群的各种特征描述疾病的分布特点，对病因提出线索和假设，称描述流行病学；选择不同的人群，观察、比较与验证病因假设或流行因素，探索疾病的病因和条件，称分析流行病学。实验法是在人群中研究某项防疫措施的效果，观察改变环境条件、消除某种可疑致病因素后，该种疾病发病率的变化，进一步证实这些因素的致病作用。

（三）论文应突出流行病学研究的特点

充分展现周密的设计、真实的结果、科学的分析和严密的推理。

（四）论文形式

根据研究方法不同，论文形式包括流行病学调查报告和流行病学实验研究。

二、流行病学调查报告

采用书面形式系统介绍流行病学调查的目的、方法、过程及结果的一种文体，是流行病学调查的书面总结。流行病学论文多属于调查报告类。

（一）内容

选择个案调查、爆发调查、现患调查、前瞻性调查或回顾性调查等不同的调查方法，阐述疾病在不同时间、地点和不同人群中的分布特征，描述影响这些分布的因素，以阐明疾病的流行规律，探讨疾病的病因规律，或评价各种治疗和预防措施的效果。

（二）写作格式

1. **前言**　说明本调查的时间、地点及内容，但应注意保密原则。简明介绍所调查课题的历史、现状、存在的问题等背景资料、本文目的和要解决的问题，阐述报告的价值和意义。文字要简洁、精炼、富有概括性和吸引力。

2. **资料与方法**　应客观、具体、科学、准确、全面地详细叙述研究对象、对照样本、环境条件、研究手段、具体方法、资料收集及疾病分类等调查方法和设计实施，为全文的学术价值打下良好基础，也便于他人用同样方法重复。主要包括：

（1）调查对象：病例对照研究以病例和非病例为研究对象；定群研究以暴露于某研究因素的人和非暴露于该因素的人为研究对象。指出确定调查对象的方法（普查、抽样），若是抽样，则是否遵循随机化原则，采用何种抽样方法，均应交代清楚；并注明估计样本大小的依据。明确写出调查对象的确定标准和排除标准。

（2）调查方法

① 现场调查：应明确交代调查对象、调查时间、调查内容、指标、资料收集和统计方法。

② 回顾性调查：应注明怎样选择病例和对照人群、研究哪些可疑危险因素、采取哪些资料分析方法。

③ 前瞻性调查：指出现场试验中的人群如何分组，观察何种预防措施，采用哪些观察指标，如何判断预防效果。

（3）调查过程：应详细描述调查步骤，对于调查所用材料的批号、仪器的型号、资料处理方法、统计软件名称、执行标准的统一、对无应答者的处理等，均应作详细说明。

（三）结果

结果是全文的主体和核心部分。

1. **内容**　通过调查所得的数据资料，揭示客观事物的规律。要围绕调查设计和要解决的问题，如实叙述在调查过程中观察到的所有正、反两方面的事实，调查数据、典型病例和观察结果以图表、照片及文字形式表示。

2. **要求**　结果应有层次、按逻辑展开，运用逻辑推理逐步深化，切忌简单的数据堆砌，应对数据进行统计学处理。用观察到的现象和事实来回答本次调查所要解决的问题。

(四)讨论

讨论是对结果进行理论性分析,抓住事物的本质,找出事物间客观、真实的联系,阐明因果关系。

1. 内容 要从研究结果出发,进行定性和定量分析,引出必要的结论和推论,达到调查材料与观点之间的有机统一;说明其适用范围、可靠性及可能发生的误差;分析比较本课题的结果、观点与国内外研究的区别;对本次调查的有关问题进行说明,对发现的新现象给予分析解释;介绍其他研究领域支持或解释本文结果的论据;指出调查过程中遇到的问题及今后的研究方向等。

2. 要求 应有严格的逻辑性和条理性,论点明确,重点突出,阐明作者如何提出问题和解决问题,以及解决问题的程度和水平。

三、流行病学实验研究论文

流行病学实验研究论文指按随机分配原则把实验分为两组,实验组人为地给予某种因素、措施或新药,对照组不给予该因素、措施或给予安慰剂,经一段时间随访观察,比较发病率或死亡率的报道问题。由于研究目的不同,可以报道预防性实验、临床实验或干预实验。写作方法与调查报告基本相同,但应注意下列几个方面:

(一)实验现场的确定

应符合研究要求,如人口稳定并有足够大的样本量,参加试验的人口特征与总体一致,具有较高而稳定的发病率。

(二)样本大小的确定

决定于患者率、措施有效率、实验精确度、把握度、实验组与对照组的差异显著程度、均衡性、分组情况等。

(三)各组均衡性的保证

遵循随机化的原则分组,采用个体、双盲、分层、集团随机分配法。

(四)观察期限的确定

勿过长或过短,原则上能得出结果即可。

(五)其他

应交代如何处理实验中途退出、实验时的医德问题等。

(张红萍 罗臻)

思考题

1. 社区卫生科研论文分哪几类?
2. 社区卫生科研论文撰写应遵循哪些原则?
3. 社区卫生科研论文撰写分哪几个步骤?
4. 社区卫生科研论文的撰写格式包括哪几个部分?
5. 流行病学论文的写作有何特点?

第五章 社区卫生科研论文发表与科研课题申报

第一节 科研论文的发表

论文是科学研究工作的结晶,是对科学贡献的重要标志。一项科研课题,只有在写出文章发表了才算最后完成,否则就是半途而废。科研成果的写作是论文发表的前提和基础,写成一篇有价值的论文,迅速及时发表在相关学术刊物上,让科技成果信息及时传播出去,是每一位作者的愿望。为此,作者必须遵守写作道德。

一、写作道德

写作道德是职业道德在科研和论文写作发表中的体现,写作发表论文,应注意如下几点:

1. 实事求是 就是用事实和数据说话,经验和教训都可以给人以启示。
2. 严禁抄袭 绝不可抄袭和作假,引用他人的文章必须注明来源,通过私人方式获得的有关信息,不经提供者同意,不得引用。
3. 论文署名 在论文署名时,不应抛弃对工作有重要贡献的合作者,也不应滥用他人名义抬高自己。
4. 禁止一稿多投 作者必须了解科研论文发表的程序,不能一稿多投。

二、拟投期刊的选择

论文是作者科研成果的总结,凝聚着作者辛勤的劳动。社区卫生服务中心的医务人员承担着"六位一体"的繁重任务,科研多为兼职,因此,开展社区卫生科研往往需要付出双倍的努力。由于不少作者对如何有效地发表自己的科研论文不够重视,对期刊性质也不够了解,结果往往将科研论文发表在一些缺乏影响力的刊物上,甚至是非法期刊上,导致科研论文未能有效地得到发表、推广,也给自己的科研成果鉴定带来了明显的负面影响。面对全国数以千计的医学刊物,往哪种期刊上投稿是社区科研工作者撰写论文之前必须首先考虑的问题。

(一)正式期刊及其发行范围

1. 正式期刊的特征

(1)主要特征:有国内统一刊号(CN),由国家新闻出版管理部门负责分配。国内统一刊号格式为 CNxx-yyyy/z,由中国国别代码"CN"、报刊登记号"xx—yyyy"和分类号"z"组成。其中"xx"为期刊出版单位所在地区代号,"yyyy"为出版管理部门分配的序号(期刊的序号范围为"1000~4999"),"z"则是用以说明期刊所属学科分类,如《中国全科医学》的刊号为 CN13-1222/R,"R"代表医学类期刊。

（2）正式期刊必须在封面和版权页上刊载版本记录，内容包括主管主办单位、出版单位、印刷单位、发行单位、出版日期、主编（总编）姓名、发行范围、定价和工本费、国内统一刊号、准印证编号和广告经营许可证编号。通过邮局发行的正式期刊，还具有邮发代号。

（3）公开发行的期刊在封面或封底上，必须印有国际标准连续出版物号（ISSN），遵循一刊一码的原则，如《中国全科医学》的国际标准刊号 ISSN 1007-9572。另外，在期刊醒目位置刊载期刊名称和年、月、期、卷等顺序编号，不能以要目替代刊名，也不能以总期号代替年、月、期号。

2. 正式期刊查询方法　国家新闻出版总署在其网站（http://www.gapp.gov.cn/）首页右部开辟有"新闻机构查询"窗口，在此窗口输入期刊名称，选择"媒体类别"为"期刊"，如查询不到任何信息的，一般为非正式期刊（不排除个别期刊因更名等原因数据更新不及时而查询不到信息）。

3. 中国出版的期刊级别

（1）国家级期刊：一般说来，"国家级"期刊，即由党中央、国务院及所属各部门，或中国科学院、中国社会科学院、各民主党派和全国性人民团体主办的期刊及国家一级专业学会主办的会刊。另外，刊物上明确标有"全国性期刊"、"核心期刊"字样的刊物也可视为国家级刊物。

（2）省级期刊：由各省、自治区、直辖市及其所属部、委办、厅、局主办的期刊以及由各本、专科院校主办的学报（刊）。

（3）中文核心期刊：对中国（不含港、澳、台）出版的核心期刊的认定，目前国内比较权威的有两种版本。一是中国科技信息研究所（简称中信所）每年出一次的《中国科技期刊引证报告》；另一种是北京大学图书馆与北京高校图书馆期刊工作研究会联合编辑出版的《中文核心期刊要目总览》。

（4）中华医学会期刊：由中华医学会主办的全国性系列医学期刊，是国内外医药卫生界数量最多、影响最大、权威性最强的医学期刊系列。中华医学会杂志社也成为目前国内最大且最具影响力的医学专业杂志社。

（二）识别非法期刊

简单地说，非法期刊是指违反国家、地区新闻出版条例、法规的期刊。国家新闻出版总署与扫黄打非办先后公布了数批非法假冒期刊，这些非法期刊以医学类占较大比例。非法期刊往往具有录用率高、发表快、不能开具正规发票等特点。根据国家新闻出版总署《期刊出版管理条例》中的相关原则，非法期刊大致有以下几种：

1. 境外期刊　国内出版的非法境外期刊主要来自香港，其主办单位有"中华××学会"、"国际××出版集团"、"中华国际××会"等。它们在香港注册，却主要在大陆地区非法征稿、出版。这类期刊在国际上没有任何影响力，专门以有偿发表为目的。

2. 刊号严重错误或杜撰刊号的期刊　公开发行的合法期刊必须同时具备国际标准连续出版物号（ISSN）和国内统一刊号（CN）。二者缺一即可判断为非法期刊。非法期刊的两种刊号往往都是杜撰出来的。

3. 合法期刊制造的非法期刊　这主要是指正规期刊在正刊之外办的增刊、专刊、专辑等。《期刊出版管理条例》第三十四条规定：一种期刊每年可出版两期增刊，但必须获得许可和增刊准印号，其开本必须和正刊一致，并且要在封面上标明"增刊"字样。但是，不少合法期刊每年都出数本增刊,增刊规模远超正刊,比正刊厚得多,且往往未获得增刊许可证。增刊发表的论文与正刊相比,往往质量不高,多不被评审机构认同。

4. 非学术期刊办的学术版　例如科普杂志办的学术版。这类刊物以有偿发表为主,但往往没有得到期刊主管部门的批准,而是悄悄办的额外期刊,也不随原刊一同发行,其目的是向发表论文的作者收取版面费。这类期刊也属于非法期刊。

(三) 社区卫生科研论文投稿优先原则

社区卫生服务内容融预防、医疗、保健、康复、健康教育、计划生育技术服务等为一体,社区卫生科研的范畴涉及社区卫生服务的内容研究、服务的模式研究、服务成本测算和成本效益分析的研究、服务管理规范的研究以及居民健康档案和社区卫生服务信息系统的研究等,涉及预防医学、临床医学、康复医学和中医学等各个学科,所以社区卫生科研论文可投稿的期刊范围也比较广泛,总体来说可遵循以下几个原则:

1. 综合性期刊与专业期刊的选择

(1) 同等级别下的优先原则:综合性医学期刊和社区卫生相关的专业期刊在同是核心期刊的情况下,优先的原则为:首先比较二者的影响因子,如综合期刊影响因子明显高于专业期刊,则选择综合期刊发表;如综合期刊影响因子较专业期刊没有明显的优势,则优先选择专业期刊发表;如二者都不是核心期刊,则专业期刊优先。

(2) 不同级别下优先原则:如综合期刊是核心期刊,而专业期刊不是核心期刊,其优先原则为:一般论文选择综合期刊发表;如是课题来源的论文,因涉及成果的鉴定,在专业期刊上发表将使研究成果更有说服力,故可考虑社区卫生相关专业期刊优先。

2. 国家级期刊与省级期刊的选择　随着核心期刊概念的提出和广泛运用,国家级和省级期刊的区分可忽略。但在都不是核心期刊的情况下,就有必要进行区分。优先原则为:

(1) 进入国际数据库者优先:国际数据库通常是指美国的《生物医学文摘数据》(MEDLINE)、《科学引文索引数据库》(SCI)、《化学文摘数据库》(CA)、荷兰的《医学文摘库》(EM)等。

(2) 办刊质量高的优先:被选期刊如都未进入国际数据库,选择时可以从期刊创办时间、期刊装帧印刷质量、被国内数据库收录情况等方面考虑,办刊质量高者具优先权。

3. 其他优先原则

(1) 发表费用少者优先:不同期刊收费标准不一样,本着节省科研经费的原则,作者宜优先选择没有审稿费、发表费用低廉的期刊。目前,免费发表论文的期刊很少,大都是要收取版面费,但是仍有一些医学学术期刊是不向作者收取任何费用的,如《中医杂志》、《中国运动医学》等。还有不少期刊是免收作者审稿费的。

(2) 发表周期优先原则:作者投稿时了解期刊的发表周期是非常关键的。国内期刊的发表周期一般顺序为周刊＜旬刊＜半月刊＜月刊＜双月刊＜季刊。论文的及时、迅速发表对于作者的科研结题、成果申报、评职晋级等影响较大。在这样的情况下,可以放弃对期刊级别的考虑,以发表速度优先来选择投稿对象。

(3) 基金论文优先原则:更多的期刊很欢迎各种基金论文,规定省部级、国家级课题论文具有各种优先发表权,可通过"绿色通道"快速发表。所以,凡属课题论文的可以向一些高质量的期刊投送。

总之,社区卫生科研论文的作者应重视论文的发表质量,明确论文发表的目的与价值取向,掌握丰富的期刊情报信息,对于提高论文发表的有效性、科学性意义重大。

三、论文发表审稿程序

审稿是期刊编辑部控制学术期刊质量的首要环节,论文能否发表,一定程度上取决于同行评议和专家审查能否通过。审稿同时也是帮助作者发现问题,提高科研能力与写作能力的过程。

期刊编辑部对来稿的审定多采用"三审"制,即对稿件实行编辑初审、相关专家复审、编委会或主编终审定稿制度。编辑在初审稿件时,首先会审查论文的内容是否适合在自己的期刊上刊登。如来稿不符合期刊的专业范围,将根据稿件内容建议作者改投他刊。确定稿件符合刊登范围后,会审查论文的写作是否符合医学论文书写的标准格式,是否附有单位或专家推荐信以及投稿须知要求提供的其他信息。如稿件达到了基本要求,编辑则根据其专业内容,选择1~3个专家对论文进行复审。医学期刊的复审工作多由期刊的编委担任。评审过程中,需就下列问题予以评论:研究课题的重要性、新颖性、创造性;实验设计或步骤的合理性;实验技术的合适性(包括统计方法);结论及解释的合理性;论文组织的逻辑性等,并按论文发表的要求提出具体修改建议。终审是由主编或编委会对来稿的处理作出最后结论。

第二节 科研课题的申报

社区卫生科研不仅涉及医学,还有心理学、社会学、经济学等很多学科内容,对于科技实力不强的社区卫生服务中心来说,应重视加强与上级医院及科研院校的横向联系和科技协作,促进社区卫生科研课题的申报。

一、医学科研基金种类

申请科研经费的渠道很多,各渠道的资助范围、资助重点、资助强度、资助对象不同,它们的申请程序、管理要求也有所不同。

一般将医学科研基金类型分为基础研究、应用研究和应用基础研究三大类,另外还有产业化类的研究类型。根据基金来源的不同渠道,一般可划分为国家设立的基金;各部委、省市设立的基金;各厅、市设立的基金;社会团体、社会名流设立的基金等。

(一)国家自然科学基金

国家自然科学基金是国家资助基础研究的重要渠道之一,资助自然科学基础研究和应用基础研究,主要包括以下几种:

1. 面上项目　面上项目是国家自然科学基金研究项目体系中的主要部分,其定位是全面均衡布局,瞄准科学前沿,促进学科发展,激励原始创新。面上项目支持从事基础研究的科学技术人员在国家自然科学基金资助范围内自由选题,开展创新性的科学研究,力图通过研究得到新的发现或取得重要进展。鼓励开展具有前瞻性、勇于创新的探索性研究工作;注重保护非共识项目,支持探索性较强、风险性较大的创新研究。

2. 重点项目　重点项目是国家自然科学基金研究项目系列中的另一个重要类型,其定位是在促进学科均衡协调和可持续发展的基础上,根据国家自然科学基金优先发展领域,通过指南引导,更集中地瞄准国际前沿,整合创新资源,孕育重点突破。重点项目主要支持科技工作者结合国家需求,针对我国已有较好基础和积累的重要研究领域、对学科发展具有重要推动作用的领域或新学科生长点开展深入、系统的创新性研究工作。为实现重点突破的目标,重点项目进一步强调有限目标、有限规模和重点突出的原则,重视学科交叉与渗透,强调利用现有重点科学基地的条件。重点项目基本上按照五年规划进行整体布局,每年确定受理申请的研究领域、发布指南引导申请。研究期限一般为4年。

3. **重大研究计划项目** 重大研究计划项目遵循"有限目标、稳定支持、集成升华、跨越发展"的总体思路,针对国家重大战略需求和前瞻性的重大科学前沿两种类型的核心基础科学问题,结合我国具有基础和优势的领域进行重点部署,凝聚优势力量,形成具有相对统一目标或方向的项目群,并加强关键科学问题的深入研究和集成,以实现若干重点领域和重要方向的跨越发展。重大研究计划项目申请应体现学科交叉研究特征,强调对解决重大研究计划核心科学问题及实现总体目标的贡献。重大研究计划分为"培育项目"、"重点支持项目"和"集成项目"三类。"培育项目"研究期限为3年,"重点支持项目"和"集成项目"的研究期限为4年。

4. **专项基金** 专项基金包括青年科学基金项目、地区科学基金项目、国家杰出青年科学基金、创新研究群体科学基金等19个项目(以2009年为准)。

(二)科技部设立基金

1. **973项目** 由科技部组织实施的国家重点基础研究发展计划(亦称973计划)。战略目标:加强原始性创新,在更深的层面和更广泛的领域解决国家经济与社会发展中的重大科学问题,以提高我国自主创新能力和解决重大问题的能力,为国家未来发展提供科学支撑。主要任务:一是紧紧围绕农业、能源、信息、资源环境、人口与健康、材料等领域国民经济、社会发展和科技自身发展的重大科学问题,开展多学科综合性研究,提供解决问题的理论依据和科学基础;二是部署相关的、重要的、探索性强的前沿基础研究;三是培养和造就适应21世纪发展需要的高科学素质、有创新能力的优秀人才;四是重点建设一批高水平、能承担国家重点科技任务的科学研究基地,并形成若干跨学科的综合科学研究中心。

2. **863项目** 是我国政府组织实施的一项对国家长远发展具有重要战略意义的国家高技术研究发展计划(亦称863计划)。从世界高技术发展的趋势和中国的需要与实际可能出发,坚持"有限目标,突出重点"的方针,选择了生物技术、航天技术、信息技术、激光技术、自动化技术、能源技术和新材料7个高技术领域作为我国高技术研究发展的重点(1996年增加了海洋技术领域)。其总体目标是:集中少部分精干力量,在所选的高技术领域,瞄准世界前沿,缩小与发达国家的差距,带动相关领域科学技术进步,造就一批新一代高水平技术人才,为未来形成高技术产业准备条件。863计划主要是由政府主导,同时鼓励企业的参与。其中国家级的科研机关和各高等院校是科学研究的主导力量,而企业要加入863计划必须通过政府和相关部门的严格筛选,更重要的是企业自身的实力和发展潜力,因此只有极少数具有实力的企业才能作为该计划的承担单位。

3. **国家科技攻关项目** 是国家的指令性计划。它的出台,标志着我国综合性的科技计划从无到有,成为我国科技计划体系发展的里程碑。自1983年开始实施,在科技促进农业发展、传统工业的技术更新、重大装备的研制、新兴领域的开拓以及生态环境和医疗卫生水平的提高等方面都取得重大进展,解决了一批国民经济和社会发展中难度较大的技术问题,对我国主要产业的技术发展和结构调整起到了重要的先导作用,同时造就了大批科技人才,增强了科研能力和技术基础,使我国科技工作的整体水平有了较大提高。

4. 火炬计划　是发展中国高新技术产业的指导性计划,于1988年8月经国务院批准,由科技部组织实施。火炬计划的宗旨是:实施"科教兴国"战略,贯彻执行改革开放的总方针,发挥我国科技力量的优势和潜力,以市场为导向,促进高新技术成果商品化、高新技术商品产业化和高新技术产业国际化。

5. 国家重大专项　是为了实现国家目标,通过核心技术突破和资源集成,在一定时限内完成的重大战略产品、关键共性技术和重大工程,是我国科技发展的重中之重。重大专项的基本原则:一是紧密结合经济社会发展的重大需求,培育能形成具有核心自主知识产权、对企业自主创新能力的提高具有重大推动作用的战略性产业;二是突出对产业竞争力整体提升具有全局性影响、带动性强的关键共性技术;三是解决制约经济社会发展的重大瓶颈问题;四是体现军民结合、寓军于民,对保障国家安全和增强综合国力具有重大战略意义;五是切合我国国情,国力能够承受。

(三) 其他部、省级设立的基金

1. 教育部设立基金　重点项目、博士点基金、跨世纪人才基金。
2. 卫生部设立基金　科技发展项目、优秀青年科技人才基金、临床专项。
3. 国家中医药局科学基金。
4. 省科技厅设立基金　省自然科学基金、省科技计划项目、省重大专项。

(四) 厅、市级设立的基金

1. 省卫生厅设立基金。
2. 省中医药管理局科研基金。
3. 省教育厅设立基金。
4. 市科技局、卫生局设立的基金。

(五) 社会团体、社会名流设立的基金

1. CMB基金(美国中华医学基金会基金)。
2. 中国社区卫生科研基金(中国社区卫生协会设立)。
3. 横向联合项目(与企业、公司开展的应用性科研项目)。

二、社区卫生科研课题申报的依据

随着经济体制改革引入竞争机制,科研项目申报都实行招标签约合同制,每年的招标项目中都有涉及疾病防治的项目,近年来特别是社区人群中常见病、多发病的防治已经成为国家、卫生部、各省每年都有的招标项目。不同的经费渠道各有其性质和特点,了解这些性质和特点,有助于提高申请科研经费的命中率。在提出申请前,必须很好地了解这些渠道的各种要求,按照自己的课题性质、经费需要、自身优势和特色来选择申请渠道。主要根据以下几个方面进行选择:

1. 研究目标和性质　如果目标是解决我们国家的问题,覆盖面较大,可申请国家项目。有关社区人群中重大疾病防治的基础研究和临床应用研究,可申请国家自然科学基金和省部委基金项目,每年集中申报一次;国家攻关项目中解决严重危害人民健康的重大疾病的防治问题,5年招标一次,通常由多个单位合作完成。

如果是解决本地区的问题,有明显的地域性,可申请本省(市)的课题。

2. 经费额度　针对需要经费较少、规模较小的科研课题,可申请省部级或厅市级课题;也可根据各基金的资助强度来设计自己的课题。

3. 利用优势　青年申请者可利用年龄优势(小于35岁)申请各级青年基金;如果已有非常优秀的成绩,且年龄小于45岁,可申请各级杰出青年基金。

4. 工作基础　社区医务人员很多没有研究工作基础或没有研究工作经历,申报课题时可先申请本单位和本地区的课题;有了一定的基础后,再逐步申请高层次的课题。

三、课题申报程序

1. 了解申报要求　了解申报渠道的管理办法、当年的申报项目指南及申报项目的具体要求,按专用的项目申请书进行准备。

2. 选择研究课题　按申报渠道的要求和资助重点,根据自己的研究方向、已有的工作基础和兴趣,选择研究课题。

3. 通过调研立项　进一步查阅所拟课题的相关文献,了解前沿发展趋势及国内外研究动态,对自己的优势、特色及所处的学术地位要有正确的估价,最好以已有的成果为依据,形成科学假说,从而确立研究课题。

4. 确定目标和内容　根据自己的基础和实际条件确定研究目标、主要研究内容和预期结果。

5. 设计研究方案　根据研究内容,设计研究实施方案,切实可行的技术路线是完成研究内容、实现预期目标的关键。

6. 组织研究队伍　组织一支人员精干、团结协作、结构合理的研究队伍,课题组成员应有合理的分工。

7. 落实实验条件　落实研究所需的实验室条件或研究现场,社区科研工作可以与上级医院和科研院校合作,借助这些单位的各种实验条件开展科研工作。

8. 经费预算　根据资助强度、科研需要及科研管理经费允许支出的范围做好预算。

9. 填写申请书　经过反复酝酿、精心准备,确定好上述内容后,认真填写科研项目申请书。

四、申请书的撰写

申请书是表达申请者思想及科研水平的主要形式。申请者必须通过申请书将自己的工作设想、学术思路及工作能力充分地表达出来,使同行专家和主管部门认可,才有可能得到资助。申请书撰写的要求与科研设计书大致相同,主要结构如下(详细要求参见第三章第四节内容)。

(一)课题名称的拟定

即为所研究课题拟定一个最适当的题目,做为该项研究的课题名称。课题名称必须简洁、鲜明、具体,要用最少的字数概括课题的性质和拟研究的内容。

(二)简表的填写

简表的填写非常重要,填写时一定要仔细。科研设计书的撰写中不含简表填写。

简表包括项目的中文名称、研究类型、申报项目类别、申报学科及代码、申请金额、起止年月、所用实验室,申请者的基本情况、隶属关系、地址,项目组成员(每一个成员均由自己签名)的构成及分工,摘要等内容。摘要包括使用的主要方法、研究内容、预期结果、理论意义及应用前景(或预期的经济效益)等内容。评审专家十分注意阅读摘要,甚至看完整份申请书后仍要回头再看一遍摘要。因此申请人务必认真填写。摘要应能简明扼要地展示本研究课题的立论依据和已有的实验基础,主题词数目不多于3个,中英文主题词应一致。

（三）立论依据的撰写

立论依据包括研究目的、研究意义、对国内外研究现状分析及参考文献等几部分内容。明确地告诉同行专家你想做什么,为什么要这么做,使专家认识到资助该课题的必要性和可行性。所以,申请书的撰写质量是课题申报成功的关键。

（四）研究方案的撰写

1. 研究目标、研究内容和拟解决的关键问题。
2. 拟采取的研究对象、技术路线、实验方案及可行性分析。
3. 本项目的创新之处。
4. 年度研究计划及预期进展。
5. 预期研究结果。

（五）研究基础的撰写

1. 研究工作的基础。
2. 实验条件。
3. 负责人及其主要成员的专业水平和能力。
4. 经费预算。

五、课题申报失败原因

1. 学术方面的问题
(1) 研究工作起点较低,出现低水平的重复。
(2) 无工作基础。
(3) 投送学科错误。
(4) 研究力量分散,报课题重复。
(5) 实验设计不合理、不完整。
(6) 技术路线交代不清,不可行,不合理,无创新。

2. 管理方面的问题
(1) 手续不完备,如无签名、无合作单位盖章,青年基金无推荐意见。
(2) 工作量缺乏保证。
(3) 申请金额过多。

3. 其他原因
(1) 个人的学术影响。
(2) 以往基金执行情况。
(3) 竞争对手较强。
(4) 标书写作出问题。

（张红萍）

思考题

1. 我国出版的正式期刊的主要特征是什么？怎样确认正式期刊？
2. 非法期刊通常有几种类型？
3. 我国医学科研基金包括哪几大类？
4. 申报科研课题的基本程序及内容是什么？

第六章　社区卫生科研管理

社区卫生科学研究是保证和提高社区卫生服务质量、培养社区卫生服务人才的一项重要手段。实现社区卫生服务的规范和科学,必须对社区卫生服务技术和管理进行科学研究,这样才能不断提高社区卫生服务人才素质和工作质量。社区卫生科研管理就是指运用管理学的原理和方法,结合社区卫生工作实际,对涉及社区卫生服务活动的科学技术和管理的研究活动进行计划、组织、协调、控制,以实现预期的目标。因此,社区卫生科研管理是社区卫生科研活动有序、有效进行的重要保证。

第一节　科研计划管理

社区卫生科研管理首先应制定相应的科研计划,科研计划的管理是根据社会卫生服务需要和医学科学技术发展趋势选定科研发展的目标和方向,制定有效、合理利用科研资源的行动方案并组织实施,以实现预期效益的动态过程。其基本任务是出成果、出人才和出效益,为卫生事业的发展和社区卫生服务能力的提高而服务。

一、科研计划的分级管理

我国目前的科研管理体制是分层次的管理系统,依据能级管理的原则和科研任务来源、课题的重要程度,各级科研管理机构应有不同的管理范围和职责,形成对科研计划的分级管理。

(一)国家级计划

承担科研任务的单位以各种形式承担国家级的科研任务,由国家有关部委下达任务或组织招标,直接进行评审、拨款及定期检查。

(二)省、市级科研计划

各省市有关部门下达科研任务,进行委托或招标、拨款、检查和验收。

(三)基层机构科研计划

基层机构由于自身条件的限制,在开展科研活动的过程中,可以首先在单位内部,通过自主立项开展科研活动,提高开展科研工作的能力,为将来争取上一级的科研任务做好准备。

二、科研计划的管理方法

科研计划的管理中会采用到行政指令、学术论证、经济调控和法律制约等手段,常用的具体方法有:

(一)科研合同制

科研合同制主要指为保证完成指定性科研任务而实行的一种契约管理办法,一般适用于开发研究近期能取得实用价值的重大应用研究项目。科研合同包括委托研究合同和合作研究合同。上级下达指令性任务一般采取委托研究合同方式,合同双方分别为委托方和研究方。订立合同时应遵守自愿平等、等价有偿和诚实可信的原则。

(二)科研招标制

科研招标制是适用于重大应用研究和开发研究的面向全国或本地区的管理方法,实行计划指导、公开招标、提倡竞争、鼓励协作、同行评议、择优支持的原则。

1. 招标 科研管理部门根据科研发展规划发布招标指南,划定招标范围,明确科研目标。

2. 投标 具备科研资质和能力的单位或个人根据招标指南的规定,填写标书,申报课题。

3. 评标 组织同行专家评审,一般要求投标负责人限时报告并答辩,然后由专家评审,重点评议申报课题的先进性、科学性、创新性、实用性和可行性。

4. 定标 科研管理部门根据招标指南规定和评审小组意见进行审查,决定中标单位或个人。

(三)科学基金制

科学基金制是适用于基础研究和应用基础研究的面向全国的资助性管理方法。科学基金制实行自由申请、平等竞争、同行评议、择优支持、学术决策的原则。科学基金的实施一般由科学基金会发布课题指南,规定资助的研究方向和领域,不规定具体目标。科学基金资助课题的评审主要依靠科学家,课题的评审指标确定不取决于科研管理部门,而是取决于同行专家对申报课题学术价值和创新思路的评价。

国家自然科学基金会及省市自然科学基金会就是为加强基础研究和部分应用研究工作而开展的科研资助工作。

第二节 科研人才管理

一、社区卫生科研人才的培养

社区卫生服务是否符合社会经济发展要求、满足社区居民的需要,社区卫生人才队伍的素质和结构是关键。社区卫生科研工作旨在发展社区卫生人才的知识、技能和态度,通过社区卫生科研管理引导社区卫生人才积极参与社区卫生科学研究,有助于提高社区卫生人才的逻辑思维能力、观察力及发现问题、解决问题的能力。同时,医学教育是终身教育,无论哪一专业技术层级的社区卫生人才,都需要接受继续教育,社区卫生科研与社区卫生服务的密切结合既是培养社区卫生人才的重要途径,也是接受继续教育的重要形式。

二、社区卫生科研人才的整合

由于社区卫生服务工作的复杂性和特殊性,社区卫生要取得科研工作的高效率、科研成果的高水平,就必须把各个成员所具有的知识整合为较为合理的、优化的知识结构。其中包括:

1. 学科结构 需要各学科(包括临床医学、预防医学、社会学、护理学、公共事业管理学等)人才的相互配合,彼此合作。

2. 职能结构　需要从事不同性质工作的人才合理的构成比例。

3. 能级结构　需要具有不同知识水平和能力水平的社区卫生研究人员合理的构成比例。

4. 年龄结构　需要老、中、青社区卫生科研人员合适的构成比例。

第三节　科研课题(项目)管理

一、概念

科研课题是为了解决一个相对单一并且独立的科学技术问题而确定的科研题目,其特点是目标比较明确,内容相对独立,目的单一,规模较小,周期较短。

科研项目是指在既定的资源条件约束下,由若干研究课题组成的、为实现某种综合性较强的科技问题的科研目标而确立的相互联系的研究任务。其具有特定的项目负责人、明确的目标、研究周期较长和研究范围较广的特点。

科研课题与科研项目除在研究目标、研究范围和研究周期方面有区别外,在其他方面没有多少区别。

二、科研课题(项目)的申请

详见第五章。

三、科研课题(项目)的组织领导

社区卫生的科研工作应建立完善的科研管理组织机构,可以建立由社区卫生科研学术委员会和课题(项目)组构成的科研管理组织机构。

(一) 社区卫生科研学术委员会

社区卫生科研学术委员会负责社区卫生科研课题(项目)的论证、评估、预测、监督和指导工作,主要任务是拟定和评议社区卫生科研工作发展规划和年度计划;论证评审科研课题(项目)的创新性、先进性、实用性和可行性;鉴定社区卫生科研成果;指导社区卫生学术活动。

(二) 课题(项目)组

课题(项目)组实行课题(项目)主持人负责制,承担科研课题(项目)的研究和管理工作。其职责是:

1. 实施科研课题(项目)的计划管理,制定规章制度,根据课题(项目)任务专项分工,明确各成员责任,并提出工作质量要求。

2. 组织和开展课题(项目)研究。

3. 进行经费预算和分配。

4. 定期上报课题(项目)研究进度与计划实施情况。

5. 资料整理归档,总结上报研究结果材料。

6. 对课题(项目)组进行工作小结,并提出奖惩。

四、科研课题的管理程序

社区卫生科研课题的管理应遵循科学研究的基本过程。社区卫生课题的管理应由立题申报、研究实施、总结评审三部分组成,其管理程序及内容如下:

(一)立题申报阶段

科研课题立题申报管理包括预初试验、调查研究、确立研究课题、起草研究计划、基层科研单位初审、进行开题报告、通过专家论证、整理论证材料、组织申报、确定课题、签订课题研究合同。

(二)研究实施阶段

研究实施阶段包括为课题组提供保障支持、指导实践过程、了解研究方案的执行情况、发现问题并纠正偏差、阶段小结、定期上报研究进度。课题完成后,应归纳、整理原始资料,准备接受课题鉴定。

(三)总结评审阶段

总结评审管理包括课题总结、撰写研究论文、召开课题成果鉴定会、申报科研成果奖励。

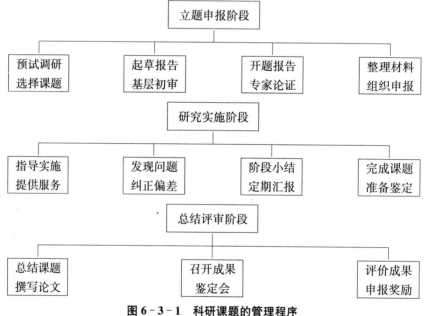

图 6-3-1 科研课题的管理程序

第四节 科研经费管理

科研经费是科研单位或个人在开展科研活动过程中所消耗的物化劳动和活劳动的货币表现,是开展科学研究的基本条件之一。科研经费的管理既是经济管理的重要内容,也是科研管理的重要组成部分。随着医疗卫生科学研究工作的规模越来越大、领域越来越广,对科研投入的增长幅度也越来越大,因此,必须遵循科研工作的发展规律和经济活动的客观规律,加强对科研经费的有效管理,提高科研经费的使用效率,最终获取科研工作最大的经济效益和社会效益。

一、科研经费的主要来源

依据我国目前科研管理体制,科研经费的主要来源有:
1. 上级拨款　主要是各级政府用于支持和资助各级地方科学研究的经费。
2. 拨款外经费来源　主要有国家各部委设立的科研基金、国家自然科学基金、国家开放实验室基金、各省市自然科学基金等专项基金。
3. 承担外单位委托研究的科研基金。
4. 科研成果转让费。
5. 银行贷款。
6. 企业或有关单位资助的科研经费。
7. 自主立项自筹经费。

二、科研经费的使用原则

(一) 政策性原则

政策性原则就是管好用好科研经费应遵循的有关政策,即从课题计划制定经费预算开始到课题结束时的经费结算的整个研究过程,必须严格执行国家和地方的财政法规,保证科研经费用于科学研究。应制止任何违反科研经费财务管理政策的行为,保证科学研究的财务活动正常进行。

(二) 计划性原则

科研工作中的任何资金活动,都必须先计划后开支,以保证合理使用经费、减少造成经济损失的机会,使科研工作顺利进行。

(三) 节约性原则

科研活动中要最大限度地节省人力、物力和财力。对仪器设备的购置及其他消耗性开支,要严格审核;对仪器设备要经常性检修保养,严格遵守操作规程;定期清点库存物资,充分利用现有资源。

(四) 监督性原则

科研经费应列入专项财务管理,专款专用。财务部门和科研管理部门应建立科研经费检查、监督机制,制定有关制度,督察课题进展和经费使用情况。

三、建立课题核算制度

科研课题核算,是科研管理部门应用价值规律进行实际经济核算的重要内容,是明确经济管理责任制,树立科研人员经济观点、促使科研经费精打细算、合理使用、节约支出的重要措施。

(一) 课题经费的预算

科研课题经费的预算包括整个课题所需投资的总预算和分年度预算、各种仪器设备费、实验材料费、现场调查费、临床观察费、随访费等。

(二) 课题经费的决算

课题经费的决算主要检查在执行科研计划过程中,科研经费的使用是否遵循批准的预算开支,课题组应根据课题收支账目逐项计算,然后填写经费决算报表。

(三)建立课题收支本,专款专用

经过批准的课题核算经费,是控制课题经费开支的基本款项,为了发挥课题组的积极作用,按课题分别建立账目,才能使课题组随时掌握科研经费使用情况,做到心中有数,以便精打细算、节约开支。

第五节 科研成果管理

科研成果是科技工作者辛勤劳动的结晶,是国家的宝贵财产,必须严格地进行管理。对科研成果的管理包括评议、鉴定、应用、推广、考核、评价、成果奖励等。

一、医药卫生科研成果的范围

医药卫生科研成果的范围包括:

1. 阐明生命现象、生存环境、疾病发生发展规律及其内在联系,在学术上具有新见解,并对科学技术发展有指导意义的科学理论成果。

2. 具有新颖性、先进性和实用价值的应用技术成果。

3. 推动决策科学化和管理现代化,对促进卫生现代化建设和国家医药卫生工作发展起重大作用的软科学成果。

二、科研成果鉴定

科研成果鉴定应根据成果的不同类型,分别采用专家评议、检测鉴定、验收鉴定等形式组织鉴定,各种鉴定形式具有同等效力。

(一)专家评议

专家评议分为专家函审和会议鉴定两种形式。

1. 专家函审 由组织鉴定单位确定函聘同行专家 7~9 人,将该项成果的有关技术函件送给所聘专家,请专家在一定时期内反馈评审意见。

2. 会议鉴定 由组织鉴定单位聘请同行专家 7~13 人,组成鉴定委员会,确定其中一位专家为主任或组长,由鉴定委员会对按规定提供的技术文件进行评审,并作出结论。

(二)检测鉴定

检测鉴定是指在法定的国家和军队的专业技术检测、计量机构,按照国家和军用标准、行业标准或有关指标对科技成果进行检验、测试和评价,并做出结论与证明。

(三)验收鉴定

验收鉴定是指由验收单位按照任务计划书(合同书)所规定的验收标准和方法进行测试、评价,并作出结论。

三、科研成果奖励

科研成果的奖励,是对科研活动、研究人员的科研能力的社会承认,是科研管理工作的一项重要任务。社区卫生管理人员要加强成果意识,鼓励社区卫生人员敢想敢干敢创新,协助科研人员搞好申请科技奖励的各项工作。

我国的科技成果奖励目前主要有:国家自然科学奖、国家发明奖、国家科技进步奖、军队科技进步奖、国家卫生部和省市科技进步奖。

四、科研成果的推广与应用

科研成果不是科学研究的最终目的，科技成果必须推广与应用，使其尽快转化为生产力，取得相应的社会和经济效益。

科研成果的推广与应用，一是指努力将本单位的成果推向社区卫生服务、医疗服务等一线，二是指引进、消化、吸收国内外已有的新成果，特别是注意要把高新技术成果引进社区卫生工作和科研。

目前，科研成果主要通过学术报告、刊物发表、出版专著、举办学习班、现场示教，或者采用有偿转让、产品展销、试生产、扩大试用等方法推广应用。

第六节 科研档案管理

科研档案是科技档案的一个组成部分，是指在科学研究活动中形成的，具有归档保存价值的文字资料、计算资料、实验数据、图纸、图表、影像资料、样品以及合同、证书、协议、批件等有关资料。

科研档案是科研活动的历史记录，是科学技术的一种储备形式，因而必须实行集中统一的管理。科研档案的管理包括科研文件的形成、积累、整理、归档及归档后的修改、补充和校对等。

（王宁　冯俊志）

思考题

1. 社区卫生科研管理包括哪几方面？
2. 科研课题管理包括哪三个阶段？

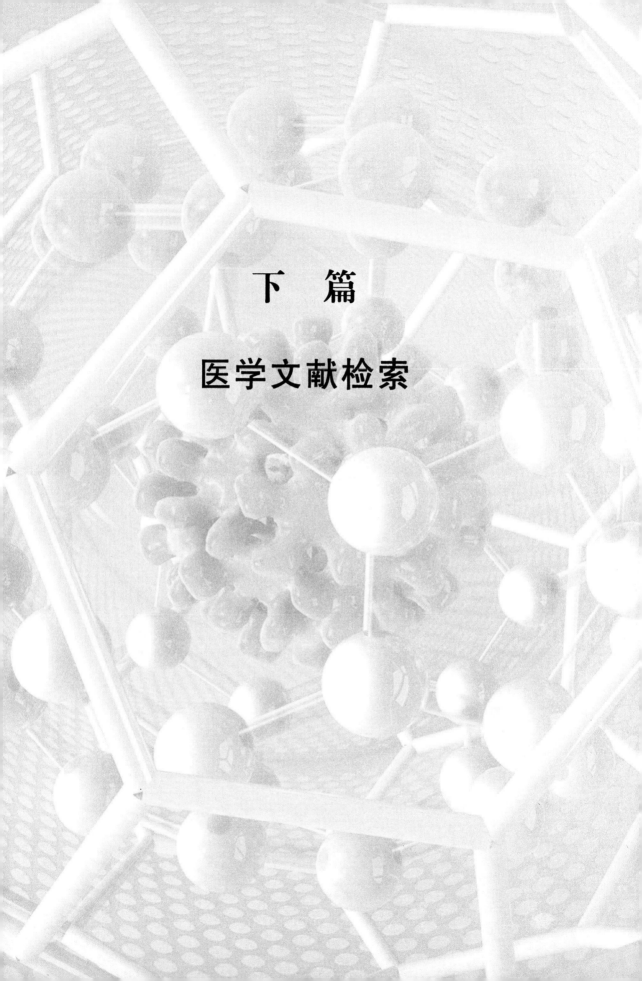

下 篇

医学文献检索

第七章 医学文献检索基础

医学文献记载着前人和当代人有关医学的大量实践经验和理论,不但有重要的历史价值,而且是医务人员及其有关工作人员时刻离不开的知识宝库,是促进知识更新、经验交流、提高医疗水平的重要手段,可开拓科研思路,了解国内外相关研究动态。

伴随着科技互相渗透,文献新陈代谢加剧,医学文献也逐年增加,向电子化、网络化、数字化多元发展。作为一名医务工作者要跟得上医学发展的脚步,需要从浩如烟海的文献中快而准地查到课题相关资料、获取新知识,掌握查找文献的基础知识和方法就显得尤为重要。

医学文献检索目的在于教会人们使用常用医药学检索工具和数据库,懂得如何获取、分析、整理和利用医学文献信息,增强自学能力和研究能力,是一门实践性很强的基本技能训练课程。

第一节 医学文献

一、文献与医学文献

文献是记录有知识的一切载体。具体地说,文献是将知识、信息用文字、符号、图像、音频等记录在一定的物质载体上的结合体。由此定义我们可以看出,文献具有三个基本属性,即文献的知识性、记录性和物质性。它具有存贮知识、传递和交流信息的功能。

医学文献是医学科学技术研究的记录,记载前人的科研成果,有事实、数据、理论、方法以及有关科研工作的假说,包括前人的研究总结、经验教训和今后值得探索的知识,反映科学技术水平,是科技工作的重要情报源。

二、医学文献的分类

医学文献根据不同的标准,可以划分出种类繁多的类型。常用的标准有:按载体形式分、按出版形式分。

(一)按载体形式分

1. 印刷型　是指以纸张为载体经印刷而成的文献形式,是一种传统的文献类型。其优点是可以直接阅读、携带方便,是目前使用最广泛的文献形式。但与现代信息载体相比,印刷型文献也存在存储信息密度低、存储空间大、人工管理成本高、不易长期保存、难以实现自动存储和自动检索的缺点。

2. 机读型　是指需要借助一定的机器设备方可阅读的文献。

(1)缩微型:是指以胶卷、胶片等感光材料为载体,通过摄影技术记录下来的文献形式。缩微型文献的优点是体积小、存储容量大、成本低廉、便于保存等。它的缺点是必须借助于特定的缩微阅读机或阅读复印机才能阅读。

（2）视听型：视听型文献又称声像资料，是指以磁带、录像带等磁性材料为载体，以声音、图像等方式记录而成的文献形式，如照片、录音带、录像带、幻灯片、视听光盘等。视听型文献具有形象直观、生动逼真、丰富多彩等特点。

（3）数字化文献：数字化文献又称电子型文献，是指以计算机硬盘、软盘、光盘等存储介质为载体，通过计算机及现代通讯方式提供信息的文献形式。根据编写语言可分为文本型文献、多媒体文献、超文本文献和流媒体文献；根据文献形式又包括光盘数据库、网络数据库、电子图书、电子期刊、电子地图等。数字化文献具有存储密度大、存取方便、传递速度快、便于检索等优点，是目前发展最快、最重要的文献类型。

（二）按出版形式分

1. 图书 图书是系统论述某一专题的较为成熟定型的总结性文献。一般包括专著、教科书、丛书、论文集和参考工具书（如字典、辞典、百科全书、年鉴、手册、图谱等）。每一种正式出版的图书都有一个国际标准书号（ISBN），它所具有的唯一性和专指性使读者可以通过某些检索系统查询到特定的图书。

2. 期刊 期刊也称杂志，是指具有固定名称、每期版式装帧基本相同、定期或不定期的连续出版物。期刊的刊期通常有周刊、旬刊、半月刊、月刊、双月刊、季刊、半年刊或年刊等，多数学术期刊在刊期的基础上将同一年内出版的期刊归纳为一卷。医学期刊内容新颖、信息量大、出版周期短，能迅速反映医学发展水平与动态，是最主要的医学信息源，也是医学检索的主要对象。我国正式出版的期刊都有一个国际标准刊号（ISSN）和国内统一刊号（CN）。

3. 会议文献 是指在国内外学术团体举行的专业会议上发表的论文或学术报告，其特点是信息传播速度快、反映研究成果新。一些新问题、新见解和最新研究成果多数是在学术会议上被首次提出，因此会议文献是反映当前科技发展水平和趋势的重要信息来源。

4. 学位论文 是指高等院校的博士或硕士研究生攻读学位而撰写的毕业论文。一般保存在学位申请人就读学校的图书馆或档案馆。

5. 政府（组织）出版物 指国家各级政府部门及其所属机构出版的文献信息资料。根据内容可分为行政性文件（如政府法令、规章制度、方针政策等）和科技文献（如科技报告、技术资料等）。

6. 专利文献 专利是指受到法律保护的技术发明。专利文献是指发明人向政府部门（专利局）递交的、说明自己创造的技术文件，同时也是实现发明所有权的法律性文件，包括专利说明书、专利公报、商标等。专利文献内容具体、可靠，所介绍的技术具有新颖性、创造性和实用性，是一种可靠的信息源。

7. 标准文献 是指对产品、工程质量、规格及检验方法等所作的技术规定，由标准及其他具有标准性质的规定所组成的一种特定形式的文献体系，具有一定的法律效力。可分为国际标准、区域标准、国家标准、部门标准、企业标准等。

8. 科技报告 是指科技人员从事某一专题研究所取得的成果和进展的实际记录。具有快速反映新技术、新学科，内容比较专深、新颖，数据可靠，保密性较强的特点。有相当一部分科技报告不公开发行。

9. 技术档案 是指在生产建设中以及科研部门在技术活动中形成的具体工程对象的技术文件、图样、图表、照片、原始记录等，包括任务书、审批文件、研究计划、技术指标、技术措施、调查材料、工艺记录等。具有明显的保密性和内部控制使用的特点。

10. 产品说明书　是指对一种产品的性能、规格、构造、用途及其使用方法等所作的说明。

11. 报纸　报纸是一种出版周期短、发行量最大的出版物。报纸的信息具有极强的时效性，且信息量大，这也造成了报纸查找的不便。

三、医学文献的分级

医学文献按所含知识的加工层次，即其内容性质及结构有无变化，可分为不同级别：

1. 零次文献　是指记录在载体上未经加工的原始信息，如实验数据、原始调查、观察记录等。具有零散性、客观性、不成熟性等特点。

2. 一次文献　即原始文献，是指作者根据自己的工作经历和研究成果完成的原始创作。其内容具体、详尽、系统，如专著、期刊论文、学位论文、研究报告、会议论文、专利说明书等。具有先进性和创新性等特点。

3. 二次文献　是指人们通过对一次文献的外部特征和内容特征进行分析、整理、提炼和加工，再按一定顺序编排而成的文献检索工具，如题录、目录、索引、文摘等。具有浓缩性、系统性、检索性等特点。医学文献检索主要就是通过这种专业文献检索工具进行的。

4. 三次文献　是指人们利用二次文献（即检索工具），对收集到的与某一专题内容相关的一次文献，经过系统阅读、分析、研究、整理并浓缩提炼而成的综述性文献，如年鉴、进展、述评、综述等。具有综合性强、参考价值大等特点，是迅速了解某一专题当前研究水平和动态的便捷途径。

第二节　医学文献检索

医学文献检索是指对医学文献特征进行分析、整理、提炼和加工，再按一定方式编排存储在一定物质载体上，并利用相同的方法从中找出符合用户需求的特定文献的全过程，包括文献存储和检索两个方面。存储是检索的基础，检索是存储的目的，二者有机结合，构成一个完整的检索系统。在现代信息技术条件下，医学文献检索从本质上讲，是指人们从任何信息系统中高效、准确地查找到自己所需的有用的医学信息，而不管它以何种形式出现，或借助于何种媒体，这也是狭义的医学文献检索。

一、检索系统

医学文献检索系统是指利用一定的检索设备从经过加工并存储在某种载体上的医学文献集合中查找所需文献或信息的系统。它是一个拥有选择、整理、加工、存储、检索文献信息的设备与方法，并能够向用户提供文献信息服务的多功能开放系统。通常由以下要素构成：

1. 文献信息资源　文献信息资源是系统存储与检索的对象。可以是不同类型的文献，如题录、索引、文摘或全文；或文字、图形、图像、数值数据、语音信息等。

2. 设备　设备是指实现文献信息存储与检索活动的一切设备。如手工检索的卡片、印刷型检索工具、计算机、交换机、服务器、通讯网络、软件等。

3. 方法与策略　包括检索语言、标引方法、文献信息的组织与管理方法、文献信息的检索策略与技巧等。

4. 人　人是检索系统的能动因素。

二、检索工具

检索系统最终是以检索工具的形式表现出来的。检索工具是指搜集、报道、存储和查找文献线索的工具,属于二次文献,是检索系统的核心和具体体现。具有存储和检索两个基本职能:一是将文献的外部特征和内容特征加以标记,并有序地组织起来;二是提供必要的检索途径,使用户便捷、准确地查找到所需的文献线索。

常见的检索工具有以下几种类型:

(一) 按检索方法划分

1. 手工检索工具　由印刷型检索工具构成。如各种索引、题录、文摘等。

2. 计算机检索工具　由电子计算机检索系统构成。具有密度高、容量大、查找速度快、不受时空限制的优点。如各种光盘数据库检索系统、国际联机检索系统等。

3. 网络信息检索工具　指在 Internet 上提供信息检索服务的计算机检索系统,其检索的对象是存在于 Internet 信息空间中各种类型的网络信息资源。如网络搜索引擎。

(二) 按加工程度划分

1. 目录式检索工具　目录是对出版物按其外部特征著录而成的,以书或刊作为目录的基本单位,对内容特征揭示少。著录项目包括书名、刊名、著者、出版项(出版者、出版地、出版年、版次和页数、开本、定价)等。

2. 题录式检索工具　只著录文献的外部特征,以一个内容上独立的文章作基本著录单位,包括文献篇名、著者、刊名、年、卷、期、页码、语种等,时差短但报道快、全,出版迅速。

3. 索引式检索工具　将文献的内外特征按照一定的描述语言构成索引的标识,索引与目录、题录不同,除报道文献外部特征外,还报道内容特征。索引收录文献较全,报道量大,检索性能好,有较高的质量。

4. 文摘式检索工具　是以提供文献内容梗概为目的,不加评论和补充解释,简明、确切地记述文献重要内容的短文。汇集大量文献的文摘,并配上相应的文献题录,按一定的方法编排而成的检索工具,称为文摘式检索工具。读者通过文摘可以判断某篇文献是否为所需内容,节省阅读全文的时间。

5. 全文式检索工具　是利用计算机技术将原始文献进行组织、标引和存储,形成可检索的全文数据库。如重庆维普公司的《中文科技期刊全文数据库》、清华同方公司的《中国学术期刊数据库》、Ovid 公司的《Ovid 全文数据库》等。

三、检索语言

文献检索语言是根据文献检索的需要而创建的一种人工语言,实际上是检索系统中的各种标记系统,是文献存贮和检索所遵循的一种规范,可以用来描述文献的外部特征或内容特征,以便将文献整理、加工、存贮于检索系统之中;同时也可以表达文献检索提问的内容,将一定的文献从检索系统中检索出来。

检索语言是标引人员和检索者之间进行交流的媒介,也是人与检索系统之间交流的桥梁。

（一）表达文献外部特征的检索语言

描述文献外部特征的检索语言可简要概述为：

题名——题名索引
著者——著者索引、团体著者索引
文献编号 { 报告号索引
　　　　　　合同号索引
　　　　　　存取号索引
其他——人名索引、引用文献目录等

（二）表达文献内容特征的检索语言

表达文献内容特征的检索语言主要是指所论述的主题、观点、见解和结论等。内容特征检索语言可分为分类检索语言、主题检索语言和代码检索语言三大类型。

描述文献内容特征的检索语言可简要概述为：

体系分类语言——分类索引
叙词语言 } 主题索引
关键词语言
其他——分子式、结构式索引、专利号索引等

1. 分类语言　分类语言是指以数字、字母或字母与数字结合作为基本字符，采用字符直接连接并以圆点（或其他符号）作为分隔符的书写方法，以基本类目作为基本词汇，以类目的从属关系来表达复杂概念的一类检索语言。

分类法通常是以学科体系分类为基础，将文献根据其所属的学科内容分门别类地系统化组织的一种方法。它能体现学科的系统性，揭示知识的派生、隶属与平行关系，便于检索者从学科或专业途径查找文献，并可根据需要扩大或缩小检索范围。

国内外著名的分类法有《国际十进分类法》（UDC）、《美国国会图书馆图书分类法》（LC）、《国际专利分类表》（IPC）、《杜威十进分类法》（DDC）、《中国图书馆分类法》和《中国图书资料分类法》等。

《中国图书馆分类法》（简称《中图法》）是目前我国最常用的分类语言。1975 年出版第一版，1999 年出版第四版。《中图法》以各门学科的特点和规律为基础，按照知识门类的逻辑次序，将学科划分为 5 个基本部类、22 个基本大类。

《中图法》采用汉语拼音字母和阿拉伯数字组成的混合制号码作类目标识，用一个字母标记一个基本大类，在字母后用数字表示大类的下位类划分。每一个分类号代表特定的知识概念。号码的位数一般能反映相应类目的分类等级。它既可以用于书刊排架，又可以用于组织检索工具。

《中图法》的 5 个部类为：马克思主义、列宁主义、毛泽东思想；哲学；社会科学；自然科学；综合性图书。

中图法 22 个大类见表 7－2－1，医药、卫生类下分 17 个二级类目，见表 7－2－2。

表 7-2-1 《中国图书馆分类法》基本大类

A 马克思主义、列宁主义、毛泽东思想	N 自然科学总论
B 哲学	O 数理科学和化学
C 社会科学总论	P 天文学、地球科学
D 政治、法律	Q 生物科学
E 军事	R 医药、卫生
F 经济	S 农业科学
G 文化、科学、教育、体育	T 工业技术
H 语言、文字	U 交通运输
I 文学	V 航空、航天
J 艺术	X 环境科学
K 历史、地理	Z 综合性图书

表 7-2-2 "R 医药、卫生"二级类目

分类号	类目	分类号	类目
R1	预防医学、卫生学	R74	神经病学与精神病学
R2	中国医学	R75	皮肤病学与性病学
R3	基础医学	R76	耳鼻咽喉科学
R4	临床医学	R77	眼科学
R5	内科学	R78	口腔科学
R6	外科学	R79	外国民族医学
R71	妇产科学	R8	特种医学
R72	儿科学	R9	药学
R73	肿瘤学		

2. 主题语言 主题语言是指以自然语言的字符为字符,以名词术语为基本词汇,用一组名词术语作为检索标识的一类检索语言。主题语言是表达文献主题内容的词语标记系统,目前医学文献检索系统应用较多的主题语言是关键词和主题词。

(1) 关键词 关键词是指出现在文献标题、文摘、正文中,对表征文献主题内容具有实质意义的语词,是揭示和描述文献主题内容的关键性语词。关键词法主要用于计算机信息加工抽词编制索引,因而称这种索引为关键词索引。

(2) 主题词 主题词又称叙词,是指以概念为基础、经过规范化和优选处理的、具有组配功能并能显示词间语义关系的动态性的词或词组。选用的叙词具有概念性、描述性、组配性。经过规范化处理后,还具有语义的关联性、动态性、直观性。叙词法综合了多种信息检索语言的原理和方法,具有多种优越性,适用于计算机和手工检索系统,是目前国内外情报界广泛采用的一种人工标引和检索的主题语言,也是最完美的主题语言。

不同学科具有不同的主题词表,目前医学文献常用的主题词表为美国国立医学图书馆的《医学主题词表》(MeSH),许多著名的数据库(如 MEDLINE、中国生物医学文献数据库)、医学专业搜索引擎(如 CliniWeb)以及医学杂志的论文标引均采用 MeSH 规范。

(3) 主题词与关键词的主要区别 主题词经过了规范化处理,是规范化的检索语言,它

对文献中出现的同义词、近义词、多义词以及同一概念的不同书写形式等进行严格的控制和规范,使每个主题词都含义明确,以便准确检索,防止误检、漏检。如:白介素 2、白细胞介素 2、IL2、IL-2 等表达的是同一概念的不同书写形式,其规范为"白细胞介素 2"。主题词表是对主题词进行规范化处理的依据,也是文献处理者和检索者共同参照的依据。

关键词属于自然语言的范畴,未经规范化处理,也不受主题词表的控制。如:对于"白细胞介素 2"这一概念可有白介素 2、白细胞介素 2、IL2、IL-2 等不同形式来表达。

因此,为了达到较高的查准率和查全率,如果检索工具提供了主题词这一检索途径,就应该选择主题词,而不应该选择关键词。

四、检索途径

原始文献通过检索语言进行标记,并建立严格有序的排检序列,为检索者提供多种检索途径查找所需文献。常见的检索途径主要有以下几种:

(一)按文献外部特征的检索途径

是指根据文献外部特征进行检索的途径,包括题名途径、著者途径和序号途径。

1. 题名途径　是以图书、期刊名称或文章篇名作为检索标识,通过书名目录、刊名目录或篇名索引查找文献的检索途径。

2. 著者途径　是以著者姓名、学术团体及机构名称作为检索标识,通过著者索引查找文献的检索途径。著者索引是按照著者姓名字顺排列的,但由于世界各国的文种繁多,风俗各异,对姓名的写法也不一样,因此在使用著者途径检索文献时应遵循著者索引的编制规则。

3. 序号途径　是指利用文献的各种序号作为检索标识,如专利号、标准号、报告号、化学物质登记号、国际标准书号、国际标准刊号等查找文献的检索途径。

(二)文献内容特征的检索途径

是指根据文献内容特征进行检索的途径,包括分类途径、主题途径及其他途径。

1. 分类途径　是按照文献信息的主题内容所属学科分类体系的类目、分类号及分类索引查找文献的检索途径。分类途径便于从学科体系的角度获得较系统的文献线索,具有族性检索的功能。

2. 主题途径　是根据文献内容的主题特征,利用各类主题索引查找文献的检索途径,如主题词索引、关键词索引。主题途径直观、专指、方便,能够满足复杂概念的课题或交叉边缘学科的文献检索需求,具有特性检索的功能。

3. 其他途径　除上述检索途径外,有些检索工具根据学科的性质和特点,提供其他检索途径。如美国《化学文摘》中的分子式索引、美国《生物学文摘》中的属类索引等。

五、检索方法

文献检索方法多种多样,检索者可根据不同的检索目的和要求,选择不同的检索方法。常见的检索方法有以下几种:

(一)工具法

是指利用检索工具查找文献的方法,是文献检索最常用的方法,并可细分为以下 3 种:

1. 顺查法　是自检索课题的起始年代,按时间顺序由远到近的查找方法。该方法费时、费力,但检全率和检准率较高。

2. **倒查法** 是指逆时间顺序,由近及远的查找方法。可以体现课题的新颖性。

3. **抽查法** 是指抽出学科发展迅速、发表文献较多的一段时间,进行逐年检索的方法。该方法省时、省力,检索效率较高。

(二)追溯法

又称引文法,是直接利用原始文献末尾所附的"参考文献"作为线索查找文献的方法。该方法不需要利用检索工具,准确性好,但获得的文献不够新颖、全面。

(三)分段法

又称循环法、交替法,是指分期或分段地交替使用工具法和追溯法进行检索的方法。首先利用检索工具查出一批相关文献,通过筛选,选择与所检内容针对性较强的文献,再按其后所附的参考文献进行追溯查找。该方法检出率较高,效果较好。

(四)浏览法

是指直接浏览与课题内容相关的最新核心期刊,获取所需信息的方法。该方法可以弥补因检索工具编制的时差所造成的漏检。

六、检索步骤

文献检索就是根据课题需求,利用检索工具,按照一定的步骤查找文献的过程。一般可分为下列步骤:

(一)分析检索课题

在开始检索之前,必须对检索课题的内容进行详细、深入的分析,明确课题所涉及的学科和专业领域,掌握并核实研究内容的专业术语,包括概念的内涵和外延,术语的同义词和近义词等,并正确理解课题的检索要求。

(二)选择检索工具,确定检索方法

不同的检索工具收录范围和编制特点均不相同,应根据检索课题的需要正确选择适当的检索工具和检索方法,必要时应联合查找多个检索工具和采用多种检索方法。

(三)选择检索途径,确定检索词

根据所选检索工具提供的检索途径和课题内容的具体要求确定相应的检索途径,必要时采用多种检索途径。

(四)选择检索词,制定检索策略

针对检索课题的内容和检索工具的要求,正确选择检索词,明确词与词之间的逻辑关系,制定检索策略。

检索策略是在检索过程中所采用的措施和方法,包括分析检索课题的实质需求、选择合适的数据库、确定检索途径和检索标识、建立检索提问表达式并准备多种检索方案和步骤,具体表述为检索式,它表达检索词之间的逻辑关系或位置关系等。检索策略是为实现检索目标而制定的全盘计划和方案,直接关系到文献检索的效果。

(五)优化检索策略,查找文献线索

检索后通过查看文献检索结果数量的多少或相关程度的高低,可以评价检索策略的好坏。通常情况下,需要多次修改并优化检索策略,直到检索结果满意为止。

（六）索取原始文献

利用检索到的文献线索，通过馆藏目录和联合目录、文献出版发行机构、全文数据库或网络等途径获取原始文献。

七、检索效果

检索效果是指利用检索系统（或工具）开展检索服务时所产生的有效结果。检索效果如何，直接反映检索系统的性能，影响系统在信息市场上的竞争能力和用户的利益。检索效果包括技术效果和社会经济效果两个方面。技术效果主要是指系统的性能和服务质量，系统在满足用户的信息需要时所达到的程度。社会经济效果是指系统如何经济有效地满足用户需要。技术效果评价又称为性能评价。社会经济效果评价则属于效益评价，而且要与费用成本联系起来，比较复杂。克兰弗登在分析用户基本需求的基础上，提出了六项评价系统性能的指标，即收录范围、查全率、查准率、响应时间、用户负担和输出形式。其中，查全率和查准率是两个最主要也是最常用的指标。

1. 查全率　是指系统在进行某一检索时，检出的相关文献量与系统文献库中相关文献总量的比率，它反映该系统文献库中实有的相关文献量在多大程度上被检索出来。

$$查全率 = [检出相关文献量 / 文献库内相关文献总量] \times 100\%$$

例如，要利用某个检索系统查某课题。假设在该系统文献库中共有相关文献为40篇，而只检索出来30篇，那么查全率就等于75%。

2. 查准率　是指系统在进行某一检索时，检出的相关文献量与检出文献总量的比率，它反映每次从该系统文献库中实际检出的全部文献中有多少是相关的。

$$查准率 = [检出相关文献量 / 检出文献总量] \times 100\%$$

如果检出的文献总篇数为50篇，经审查确定其中与项目相关的只有40篇，另外10篇与该课题无关。那么，这次检索的查准率就等于80%。

查全率和查准率之间存在互逆关系。如果检索时所用检索语言的泛指性强，检出的文献多，那么查全率将会提高，但误检率也同时增大，因而查准率降低。如果检索时所用检索语言的专指性强，查准的文献多，则查准率高，但漏检率也同时增大，因而查全率降低。所以，欲达到较好的检索效果必须二者兼顾，不能单纯追求其中某一个评价指标。实践证明，在检索过程中查全率在60%~79%，查准率在40%~50%，检索效果较佳。

第三节　计算机检索

计算机检索就是在人和计算机的共同作用下完成的文献信息的存取操作。它是指信息用户借助于特定的计算机系统，通过科学合理的手段和途径，从存储的大量数据信息中获取自己所需特定信息的过程。

一、计算机检索的发展

计算机信息检索的发展过程是与计算机技术及其他现代科学技术的发展过程紧密相关的。计算机用于信息检索始于20世纪50年代初，在50多年的发展历史中，计算机信息检索大体经历了四个发展阶段。

1. 脱机检索阶段　此阶段是从20世纪50年代中期到60年代中期。这一阶段主要以脱机检索的方式开展检索服务,其特点是不对一个检索提问立即作出回答,而是集中大批提问后进行处理,且进行处理的时间较长,人机不能对话,因此检索效率往往不够理想。但是脱机检索中的定题服务对于科技人员却非常有用,定题服务能根据用户的要求,先把用户的提问登记入档,存入计算机中形成一个提问档,每当新的数据进入数据库时,就对这批数据进行处理,将符合用户提问的最新文献提交给用户,可使用户随时了解课题的进展情况。

2. 联机检索阶段　此阶段是从60年代中期到70年代初。由于计算机分时技术的发展,通信技术的改进,以及计算机网络的初步形成和检索软件包的建立,用户可以通过检索终端设备与检索系统中心计算机进行人机对话,从而实现对远距离之外的数据库进行检索的目的,即实现了联机信息检索。这个时期随着计算机处理功能的加强,数据存储容量的扩大和磁盘机的应用,为建立大型的文献数据库创造了条件。例如美国的DIALOG系统(DIALOG对话系统)、MEDLARS系统等都是在此时期开始研制并逐步发展起来的,并且均在国内或组织范围内得到实际应用。可以说,联机检索是科技信息工作、计算机、通讯技术三结合的产物,标志着70年代计算机检索的水平。该方法可以及时调整检索策略,实时获得检索结果,但费用高。

3. 光盘检索阶段　进入20世纪80年代以后,出现光盘检索系统。它是将联机检索数据库刻录在密度高、容量大的光盘上。这不但免去了高昂的通信费用,而且安装简单、使用方便,一个光盘网络系统可支持255个用户和多达240个光盘。目前多数医学数据库都有相应的光盘版。

4. 网络化联机检索阶段　国际互联网出现以后,在20世纪90年代得到迅速普及,全球已经进入网络化时代。信息用户可借助国际互联网络直接与检索系统联机,从而实现不受地域限制的国际联机信息检索。尤其是世界各大检索系统纷纷进入各种通信网络,每个系统的计算机成为网络上的节点,每个节点联接多个检索终端,各节点之间以通信线路彼此相连,网络上的任何一个终端都可联机检索所有数据库的数据。这种联机信息系统网络的实现,使人们可以在很短的时间内查遍世界各国的信息资料,使信息资源共享成为可能。

二、计算机检索的优点

计算机检索与传统的手工检索相比,有着无可比拟的优点:

1. 检索速度快,效率高　计算机的高速运行能力,将以往手工检索课题所需几天甚至十几天的时间缩短至几分钟或几十分钟,大大提高了检索效率。

2. 检索途径多　计算机检索除了提供传统检索工具所具有的主题、分类、著者途径外,还可提供刊名、篇名、著者单位及全文等多种检索途径。

3. 检索方法灵活多样　计算机检索系统可以提供逻辑运算、截词、字段限制等多种检索方法,用户通过各种方法的灵活组合应用,就能更迅速、更准确地查找文献。

4. 容量大、内容更新快　传统的检索工具由于排版印刷等原因,更新速度慢,时差长,而一般的计算机文献数据库仅需几个小时就可更新完毕,而且由于存储容量大,可以同时检索多个数据库中时间长达几十年的文献。

5. 快速准确地获得检索结果　计算机检索完毕后,其检索结果可以通过打印、磁盘拷贝、电子邮件等多种方式提供给用户,较手工抄录快速、准确。

三、计算机检索系统的构成

计算机检索系统由计算机硬件、软件、数据库构成。

(一) 计算机硬件

计算机硬件是系统采用的各种硬设备的总称,主要包括具有一定性能的主计算机、外围设备、数据处理设备以及数据传送有关的通讯设备及其他设备等。

(二) 软件

软件由系统维护软件与检索软件构成。系统维护软件,如数据库管理程序、词表管理程序等,其作用是保障检索系统的高效运转。检索软件是用户与系统的界面,用户通过检索软件进行检索,检索软件功能的强弱直接影响着检索效果。检索软件可以分为指令式、菜单式和智能接口等。

(三) 数据库

数据库是以特定的组织方式将相互关联的数据集合、存储的总汇。它将各种数据中的信息单元经过有序处理、组织,可以按通常的方法进行维护和检索,是可以共享的某些具有共同存取方式和一定组织方式的相关数据的集合。构成数据库的三个要素是相关数据、共同存取方式和一定组织方式、共享。

1. 数据库的类型

(1) 文献型数据库:也称书目数据库,存储的内容为各种文献信息,如题录、文摘、索引等。每一条记录所描述的就是一篇文献。书目数据库是计算机文献检索最常用的数据库类型。

(2) 数值型数据库:存储的内容主要包含的是数字数据,有的也包含用来定义数字所必需的少量文字。如化学物质毒性数据库、人口统计数据库、化学结构图数据库等。

(3) 事实数据库或词典数据库:存储的内容是描述人物、机构、事物的事实性信息,如名人录、机构指南、产品目录等。

(4) 全文数据库:存储的内容是文献全文,通过检索可以直接获得原始文献。

2. 数据库的结构　数据库的基本结构包括记录、字段和文档。一个数据库是由一个或多个文档构成的集合,每个文档由若干记录组成,每条记录由若干字段构成。

(1) 记录:记录是构成数据库的信息单元,每条记录都描述了一个原始信息的外表和内容特征。文献型数据库中的一条记录通常是一篇文献的描述,包括题录、文摘、主题词等。

(2) 字段:一条记录通常由一些数据项组成,这些组成记录的数据项就是字段。如一篇期刊论文的书目记录主要包括篇名、作者、作者单位、来源、文摘、主题词等字段。每一个字段通常由两个字母所组成的代码表示,如 TI(Title)、AU(Author)等。

(3) 文档:文档是数据库中一部分记录的集合。许多大型数据库往往包含有数以万计的记录,为便利用户检索,常划分为若干文档。如 MEDLINE 数据库根据年代被分为现期文档和回溯文档。

从数据库内部结构来看,文档是指数据库内容组成的基本形式,是由若干个逻辑记录构成的信息集合。一般来说,一个数据库至少要包括一个顺序文档和至少一个倒排文档。

四、计算机检索类型

（一）根据检索的内容划分

1. 数据检索　检索结果主要为数据。
2. 事实检索　检索结果为事实（新闻）。
3. 文献检索　检索结果为文献信息（期刊论文信息）。

（二）根据检索文献出版的时间划分

1. 定题服务检索　定期提供最新文献，是目前信息服务提倡的一种文献服务方式。
2. 回溯性检索　根据用户提问提供某一时间段的文献的检索方法，是目前最常用的检索方法。

五、计算机检索方式

1. 单机检索　指一人一机交互作用完成的检索。
2. 联机检索　指用户利用检索终端，通过通信网络接通中心检索系统，由中心检索系统根据用户构造的检索策略查出用户所需特定信息的过程。
3. 网络检索　借助于开放式的网络系统完成的信息查询操作。网络检索本身包含了两重含义：

（1）利用网络通道完成联机检索：是利用网络这一通道检索网上的专业性数据库和联机检索服务系统，必须遵守传统的计算机联机检索的基本规则，其实质仍属于联机检索的范畴。

（2）网络搜索：主要指基于搜索引擎的网络信息检索。搜索引擎在网上所起的作用就像我们平常查阅科技文献时所用到的 EI 和 SCI。

六、计算机检索技术

常用检索方法包括：布尔逻辑检索、字段检索、位置算符检索、加权检索、截词检索。

（一）布尔逻辑检索

布尔检索是各类检索工具提供的一种最基本的检索方式。通过对检索词的逻辑组配构造检索式。通常用户在检索时需要使用不同的布尔逻辑运算符号把检索词与检索词连接起来，以较为准确地表达检索要求。

常见的布尔逻辑算符主要有三种：逻辑与 AND（﹡）；逻辑或 OR（＋）；逻辑非 NOT（－）。

1. 逻辑与 AND（﹡）　表示它连接的两个检索词必须同时出现在结果中才满足检索条件。检索式可写成：A AND B 或 A﹡B。检索时，数据库中同时含有检索词 A 和检索词 B 的文献命中。逻辑与能增强检索的专指性，可以缩小检索范围。

2. 逻辑或 OR（＋）　表示它连接的两个检索词只要有其中任何一个出现在结构中就满足检索条件。检索式可写成：A OR B 或 A＋B。检索时，数据库中凡含有检索词 A 或检索词 B 或同时含有 A 和 B 的文献均命中。逻辑或能增强检索的泛指性，可以扩大检索范围。

3. 逻辑非 NOT（－）或者"AND NOT"　表示它连接的两个检索词应该包含第一个检索词而不包含第二个检索词才满足检索条件。检索式可写成：A NOT B 或 A－B。检索时,数据库中凡含有检索词 A 而不含检索词 B 的文献命中。逻辑非用于排除不希望出现的检索词,可以缩小检索范围,增强检索的准确性。

上述几种布尔逻辑运算可以用图 7-3-1 表述(图中阴影部分代表命中)。

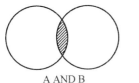
A AND B
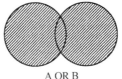
A OR B
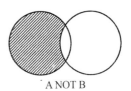
A NOT B

图 7-3-1 布尔逻辑运算示意图

检索中逻辑算符使用是最频繁的,对逻辑算符使用的技巧决定检索结果的满意程度。用布尔逻辑表达检索要求,除要掌握检索课题的相关因素外,还应在布尔算符对检索结果的影响方面引起注意。另外,对同一个布尔逻辑提问式来说,不同的运算次序会有不同的检索结果。逻辑运算符的优先级顺序依次为:()＞NOT＞AND＞OR,其中"()"为优先符号,即括号内先运算。

(二) 字段限制检索

对检索词所在的字段位置加以限定,以缩小检索范围。只有在指定的字段中出现与检索词相同的记录才被检索出来。通常使用"IN"、"＝"等限制符。检索表达式一般为:

"提问" in 字段:高血压 in TI,要求检出题目中含有"高血压"的文献;

字段="提问":PY ＝ 1999,要求检出 1999 年出版的文献。

(三) 位置算符检索

位置检索是通过对各个检索词在检索结果中出现的相对位置进行限定的一种检索方法。按照对各检索词之间应该满足的位置关系要求的不同,可以有多种不同类型的位置检索,其中以邻近检索最为多见。邻近检索用邻近运算符(或称"位置算符")连接两个检索词。如 MEDLINE 数据库中常见有"near"和"with"两种。

1. near 表示检索词存在于同一句子中,词序可以颠倒。near 后加正整数表示检索词之间最多可插入几个词。如 A near2 B 表示 A 与 B 之间最多可插入 2 个单词,且词序可变。

2. with 表示检索词存在于同一字段,如篇名、摘要等,词序可颠倒,检索词之间的位置要求比 near 宽。

(四) 截词检索

截词检索就是用截断的词的一个局部进行的检索,并认为凡满足这个词局部中的所有字符(串)的文献,都为命中的文献。按截断的位置来分,截词可有后截断、前截断、中截断三种类型。

不同的系统所用的截词符也不同,常用的有?、$、* 等。分为有限截词(即一个截词符只代表一个字符)和无限截词(一个截词符可代表多个字符)。下面以无限截词举例说明:

1. 后截断 前方一致。如:comput? 表示 computer,computers,computing 等。
2. 前截断 后方一致。如:? computer 表示 minicomputer,microcomputer 等。
3. 中截断 中间一致。如? comput? 表示 minicomputer,microcomputers 等。

截词检索也是一种常用的检索技术,是防止漏检的有效工具,尤其在西文检索中,更是广泛应用。截断技术可以作为扩大检索范围的手段,具有方便用户、增强检索效果的特点,但一定要合理使用,否则会造成误检。

在实际检索过程中,我们可以根据检索课题的具体情况,综合运用上述多种检索算符,灵活构造较为复杂的检索提问式,精确地表达实际的检索需求,以满足特定的检索目的,取得良好的检索效果。

(张红萍　范群)

思考题

1. 简述医学文献的分类和分级。
2. 描述文献内容特征的检索语言有哪几种?
3. 数据库的基本结构是什么?
4. 计算机检索技术有哪几种?
5. 简述布尔逻辑运算规则。

第八章 国内医学文献检索

第一节 国内医学文献检索概述

文献检索系统按检索方法主要分为手工检索和计算机检索两种。从检索原理来讲,手检与机检并无差别:检索之前分析相关主题、选用检索工具、制定检索策略、选择检索途径和检索方法,而后进行检索操作。究其检索工具,手工检索为"人书对话",计算机检索则为"人机对话"。计算机检索具有检索速度快、检索途径多、更新快等优势。随着计算机和信息技术的发展,传统的手工检索逐渐被计算机检索取代,但熟练掌握手工检索各项编制规则,可以提高机检的查全率和查准率,降低误检率。

一、手工医学文献检索刊物

根据著录内容的不同,国内常用的手工医学文献检索刊物分为题录式、文摘式两种。题录式检索刊物主要有《中文科技资料目录》(医药卫生)、《国外科技资料目录》(医药卫生)、《全国报刊索引》等。文摘式检索刊物主要有《中国医学文摘》、《中国药学文摘》等。

(一)《中文科技资料目录》(医药卫生)

由中国医学科学院医学信息研究所编辑、出版和发行,是大型题录式科技文献检索刊物《中文科技资料目录》(简称《中目》)的其中一个分册,为检索医学及与医学有关的期刊、汇编、学术会议资料等的重要刊物,是目前了解国内医学信息的首选必查检索工具。创刊于1963年4月,收录国内医学及相关学科的期刊1 000多种,年文献报道量达5万多条。采用学科分类为主、主题索引为辅的编排方法,由编辑说明、分类目次、正文(题录)、本期学科分类类名索引、主题索引和附表组成。可通过分类途径、主题途径查找所需文献。2007年5月更名为《中国现代医生》。

(二)《中文科技资料目录》(中草药)

由天津药物研究院和中国药学会共同主办,也为《中目》系列的分册之一,是报道中草药文献最全的检索刊物,是从事中草药科研、生产、检验、教学、市场营销、信息服务等部门必备的检索工具。创刊于1977年,收录期刊1 300种,以医药学为主,注重相关交叉学科、新兴学科的研究文献,兼收化学、生物学、农林科学、综合自然科学的期刊;以期刊为主,兼收药学会议资料。以题录形式报道文献,主题索引采用"检索词+说明词+目录顺序号"著录格式。2009年7月更名为《药物评价研究》。

(三)《国外科技资料目录》(医药卫生)

由中国医学科学院医学信息研究所编辑出版。《国外科技资料目录》(简称《外目》)是我国出版的检索国外科技信息的题录式系列刊物,按照学科分为39个分册,医药卫生为其中之一。可查阅国外期刊、专题论文、会议录、研究报告等资料,为我国医疗科研人员查找国外医学文献提供了方便。1959年创刊,收录了英、法、德、俄、日等500余种期刊,包括WHO

推荐的核心刊物200种,WHO出版物10种,美国《医学索引》未收录的期刊以及少量特种文献。《外目》(医药卫生)的编排结构与《中目》(医药卫生)相同。各期内容包括编辑说明、分类目次、学科分类、主题首字母字顺目次表、主题索引。检索途径与方法也与《中目》(医药卫生)相同。

(四)《全国报刊索引》

由上海图书馆编辑出版,是我国目前最完备、最重要的综合性题录式检索刊物,也是查找建国以来报刊论文资料最重要的检索工具。1955年创刊,1973年改现名,分为自然科学技术版和哲学社会科学版,汇编中央和各省市自治区出版的报纸和期刊所登载的文章目录。除收录医学报刊外,还收录了与医学相关的边缘学科报刊,收录量和涉及的学科范围均多于其他中文医学检索工具。按照《中图分类法》编排,编排体例上由分类目录、正文部分、引用报刊一览表、作者索引、题中人名索引五部分组成。1994年开始建立《中文社科报刊篇名全文数据库》,可检索1993年以后的报刊论文出处,提供关键词、分类号、责任者、题名等检索点。

(五)《中国医学文摘》

它是卫生部医学情报管理委员会主管的医学系列文摘刊物,分为基础医学、中医、内科学等18个分册,由不同医疗单位分别编辑出版。其专科性较强,可弥补《中目》1994年之前的文献无文摘的不足。收录国内医药刊物180余种,以文摘、简介、题录的形式全面报道国内公开发行的医药卫生期刊、医药院校学报、科研单位编辑出版的定期刊物,以论著、病例报告、科研成果、先进技术等文献为摘录重点。按《中图分类法》编排,由出版说明、目次、正文部分、主题索引、著者索引和附表组成,年终编写"医学主题词索引"和"作者索引"。使用该文摘检索文献,首先要确定文献的学科范围,选择相应的分册,再按照分类途径、主题途径、著者途径进行检索。

随着社会的发展,该系列杂志部分刊物作如下调整:《中国医学文摘:内科学》变更为《内科》,《中国医学文摘:外科学》变更为《中国肿瘤外科杂志》,《中国医学文摘:护理学》变更为《中国临床护理》,《中国医学文摘:检验与临床》变更为《现代泌尿生殖肿瘤杂志》,《中国医学文摘:儿科学》变更为《中国中西医结合儿科学》,《中国医学文摘:计划生育妇产科学》变更为《中国计划生育和妇产科》,《中国医学文摘:老年医学》变更为《中国临床新医学》,《中国医学文摘:肿瘤学》变更为《中国癌症防治杂志》,《中国医学文摘:放射诊断》变更为《中西医结合研究》,以新的面貌反映医药卫生领域基础和临床研究的新发展。

(六)《中国药学文摘》

由国家医药管理局科学技术情报研究所出版发行,是检索中文药学文献的重要检索工具。创刊于1982年,收录了国内公开发行的700余种期刊中的中西药和其他药学文献,报道有关中西药理论、综述、药物科研、生产技术、药剂分析、临床评价、药品生产管理和质量管理、制药设备以及新药介绍等内容。采用自编的分类法分类,按类目编排,以文摘为主,部分采用提要、简介和题录等形式,刊后附有主题词索引和外文药名索引。可按分类目次、主题词索引、外文药名索引及年度主题索引检索。

(七)国外医学

由中国医学科学院信息研究所组织多家医学院校、科研单位、医学信息机构编辑的大型医学信息系列刊物,综合报道国外医学领域的研究进展,以综述、文摘以及少量译文(编译)

的形式,向国内医学专业人员介绍国外医学各学科的新进展、新成就、新技术等,目前已有47个分册。每年最后一期附有年度主题索引,个别分册还附有年度学科分类索引。综述论文多为国内专家所撰写,也有全文翻译的综述论文;文摘部分可提供重要的国外医学研究信息。检索时可首先选择有关分册,根据目录所提供的页码查找文献。

2006年国外医学的24个分册统一更名为《国际医学系列期刊》,主要刊登反映国际医药卫生领域新进展、新动向、新技术和新方法的综述、论著、临床经验、病例报告等。如《国外医学·护理学分册》更名为《国际护理学杂志》,《国外医学·中医中药分册》更名为《国际中医中药杂志》,《国外医学·外科学分册》更名为《国际外科学杂志》,《国外医学·流行病学传染病学分册》更名为《国际流行病学传染病学杂志》。

(八)中国学位论文通报

由中国科学技术情报所编辑,报道我国科技领域的学位论文,创刊于1985年。汇集国内科技领域各学科博士和硕士学位论文。文摘正文部分按《中图分类法》体系编排,条目格式为:分类号、顺序号(文摘号)、论文题目、授予学位、文种、作者、学位授予单位、页数、授予年、月、文摘、图表和馆藏号。可按分类途径查找所需文献,按馆藏号向中国科学技术情报所借阅。它的电子版本是《中国学位论文数据库》,提供联机检索。

(九)《中国专利公报》

由国家知识产权局每周定期公开出版的受理、审查和授权公告的唯一法定刊物,是查找中国专利文献、检索中国最新专利信息和了解国务院专利行政部门专利审查业务活动的主要工具书。创刊于1985年,共分《发明专利公报》、《实用新型专利公报》、《外观设计专利公报》三种。所刊载的内容大体可分为三部分:第一部分公布或者公告专利申请和授权决定、第二部分发布专利事务公告、第三部分是索引;涵盖了专利申请中记载的著录事项、摘要和摘要附图,著录事项又包括该申请的名称、国际专利分类号、申请日、申请号、公开号或授权公告号等;索引部分将每期公报所公布的专利申请以及授权的专利,按IPC(国际专利分类号)、专利号和专利权人编排三个索引,同时给出授权公告号/专利号对照表。

二、医学计算机检索系统

随着计算机、网络的普及,部分检索刊物出版量逐渐减少,向计算机检索过渡;一些检索期刊在出版印刷版本的同时,也积极出版光盘版和网络版,并逐渐取消印刷版,电子期刊及光盘、网络型检索工具的发展已成为中文医学检索工具的趋势。

(一)中国生物医学文献服务系统(SinoMed)

SinoMed由中国医学科学院医学信息研究所开发研制,涵盖丰富、中西兼有,集检索、免费获取、个性化定题服务、全文传递服务于一体的生物医学中外文整合文献服务系统。包含中国生物医学文献数据库(CBM)、西文生物医学文献数据库(WBM)、日文生物医学文献数据库、俄文生物医学文献数据库、英文文集汇编文摘数据库、英文会议文摘数据库、北京协和医科大学博硕士学位论文数据库、中国医学科普文献数据库等8种资源。其中中国生物医学文献数据库(CBM)是国内最专业、权威的医学数据库之一,涵盖了《中文科技资料目录》(医药卫生)、中国生物医学期刊目次数据库(CMCC)中收录的所有文献题录。详细介绍见本章第二节。

(二) 中文科技期刊数据库(VIP)

维普医药信息资源系统是维普公司推出的医药专业信息检索系统,含有中文期刊知识库、外文期刊知识库和报纸知识库共三个基础知识库以及其他扩展库。中文科技期刊数据库(VIP)简称中刊库,是目前收录国内期刊数量最多,回溯检索时间最长的中文全文数据库。收录了1989年以来的12 000余种期刊约2 300万篇文献,涵盖自然科学、工程技术、农业、医药卫生、经济、教育和图书情报等学科,所有文献分8个专辑定期出版。检索方式包括快速检索、传统检索、分类检索、高级检索、期刊导航。详细介绍见本章第三节。

(三) 中国知识基础设施工程(CNKI)

中国知识基础设施工程(CNKI)是由清华同方光盘股份有限公司组织实施的国家信息化重点工程,收录文献类型包括:学术期刊、博士学位论文、优秀硕士学位论文、工具书、重要会议论文、年鉴、专著、报纸、专利、标准、科技成果、知识元、哈佛商业评论数据库、古籍等,文献总量6 500万篇。可与德国Springer公司期刊库等进行外文资源统一检索。其中中国医院数字图书馆(CHKD)是医学专业资源系统,由期刊全文数据库、博硕士学位论文全文数据库、重要会议论文全文数据库及中国期刊文献引证数据库等构成。期刊全文数据库是具有主题词、分类号智能检索的医学专业全文数据库。详细介绍见本章第四节。

(四) 万方数据资源系统

万方数据资源系统由万方数据股份有限公司建设,其文献数据分为学术期刊、学位论文、会议论文、专利科技、中外标准、科技成果等8个部分,并通过统一平台实现了跨库检索服务。其中期刊子系统集纳了理、工、农、医、社会科学等8大类、100多个类目、4 000多种期刊,整合了中国科技论文与引文数据库及其他相关数据库中的期刊条目部分内容,包括了我国文献计量单位中科技类核心源刊和社科类统计源期刊。万方医学网包括医药期刊全文数据库和中华医学会期刊数据库。详细介绍见本章第五节。

(五) 中文医学生物期刊数据库(CMCC)

由中国人民解放军医学图书馆研制,是医学专业现期期刊目录摘要型数据库。收录了1994年以来的1 400余种中文医学期刊,累计近360万篇,另收录全国医学学术会议(2 400余个)论文50多万篇。半月更新。内容涉及基础医学、中医学、临床医学、预防医学、药学、医学生物学、医学管理及医学情报等多个学科。文献记录中包括题名、作者、关键词、摘要、第一作者单位、邮政编码、文献出处、文献类型、参考文献数、译文出处等多项信息。检索途径有分类检索、自由词检索、作者检索、单位检索、刊名检索、字段检索、表达式检索、组配检索等。

(六) 中国中医药期刊文献数据库(TCMRS)

由中国中医科学院中医药信息研究所研制,是国内外存储量最大、内容最全面的中医药文献数据库。收录了1949年以来的中医药文献题录近80余万篇,其中50%~70%附有文摘。涵盖了国内出版的生物医学及其他相关期刊千余种,包含中医药学、针灸、气功、按摩、保健等方面的内容,采用MeSH词表及《中国中医药学主题词表》进行规范的主题词标引。可通过文题、作者、单位、期刊、特征词、主题词、关键词、主题姓名、文献类型及全文检索的方式进行检索,并可通过主题词及分类号进行扩展检索。此外该中心还研制了疾病诊疗数据库、各类中药数据库、方剂数据库、民族医药数据库、药品企业数据库、各类国家标准数据库等相关数据库。

(七) 中国药学文摘数据库(CPA)

由国家食品药品监督管理局主办,收录1982年至今国内外公开发行的700余种医药学及相关学科期刊中的药学文献,拥有49万多条数据,并以每年3万多条数据递增。内容涵盖药学各个领域,包括药学理论与发展动态、生药学和中药材、药物化学、药物生产技术、药剂学和制剂技术、药理学和毒理学、生物药剂学、药物分析、临床应用与药物评价、药品生产管理和质量管理、制药设备和工厂设计及包装、药品介绍与药品综述等。以文摘、提要、简介、题录形式报道,提供网络及电子信息服务。在建库的基础上,同时编辑出版手工检索刊物《中国药学文摘》。

(八) 中国专利全文数据库

由中国国家知识产权局研制,收录了1985年9月10日以来公布的全部中国专利信息,包括发明、实用新型和外观设计三种专利的著录项目及摘要,并可浏览到各种说明书全文及外观设计图形,准确地反映中国最新的专利发明,向公众提供免费专利检索服务。该系统目前主要提供表格检索、逻辑检索、IPC分类检索和法律状态检索等检索方式。

(张 颖)

第二节 中国生物医学文献服务系统

一、数据库概述

中国生物医学文献服务系统(SinoMed)由中国医学科学院医学信息研究所开发研制,在中国生物医学文献数据库(CBM)的基础上,增加了西文生物医学文献数据库(WBM)、日文生物医学文献数据库、俄文生物医学文献数据库、英文文集汇编文摘数据库、英文会议文摘数据库、北京协和医科大学博硕士学位论文数据库、中国医学科普文献数据库等7种资源,涵盖丰富,学科范围广泛,年代跨度大,各具特色,满足不同层次用户不同需求。

(一) 各数据库特征

1. 中国生物医学文献数据库(CBM)　收录1978年以来1 600余种中国生物医学期刊,以及汇编、会议论文的文献题录530余万篇,全部题录均进行主题标引和分类标引等规范化加工处理。年增文献40余万篇,每月更新。

2. 中国医学科普文献数据库　收录2000年以来国内出版的医学科普期刊近百种,文献总量8万余篇,重点突显养生保健、心理健康、生殖健康、运动健身、医学美容、婚姻家庭、食品营养等与医学健康有关的内容。每月更新。

3. 北京协和医科大学博硕士学位论文库　收录1981年以来协和医科大学培养的博士、硕士研究生学位论文,学科范围涉及医学、药学各专业领域及其他相关专业,内容前沿、丰富,支持在线浏览全文。每季更新。

4. 西文生物医学文献数据库(WBM)　收录目前世界各国出版的重要生物医学期刊文献题录1 800余万篇,其中馆藏期刊4 800余种,免费期刊2 400余种,年代跨度大,部分期刊可回溯至创刊年,全面体现协和医科大学图书馆悠久丰厚的历史馆藏。年增文献60余万篇,每月更新。

5. 日文生物医学文献数据库　收录1995年以来日本出版的日文重要生物医学学术期刊90余种,部分期刊有少量回溯。每月更新。

6. 俄文生物医学文献数据库　收录1995年以来俄国出版的俄文重要生物医学学术期刊30余种,部分期刊有少量回溯。每月更新。

7. 英文会议文摘数据库　收录2000年以来世界各主要学术协会、出版机构出版的60余种生物医学学术会议文献,部分文献有少量回溯。每月更新。

8. 英文文集汇编文摘数据库　收录馆藏生物医学文集、汇编,以及能够从中析出单篇文献的各种参考工具书等240余种(册)。报道内容以最新出版的文献为主,部分文献可回溯至2000年。每月更新。

本节主要介绍CBM、北京协和医科大学博硕士学位论文数据库和中国医学科普文献数据库的应用。

(二)功能特点

1. 标引规范　SinoMed根据美国国立医学图书馆《医学主题词表(MeSH)》、中国中医科学院中医药信息研究所《中国中医药学主题词表》,以及《中国图书馆分类法·医学专业分类表》对所收录文献进行主题标引和分类标引、深度加工和规范化处理。

2. 检索便捷　提供智能检索、多内容限定检索、多种词表辅助检索、定题检索、多知识点链接检索、检出结果统计分析等功能。

3. 服务多样　在检索结果中,自动实现作者、出处、关键词、主题词、主题词/副主题词、主题相关等知识点的快速链接;提供多种原文获取途径:维普原文直接链接、学位论文在线浏览、免费全文直接下载、电子馆藏直接调用及通过原文传递服务系统进行原文索取。

二、主界面的结构和功能

在浏览器中输入http://sinomed.imicams.ac.cn/index.jsp,进入SinoMed网站主页,点击 用户登录 ,根据提示选择 IP登录 或 用户名、密码登录 。"集团用户"须以IP地址进行注册登录,某一集团用户下可以有多个子用户,其中 我的空间 功能须注册后方能使用。个人用户直接使用系统注册时所用的用户名和密码即可登录。成功登录后,进入检索主界面,系统右上方会同时显示所在的集团用户名和个人用户名信息(图8-2-1)。

(一)检索功能区(A区)

包括检索途径选择栏、检索提问框。途径选择栏目包括:基本检索、主题检索、分类检索、期刊检索、作者检索、检索历史(图8-2-1),其中北京协和医科大学博硕士学位论文库含有导师检索。

(二)检索结果显示区(B区)

每完成一次检索操作,系统即进入结果显示页面。跨库检索将提示不同数据库的命中记录数。

显示区提供命中记录的详细信息及功能对话框,可进行排序方式、结果分析、格式、输出范围的切换,同时系统提供打印、保存、E-mail、原文索取、我的数据库等服务。

第八章 国内医学文献检索

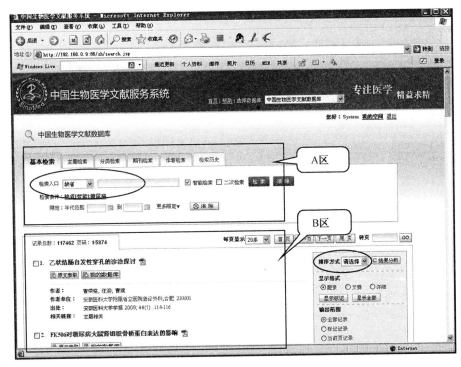

图 8-2-1 SinoMed 主界面

三、检索途径及使用方法

SinoMed 提供的检索途径包括：基本检索、主题词检索、分类检索、期刊检索、作者检索、导师检索。系统默认为基本检索。

（一）基本检索

1. **字段检索** 在提问框中输入检索词或含有运算符的检索式，系统便到指定的字段进行检索。检索入口下拉菜单包括中文标题、中文摘要、关键词、主题词、作者、刊名、出版年、期等（图 8-2-2），根据实际需要加以选择。"全部字段"检索是指同时在所有字符型字段中查找。

系统默认的是缺省检索。但 SinoMed 中不同数据库中"缺省字段"具体含义不同，中国生物医学文献数据库为中文标题、摘要、作者、关键词、主题词和刊名的组合；中国医学科普文献数据库为中文标题、摘要、作者、关键词、主题词和刊名的组合；北京协和医科大学硕博士学位论文库为中文标题、中文摘要、研究生姓名、导师、关键词、主题词的组合。

2. **逻辑组配检索** 对于较为复杂的课题，需要利用逻辑组配检索缩小检索范围。主要有以下三种方法：

（1）直接在提问框输入表达式，如社区卫生服务 and 糖尿病肾病。但智能检索不支持逻辑组配。

（2）先对单个检索词检索，将检索式编号输入进行逻辑组配检索，如 #1 and #2。

（3）在检索历史区中用鼠标勾选欲组配的检索式，点击 AND、OR 或 NOT 逻辑运算符进行检索（图 8-2-3）。

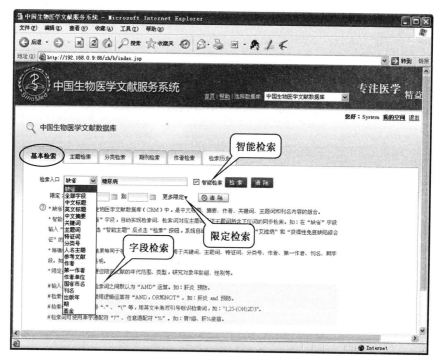

图 8-2-2 SinoMed 基本检索界面

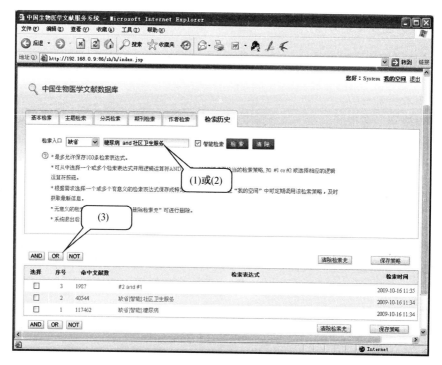

图 8-2-3 SinoMed 中逻辑组配检索界面

若在检索提问框中输入多个检索词,检索词之间将被默认为"AND"运算。

3. 基本检索中的主题词检索　在基本检索提问框中输入含有斜线"/"的检索词,如在检索提问框中输入"糖尿病肾病/流行病学",则表示要检索标引有主题词副主题词为"糖尿病肾病/流行病学"方面的文献。

4. 智能检索　中国生物医学文献数据库(CBM)在"缺省字段"支持智能检索功能(图8-2-2)。如在中国生物医学文献库"缺省"字段情况下勾选"智能检索"检索"乙肝",系统将自动检出"中文标题"、"摘要"、"关键词"、"主题词"等字段中含"乙肝"、"乙型肝炎"和"肝炎,乙型,慢性"的所有文献。但智能检索不支持逻辑组配检索。

5. 限定检索　SinoMed将常用限定条件如年代、文献类型、研究对象、性别等加以整合,可使已检出的文献数量有针对地减少,避免二次检索操作。在实际操作中根据需要随时修改限定条件,点击 更多限定 (图8-2-2)对当前检索条件执行新的限定检索。

6. 通配符及特殊符号检索　SinoMed系统支持单字通配符(?)和任意通配符(%)。其中"?"代表一个字符,"%"代表任意个字符,如检索"肝炎%疫苗"可检索出含有如下字符串的文献:肝炎疫苗、肝炎病毒基因疫苗、肝炎减毒活疫苗、肝炎灭活疫苗。

对于检索词中含有"-"、","等特殊符号,则需要用半角双引号" "加以标识,表明这些特殊符号为检索词的一部分。

7. 二次检索　为了进一步精选文献,须在当前检索结果内检索,以缩小检索范围。如要求检索2008年有关糖尿病社区卫生服务方面的期刊文章,可进行如下操作,输入"糖尿病 社区卫生服务",得到检索结果后在"检索入口"中选择出版年"2008",点击二次检索即可得到所需文献。

(二) 主题词检索

是指基于主题概念进行检索。

1. 点击 主题检索 进入主题词检索界面,选择中文主题词或英文主题词检索。在检索提问框中输入完整检索词或片段,点击 查找 后,系统将显示主题词轮排索引含有该词或字片段的所有主题词、同义词列表。轮排索引是按照CBM主题词表的主题词和款目词排序。若有款目词,则"见"之后的便是主题词。

2. 选择所需恰当的主题词,进入主题词注释信息显示界面(图8-2-4),浏览相关主题词的英文名称、标引注释信息和树形结构。选择是否加权、是否扩展,添加相应副主题词。

3. 副主题词用于对主题词某一特定方面加以限定(图8-2-4)。如:检索"糖尿病/预防与控制"的文献,表明所得文献讨论的仅是关于糖尿病预防与控制方面的文献,而不包含诊断的文献。

4. "加权检索"仅适用于主题词,只检索标引为主要概念主题词的文献,所检文献量少,但精准度高。"非加权检索"表示对主要概念主题词和非主要概念主题词均进行检索。系统默认状态为非加权检索。

5. "扩展检索"表示检索当前主题词及其所有下位词标引的文献。而"不扩展"表示仅检索当前主题词的文献。如主题词"葡萄糖代谢障碍"扩展检索包含了该主题词及其19个下位主题词(糖尿病、高血糖症、低血糖症等)的内容,不扩展检索仅对"糖代谢障碍"进行查找。系统默认为扩展检索。

与"基本检索"相比,"主题检索"能有效提高文献查全率和查准率。由于专业所限,并不

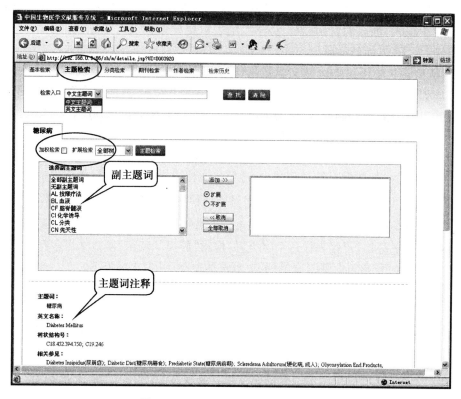

图 8-2-4 SinoMed 主题检索界面

是每一个用户都能了解关键词所对应的主题词,可通过在基本检索界面找出标题包含某个检索词的文献,在检索结果查看其对应的标引词可得到所需要的主题词。

(三)分类检索

分类检索即从文献所属的学科角度进行检索。当我们对某一学科进行专题查找时,分类检索不失为一种较好的手段,单独使用或与其他检索方式组合使用,可发挥其族性检索的优势。在 SinoMed 中可通过分类导航、分类号和分类名进行检索。

1. 分类导航　SinoMed 数据库根据《中图分类法》R 类将每篇文献进行归类。在分类导航(图 8-2-5)中可逐级点开分类目录,不断得到下位类目直至文献记录。根据需要,选择是否扩展检索;对于可复分的类号,选择复分组配检索;点击分类检索完成操作。

复分是指通过复分表或专类复分表进行进一步细化的分类,其与主题检索中选择副主题词进行限定类似。在实际操作中可选择"全部复分"或某一复分。

2. 类名、类号　在检索入口选择 分类名 或 分类号 (图 8-2-5),在提问对话框中输入已知的分类词或分类号,点击 查找 ,从系统返回的命中类名列表中选择准确类名,后续操作同分类导航。

(四)期刊检索

即利用数据库中的期刊索引进行检索。SinoMed 期刊检索有三种途径可以查找目标文献(图 8-2-6):

1. "期刊检索"一栏检索入口处提供刊名、出版地、出版单位、期刊主题词或者 ISSN 字

第八章 国内医学文献检索

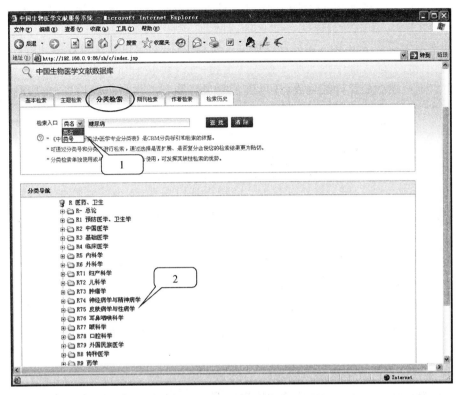

图 8-2-5 SinoMed 分类检索界面

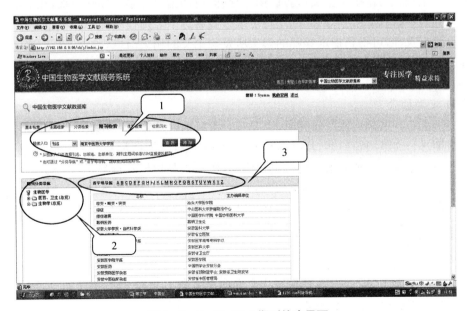

图 8-2-6 SinoMed 期刊检索界面

段,可直接键入查找期刊。

2."期刊分类导航"提供按学科分类检索期刊的入口,类似于分类检索中的分类导航。

· 111 ·

3. 期刊"首字母导航"可以逐级查找浏览期刊,可在已知期刊名的情况下快速查找到所需文献。

期刊检索为我们了解某一学科发展提供了便利条件,当定位某一目标期刊后,可进一步在"在本刊中检索"输入框中输入所要查找的主题,可以获取某刊中涉及该学科领域的所有文献信息。通过期刊信息详细列表,还可以了解目标期刊的学科主题信息、出版频率、编辑部联系方式、刊名更改备注等相关信息。

为了缩小检索范围,可自行指定年、卷、期进行浏览,也可以输入欲检索的内容后在指定的年、卷、期中查找浏览具体文献。系统默认为全部年代的全部期刊。

SinoMed中"含更名期刊"这一功能可检出该刊及其更名期刊中所涵盖的所有内容。如检索"南京中医药大学学报·自然科学版",所得文献包含"南京中医学院学报"、"南京中医药大学学报"、"南京中医药大学学报·自然科学版"三种期刊中的内容。

(五)作者检索

作者检索是指利用数据库中的 作者索引 进行检索。进入作者检索界面,输入作者姓名,系统显示含有该检索词的作者列表,从中选择所要查找的作者。若想准确查找×××单位×××作为第一作者发表论文的情况,则须勾选 第一作者 ;在勾选"第一作者"的情况下,可进一步查看作者机构列表,能够准确查找作者,比较有效地解决了"同名著者"、"同构异名"问题。

(六)导师检索

北京协和医科大学博硕士学位论文库提供 导师检索 ,输入北京协和医科大学导师名可以查找其学生相关的博硕士论文,勾选"第一导师"后即指定为第一导师查找;在显示命中导师的信息列表中,勾选"第一导师"的用户可继续查看选中导师在系统中的单位分布,对准确单位信息进行选择,可得到指定导师的学生所发表论文的相关信息,并可进行原文链接。如查找导师="张均田"的相关文献,通过以上步骤得到29篇相关文献;而第一导师="张均田"则命中27篇文献。

(七)定题检索

当我们准备开展某项课题研究时,需要及时跟踪国内外在这一领域的研究进展,需要定期或不定期进行文献跟踪检索,及时得到最新检索结果,以把握最新研究动态和成果,定题检索正是适应了这样一种需求。通过定题检索,医务人员可以在课题前期调研、开题立项、项目进展中和成果验收的全过程了解类似课题的研究情况,及时调整自己的科研方向。

在SinoMed平台中,定题检索的操作方法概括为:将指定好的检索策略存储起来,在数据库更新后,直接调用原存储策略进行检索。

1. 登录 我的空间 。

2. 对相关主题检索完毕后,在检索历史界面点击 保存策略 ,在"策略名"后输入框内输入此次保存的策略名称,完成保存。

3. 从"我的空间"进入 我的检索策略 ,勾选存储的检索策略。根据目标所需,选择 重新检索 或 最新文献检索 (图8-2-7),"重新检索"是对数据库中的所有文献进行再次检索;"最新文献检索"是在末次检索后数据库更新添加的文献中进行检索。

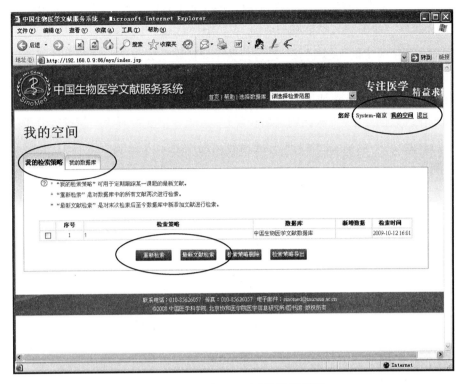

图 8-2-7　SinoMed 定题检索界面

四、检索结果的处理

检索操作后系统返回显示检索结果。SinoMed 平台支持多种个性化检索结果浏览和输出设置方式。

（一）结果的显示与标记（图 8-2-1）

1. 系统默认单页记录显示为 20 条，可根据个人习惯自主设置每页显示的命中记录数；系统具有"每页显示 20、30、50、100 条"的选择。提供 首页、上一页、下一页、尾页 以及 转页 按钮，方便用户在不同页码之间切换。

2. SinoMed 支持"年代"、"作者"、"期刊"和"相关度"4 种排序方式，最大排序记录数为 65 000 条。

3. 提供"题录格式"、"文摘格式"和"详细格式"3 种结果显示格式，系统默认为题录格式，用户可根据自身需要加以选择。每一条记录在"详细"的模式下显示：标题、流水号、作者、作者单位、国省市名、摘要、著者文摘、出处、ISSN、国内代码、内部代码、出版地、更新日期、相关链接。

（二）检索结果输出方式

1. 打印、保存、E-mail　SinoMed 支持 打印、保存 和 E-mail 三种检索结果输出方式，用户可对全部检索结果记录或感兴趣的记录标记进行浏览或输出。勾选所需的文献记录，点击 保存，在弹出的保存对话框中选择保存路径、文件名，文献记录将保存为". txt"文本文件。单次"打印"、"保存"的最大记录数为 500 条,单次"E-mail"发送的最大记录数为 50 条。

2. 全文获取　命中的文献标题后若有"📄"图标,点击可直接获取 pdf 原文;如无则须点击"相关链接"字段中的 原文链接 ,进行免费全文链接。如果使用单位订购了维普中文数据库,可以通过 SinoMed 提供的维普中文全文链接功能直接获取全文。

3. 个性化服务　在检索结果界面(图 8-2-1),点击 我的数据库 便可将当前文献题录添加到个人的在线数据库中,可从课题、项目、学科、主题等角度对所收文献进行分类组织和标注。登录"我的空间",点击 我的数据库 进入前文提到的个人在线数据库中,能够对所收文献进行再利用。

在检索结果中,点击滑动窗口右上角的 结果分析 按钮,选定内容可对检出文献进行作者、出版时间、作者单位、来源期刊、加星主题词和文献类型等进行分析,以了解该领域的主要研究人员、领域研究热点、学科发展趋势等信息。

（张　颖）

第三节　维普医药信息资源系统之"中文期刊数据库"

一、数据库概述

(一) 维普资讯网

重庆维普资讯有限公司是科学技术部西南信息中心下属的专业化数据公司,前身为中国科技情报所重庆分所数据库研究中心。重庆维普资讯有限公司营运网站——维普资讯网(http://www.cqvip.com)于 2000 年建立。维普目前的主要产品有中文科技期刊数据库(全文版、文摘版、引文版)、外文科技期刊数据库、中国科技经济新闻数据库、行业信息资源系统等。各数据库收录情况如下:

1. 中文科技期刊数据库收录了 1989 年以来的 12 000 余种期刊的约 2 300 万篇全文,约 3 000 万条引文,所有文献按《中国图书馆分类法》进行分类,分 8 个专辑(社会科学、自然科学、工程技术、农业科学、医药卫生、经济管理、教育科学、图书情报)定期出版。

2. 外文科技期刊数据库汇集了 1990 年至今的 300 多万条外文数据,涵盖理、工、农、医及部分社科专业。

3. 中国科技经济新闻数据库收录了 400 多种重要报纸和 5 000 多种科技期刊,每年以 15 万条的速度递增,目前累积数据量达 110 多万条。

4. 中文科技期刊数据库(引文版)选择了国内核心和重要期刊 4 000 多种,利用该库可以实现两种功能的检索,一是进行源文献的检索,即检索该数据库所收录的文献及其引用他人的情况,二是实现被引文献的检索,即检索某文献被别人引用的情况。

(二) 维普医药信息资源系统(VMIS)

维普医药信息资源系统(VMIS)是维普公司推出的医药专业信息检索系统,含有中文期刊知识库、外文期刊知识库和报纸知识库共三个基础知识库以及其他扩展库。中文期刊库收录了 1989 年至今的集生物和医药卫生行业及相关行业的约 2 600 种期刊,其中专业期刊 1 600 多种,相关期刊约 1 000 种;累计文献量近 300 多万篇,网站数据每周更新。中文期刊收录主要分为:国外医学系列杂志、中华医学会杂志、预防医学与卫生学、中国医学、基础医学、临床医学、内科及神经病与精神病学、外科及皮肤病与性病学、妇产科与儿科、肿瘤学与特种医学、五官科、药学、综合性医药期刊、医药学大学学报与院刊、生物科学类共15大类,提供题录文摘检索和全文下载。系统提供镜像安装、网上包库和维普阅读计费卡等多种使用方式,供用户单位选择。

二、主界面的结构和功能

在维普医药信息资源系统首页(http://vmis3.cqvip.com,图8-3-1),可以点击中文期刊、行业动态、政策法规、相关链接,直接进入相应数据库页面,本节着重介绍中文期刊数据库。

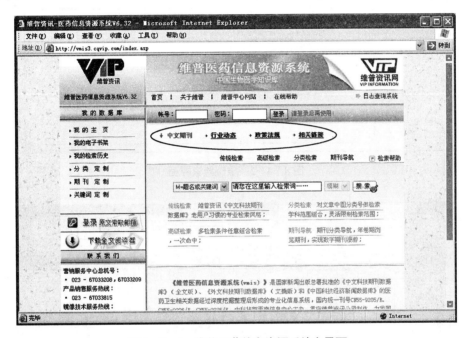

图8-3-1 维普医药信息资源系统主界面

三、检索途径及使用方法

登录后,点击"维普医药信息资源系统"主页面(图8-3-1)的 中文期刊 按钮,即可进入"中文科技期刊数据库",其主要途径有:传统检索、高级检索、分类检索、期刊导航。

(一) 传统检索

传统检索又称为初级检索、字段检索,点击 传统检索 按钮,显示传统检索界面(图8-3-2)。该界面分为分类导航区(A)、功能限定下载区域(B)、检索功能区(C)、概览区(D)和细览区(E),窗口大小可根据具体使用情况通过鼠标拖动边框调节。

1. 限定检索条件 维普医药信息资源系统通过对导航树学科范围、年限、期刊范围及同义词库、同名作者库等项目进行限定检索(图8-3-3)。

(1) 分类导航:传统检索界面的学科导航区提供学科分类导航和刊名导航,学科分类导航参考《中国图书分类法》进行分类,主要是两大类:Q生物科学和R医药、卫生,点击可查

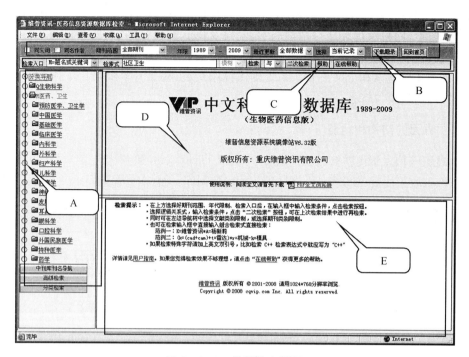

图8-3-2 传统检索界面

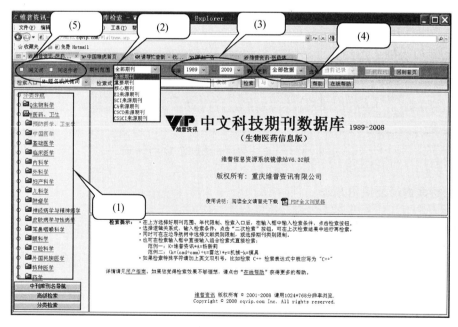

图8-3-3 限定检索条件操作界面

看其下位类。选中某学科节点后,检索结果局限于此类别以下的数据。每一个学科分类都可以按树形结构展开,利用导航缩小检索范围,进而提高查准率和查询速度。默认值为全部期刊。

(2)期刊范围:点击"期刊范围"后面的下拉列表,可以限定期刊的范围,本数据库的期刊范围包括全部期刊、核心期刊、SCI 来源期刊、EI 来源期刊、CA 来源期刊、CSCD 来源期刊、CSSCI 来源期刊，可以根据检索要求的查全率或者要求的文献水平、被认可度来设定适合的范围，以获得更加精准的数据。默认值为全部期刊。

(3) 时间范围：选择"年限"下拉菜单，设置出版年限，可在 1994—2009 年时间范围内按需设定，默认值为 1994—2009 年。

(4) 更新情况：在"最近更新"下拉菜单，可以选择"全部数据"、"最近一周"、"最近一月"、"最近半年"等，根据数据的更新情况设定时间范围，默认值为全部数据。

(5) 其他：同义词库功能默认关闭，只有选择了关键词检索入口时方可通过点击复选框激活。勾选页面左上角的"同义词"，选择关键词字段进行检索，可查看到该关键词的同义词。检索中使用同义词功能可增加检全率。

同名作者库功能只有选择了作者、第一作者检索入口时才生效，默认关闭，选中即打开。输入作者姓名时会提示同名作者的单位列表，选择想要的单位，点击页底的"确定"即可精确检索。

2. 选择检索入口 在"检索入口"下拉菜单(图 8-3-4)，选择检索途径，共有题名或关键词、关键词、刊名、作者、第一作者、机构、题名、文摘、分类号、作者简介、基金资助、栏目信息、任意字段等 13 个检索入口。检索入口处字段名前的英文字母为检索途径代码，在复合检索中将要用到。

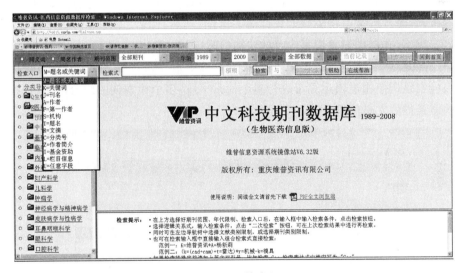

图 8-3-4 检索入口

3. 输入检索词进行检索 选定某一检索入口后，可在检索条件输入框输入检索词，点击 检索 按钮后，系统即返回相应的检索结果(图 8-3-5 中的 A)。关键词、刊名、作者、第一作者、分类号和栏目信息等字段可以进行"模糊"和"精确"检索。选择"精确"则检索结果中须包含与检索词完全相同的词语，选择"模糊"则检索结果包含检索词或检索词中的词素。匹配如何设定，将影响到查准率。

4. 二次检索 当上述操作的检索结果不能满足我们的要求，需要缩小检索结果或扩大检索范围，提高查准率，这时就可以考虑采用二次检索(图 8-3-5 中的 B)。操作方法为，将显示结果的检索界面作为操作界面，选择检索入口，在检索式输入框内输入新的词条，在

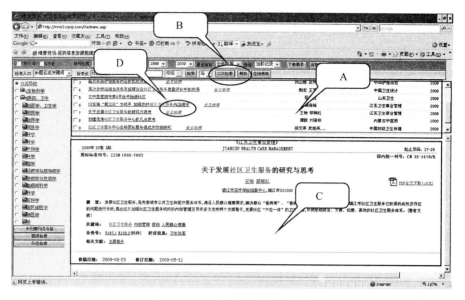

图 8-3-5 检索结果显示界面

检索按钮后的逻辑选择下拉菜单中选好逻辑关系(逻辑"与"、逻辑"或"、逻辑"非")后,点击二次检索按钮,进行检索。相关检索只针对关键词、刊名、作者、第一作者等字段,提供相关检索的内容浏览,并提供相关检索内容的快捷检索(超链接)。

(二) 高级检索

高级检索是指使用逻辑运算符进行多个检索字段、多个检索词的组合检索,查找同时满足几个检索条件的文献信息(图 8-3-6)。

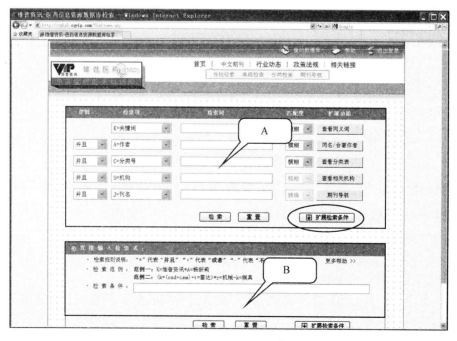

图 8-3-6 高级检索界面

第八章 国内医学文献检索

高级检索提供两种方式供用户选择使用:向导式检索(A)、直接输入检索式检索(B)。

向导式检索为读者提供分栏式检索词输入方法。除可选择逻辑运算、检索项、匹配度外,还可以进行相应字段扩展信息的限定,较大限度地提高了检准率。

1. 选择检索入口　在"检索项"下拉菜单"任意字段"、"关键词"等中按需选择其中一项,作为检索入口。

2. 输入检索词　选定某一检索入口后,可在检索词输入框输入须检索的信息。关键词、刊名、作者、第一作者、分类号和栏目信息等字段可以进行"模糊"和"精确"检索,默认匹配为模糊。

3. 选择逻辑关系　高级检索界面"逻辑"下拉菜单共三种,即"并且"、"或者"、"不包含",对应于逻辑关系中的逻辑"与"、逻辑"或"、逻辑"非"。选定某种逻辑关系。

4. 点击"检索"按钮,完成本次检索　高级检索界面提供"扩展功能",与某些检索项相对应。如扩展功能"查看同义词"对应于"关键词","同名/合著作者"对应"作者"或"第一作者","查看分类表"对应"分类号","查看相关机构"对应"机构"等,用户只需要在前面的输入框中输入需要查看的信息,再点击相对应的按钮,即可得到系统给出的提示信息。

高级检索中可以对检索条件进行设置。点击 扩展检索条件 (图 8-3-6),可以对时间、专业、期刊类型进行设定。默认时间为"1989—2009 年",更新时间为"最近一周",专业限制为"社会科学"、"医药卫生"等六个学科,期刊范围为"全部期刊"(图 8-3-7)。

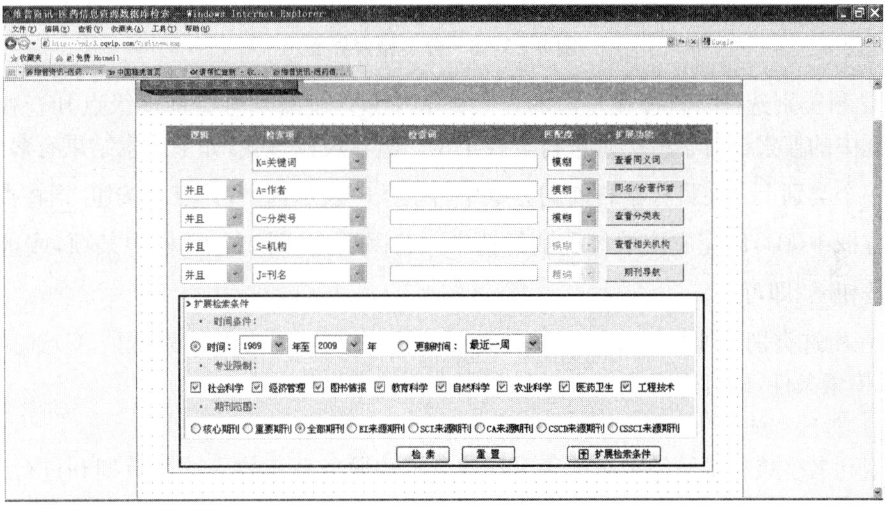

图 8-3-7　扩展检索界面

在高级检索界面还可以进行直接输入检索式检索即专业检索的操作。用户在检索框中直接输入逻辑运算符、字段标识等,点击 扩展检索条件 并对相关检索条件进行限制后点击 检索 按钮即可。输入格式为:"字段代码=检索词"+"逻辑关系表达符号"+"字段代码=检索词"……检索词前面的英文字母为各字段的代码,可在检索入口选择框中查看。逻辑关系表达符号和逻辑"与"、逻辑"或"、逻辑"非"分别对应于"＊"、"＋"、"－"。在"任意字段"入口时可按布尔逻辑运算的规则书写复合检索式。

（三）分类检索

在检索主界面(图8-3-1)点击 分类检索 ，用户可按类别逐级进入，获取检索结果(图8-3-8)。分类检索相当于传统检索的分类导航限制检索，但分类检索采用的是《中国图书馆分类法》的原版分类体系，分类细化到分类法的最小一级分类，能够满足读者对分类细化的不同要求。

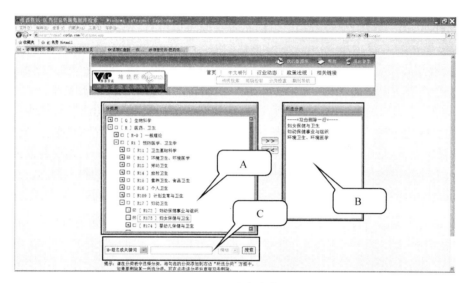

图8-3-8 分类检索界面

1. 学科类别选择　直接在左边的分类列表中(A)按照学科类别逐级点开查找。运用左边方框中的搜索框对学科类别进行查找定位。默认模糊查找，如果检索结果有多个，则定位在第一个类别上。在目标学科前的方框中打上"√"表示选中，并点击按钮 ≫ 将类别移到右边的方框中(B)，即完成该学科类别的选中。若因误选，则双击B框中某项，或选中该项后点击按钮 ≪ 即可。

2. 在所选类别中搜索　在选中学科类别以后，在页面下方的检索框处(C)选择检索入口、输入检索条件，即可进行在选中学科范围内的检索操作。

（四）期刊导航

根据刊名字顺或学科类别对维普医药信息资源服务系统收录的所有期刊进行浏览，并通过刊名或ISSN号查找某一特定期刊，并按期查看该刊的收录文章，同时可实现下载题录文摘或全文的功能(图8-3-9)。

1. 直接输入刊名或期刊号查找　在"期刊搜索"的字段选择入口选择"刊名"或"ISSN"，在检索对话框中输入期刊名称或对应的ISSN，进行检索。

2. 按字顺查　按期刊名的第一个字的首字母字顺进行查找。

3. 按学科查　根据期刊所属的学科分类进行检索。点学科分类名称即可查看到该学科涵盖的所有期刊。按学科分类还可限制"核心期刊"、"核心期刊和相关期刊"，选择"核心期刊"则只能查看到所选学科类别下涵盖的核心期刊。

期刊搜索提供 二次检索 功能，在初次检索结果界面选择"在结果中检索"（相当于逻辑

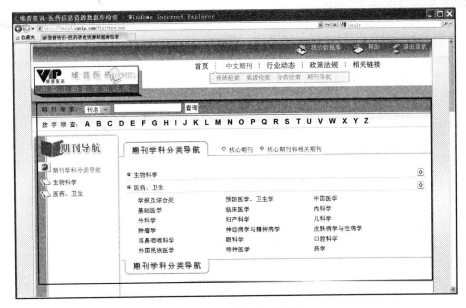

图 8-3-9 期刊导航界面

关系"与"),或选择"重新检索"进行另一次检索。

四、检索结果的处理

全文浏览器还提供文字、图像的在线摘录、编辑功能和打印输出功能。

(一) 浏览文献记录

在检索结果显示界面(图 8-3-5 中的 B)显示的是文献的概要(篇名、作者、刊名、出版年),可以逐条浏览文献记录。点击每条记录题目(如点击"关于发展社区卫生服务的研究和思考")即可在右下窗口(图 8-3-5 中的 C)显示该篇文献的详细信息,如篇名、作者、刊名、机构、摘要、关键词、分类号、栏目信息、相关文献等。

(二) 浏览文献正文首段部分

维普医药信息资源系统提供直接浏览文献首段的功能。点击某文献题目右侧(图 8-3-5 中的 D)的 全文快照 按钮,则会显示另一个页面,内容包括该文献的部分内容,一般是文献正文的首段内容(图 8-3-10)。

(三) 文献记录的打印和保存

在浏览记录过程中,对命中的文献题录进行选定,然后点击顶端导航栏上的"下载",系统即弹出"下载管理"窗口,显示已经选定的所有题录,并可以根据用户需要选择下载内容,在"概要显示"、"文摘显示"等四种下载模式中选一,也可以自定义输出。点击图标,对这些题录进行保存(图 8-3-11)。

同理点击"打印"、""等,可以进行对文献的概要、文摘、全部记录进行打印操作。维普医药信息资源系统还提供了一项个性化服务,将检索的文献加入"我的数据库"下的"我的电子书架",具体操作为点击顶端导航栏上的"加入电子书架"。

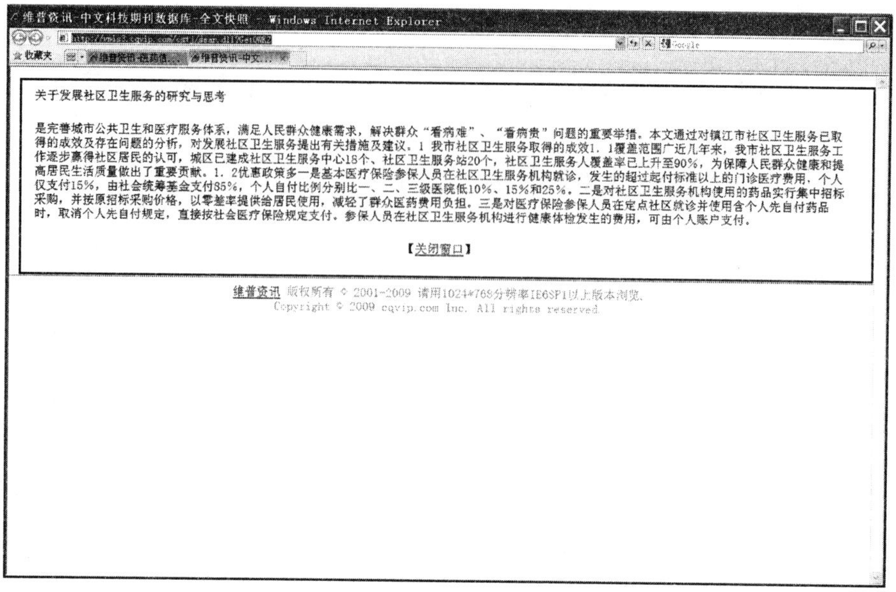

图 8-3-10　全文快照界面

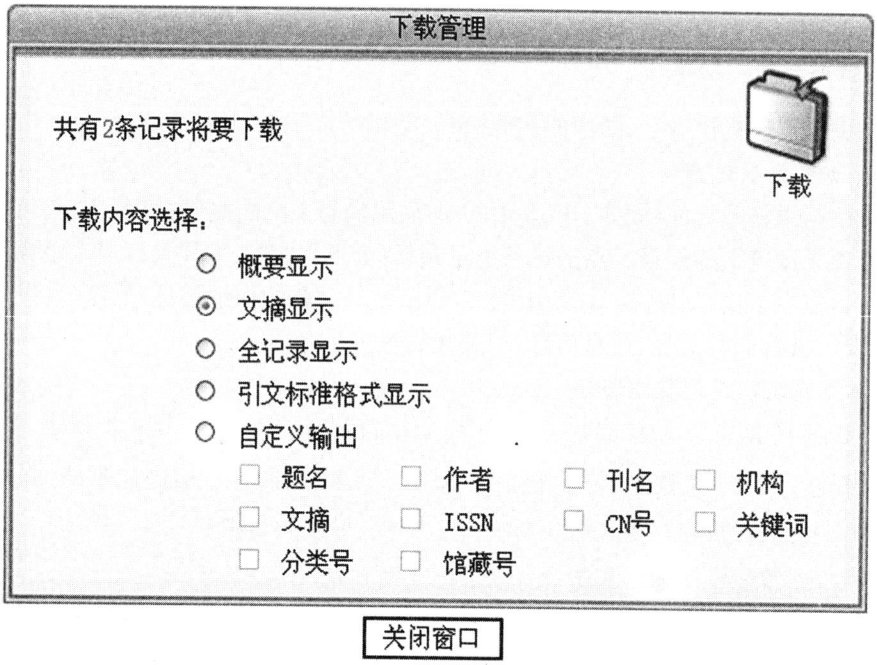

图 8-3-11　下载管理界面

（四）显示及下载全文

点击某文献题目后,在屏幕右下窗口文献记录右侧有一个"PDF 全文下载"的图标。点击该图标,出现"文件下载"对话框,可以进行以下操作：

1. 如果要将该篇全文保存到计算机供以后浏览,单击 保存 。

2. 如果要立即浏览该全文,单击 打开 。

3. 不想获取或浏览该文献,单击 取消 。

(邢春国)

第四节　中国医院数字图书馆之"期刊全文数据库"

一、数据库概述

(一) CNKI

中国知识基础设施工程(中国知网,CNKI)(http://www.cnki.net)始建于1999年6月,是清华同方光盘股份有限公司、中国学术期刊(光盘版)电子杂志社等单位联合承担的国家级大规模信息化工程。数据资源包括:学术期刊、博士学位论文、优秀硕士学位论文、工具书、重要会议论文、年鉴、专著、报纸、专利、标准、科技成果、知识元、哈佛商业评论数据库、古籍等。目前建成的专业网络数据库有中国医院数字图书馆、中国农业数字图书馆、中国法律数字图书馆等。CNKI研发了知识网络服务系统(KNS5.0),可以在KNS检索平台,进行单库或跨库检索。

(二) CHKD

中国医院数字图书馆(中国医院数字总库CHKD)由期刊全文数据库、博硕士学位论文全文数据库、重要会议论文全文数据库及中国期刊文献引证数据库等构成。其中博硕士学位论文全文数据库收录1999年至今全国博士培养单位的优秀博、硕士学位论文15万多本。会议论文全文数据库收录了国内会议上所发表的有关医药卫生类高水平的学术会议论文,年更新约4万篇文章,现已累计收录文献量约50多万篇。中国期刊文献引证数据库收录了中国学术期刊(光盘版)电子杂志社出版的所有源数据库产品的参考文献,并揭示各种类型文献之间的相互引证关系。本节主要介绍"CHKD期刊全文数据库"。

CHKD期刊全文数据库收录了我国1994年以来公开出版发行的生物医学类专业期刊和相关专业期刊,整刊1 800多种,部分刊5 600多种,涉及基础医学、临床医学、预防医学、中国医学、药学等多个学科专业。累计收录文献量达660多万篇,每年新增50多万篇。系统提供镜像安装、计费卡和直接使用光盘等多种使用方式,网上数据和镜像每日更新,光盘每月更新。

二、主界面的结构和功能

登录后,在中国医院数字图书馆主页面(http://www.chkd.cnki.net,图8-4-1)点击 CHKD期刊全文库 ,进入CHKD期刊全文数据库检索界面。该界面分为知识导航区(A)、功能限定下载区域(B)、检索功能区(C)、检索结果显示限定区(D)、检索结果显示区(E),窗口大小可根据具体使用情况通过鼠标拖动边框调节(图8-4-2)。

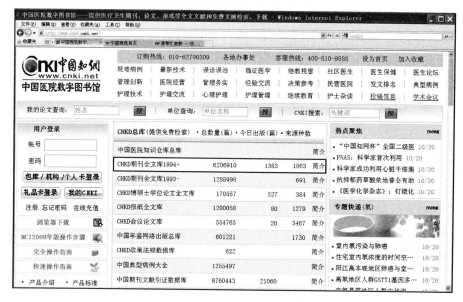

图 8-4-1　中国医院数字图书馆界面

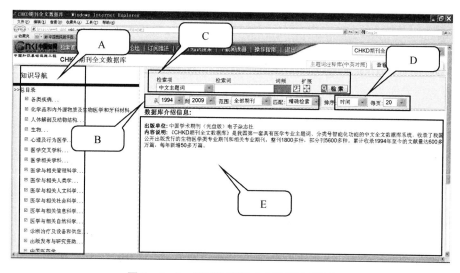

图 8-4-2　CHKD 期刊全文数据库界面

三、检索途径及使用方法

（一）基本检索

1. 限定检索条件　CHKD 期刊全文数据库通过对学科范围、年限、期刊范围等项目进行限定检索（图 8-4-3）。

（1）知识导航：CHKD 期刊全文数据库的知识导航区将所有文献数据分为各类疾病、生物、医学交叉学科等 16 大类，每一大类又可分为若干小类（如一级类目"各类疾病"下有 23 个二级类目），一般可以细分至五、六级类目。选中某学科节点后，检索结果局限于此类别以下的数据。每一个学科分类都可以按树形结构展开，利用导航缩小检索范围，进而提高查准

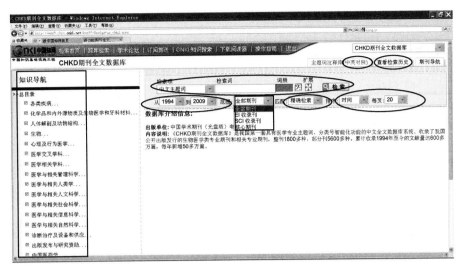

图 8-4-3 限定检索条件操作界面

率和查询速度,默认值为全部期刊。

(2) 期刊范围:本数据库的期刊范围包括全部期刊、核心期刊、SCI 来源期刊、EI 来源期刊,可以根据检索要求来设定适合的范围,默认值为全部期刊。

(3) 时间范围:选择"年限"下拉菜单,设置出版年限,可在 1994—2009 年时间范围内按需设定,默认值为 1994—2009 年。

(4) 匹配情况:在"匹配"下拉菜单,可以选择"精确检索"或"模糊检索",选择"精确检索"则检索结果中须包含与检索词完全相同的词语,选择"模糊检索"则检索结果包含检索词或检索词中的词素,默认为"精确检索"。

(5) 输出排序设定:在"排序"下拉框内可选择"无"、"时间"或"相关性",选择"时间"按文献入库时间顺序输出,选择"相关性"按词频、位置的相关程度从高到低顺序输出,选择"无"输出无条件限制,默认输出结果以"时间"排序。

(6) 输出题录数量设定:可根据个人习惯自主设置每页显示的命中记录数,可以选择每页显示 10、20、30、40、50、100 条,系统默认单页记录显示为 20 条。

2. 选择检索入口 在"检索项"下拉菜单中,选择检索途径,共有中文主题词、英文主题词、篇名、关键词、作者、全文、机构、引文、基金、中文摘要、分类号、ISSN 等共 18 个检索字段(图 8-4-4 中的 A)。

3. 输入检索词进行检索 选定某一检索字段后,可在检索条件输入框输入需检索的信息,点击检索按钮后,即实现相应的检索,界面显示检索结果(图 8-4-5)。当选择主题词字段检索时,系统可以自动显示所输入主题词的树状结构,此时,可以进行扩展检索(包括下位词)或本位词检索(仅检索该主题词)(图 8-4-4 中的 B)。

4. 二次检索 将显示结果界面(图 8-4-5)作为操作界面,选择检索入口,在检索式输入框内输入新的检索词,选中"在结果中检索"(相当于逻辑关系"与"),点击检索按钮。

(二) 期刊检索

本数据库提供期刊导航功能,点击检索界面(图 8-4-5)右上角的 期刊导航 按钮,则

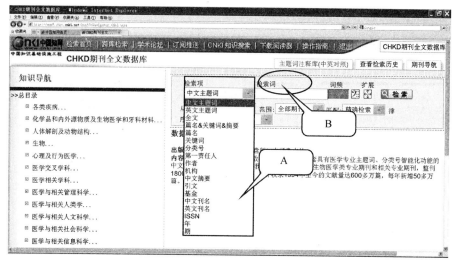

图 8-4-4 检索入口和扩展功能

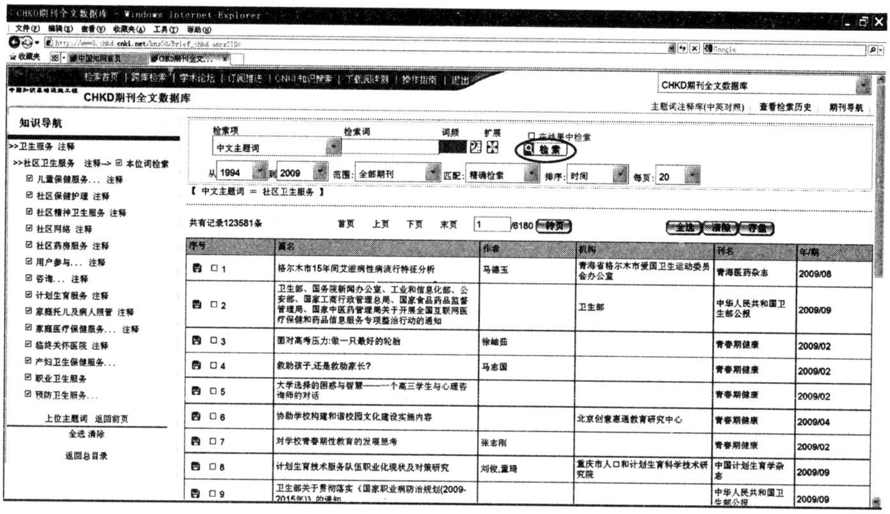

图 8-4-5 检索结果显示界面

进入期刊检索界面(图 8-4-6),可以在检索区(A)选择检索入口后,在检索词输入框输入刊名或期刊的 CN 号,点击 检索 按钮进行检索。或直接在期刊导航区(B)点击打开期刊类型进行浏览检索。

(三)主题词检索

本数据库提供主题词检索功能,点击检索界面(图 8-4-3)右上方的 主题词注释库(中英对照) 按钮,则进入主题词检索界面(图 8-4-7)。该界面提供中文主题词和英文主题词对照,并显示主题词命中的文献数量。可以在检索项下拉菜单选择"中文主题词"或"英文主题词",在检索词输入框输入主题词,点击 检索 按钮进行主题词检索。

第八章　国内医学文献检索

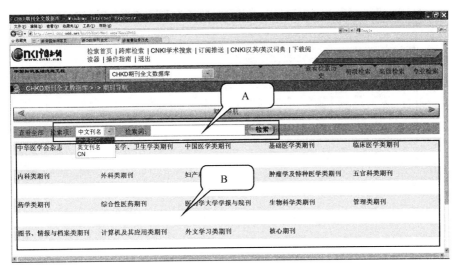

图 8-4-6　期刊检索界面

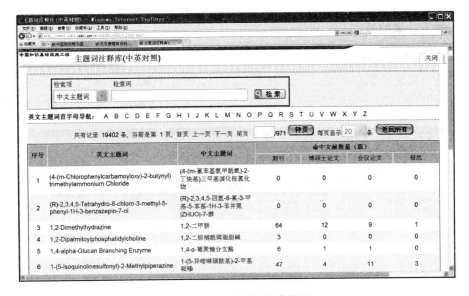

图 8-4-7　主题词检索界面

（四）查看检索历史

在检索界面（图 8-4-3）点击右上方的 查看检索历史 按钮，则显示本次检索过程中所有的检索式（图 8-4-8）。点击具体某条检索式，则显示符合该检索条件的所有结果。

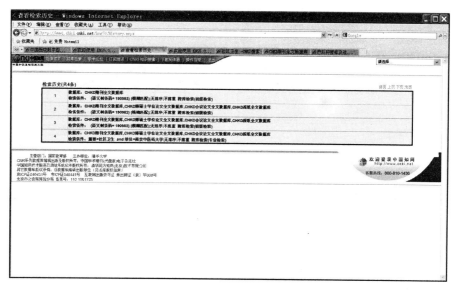

图 8-4-8 检索历史显示界面

四、检索结果的处理

(一)浏览文献记录

在检索结果显示界面(图 8-4-9),显示文献题名、作者、机构、文献出处(刊名和出版时间)。显示区上提供"首页"、"上页"、"下页"、"末页"以及"转页"按钮,方便用户在不同页码之间切换。

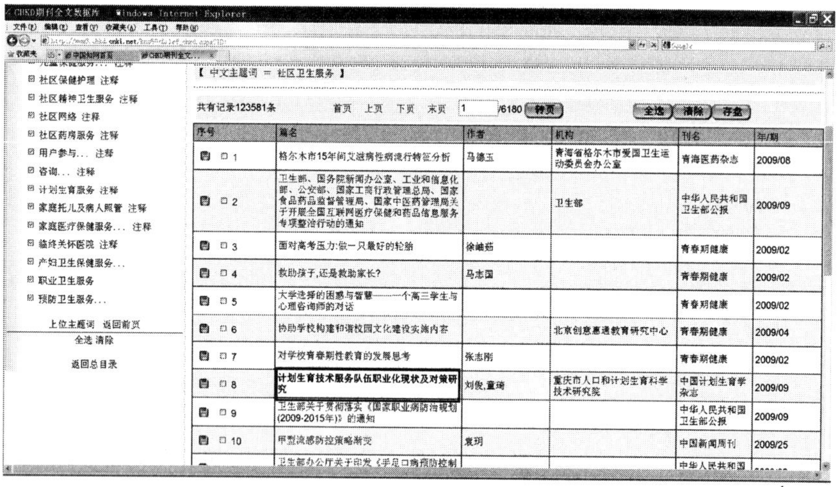

图 8-4-9 文献题录显示界面

(二)查看文献详细信息

点击每条记录的"题名"即可显示该篇文献的详细信息。如点击题录显示界面(图 8-4-9)中篇名"计划生育技术服务队伍职业化现状及对策研究",页面显示篇名、作者、中英文刊名、机构、关键词、中英文摘要、分类号等,此外还提供参考文献、共引文献、相似文献等其他与该文献有联系的文献信息(图 8-4-10)。

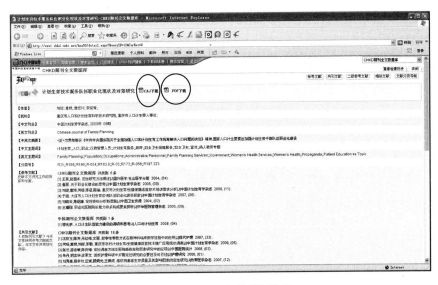

图 8-4-10 文献详细信息

（三）下载题录

1. 在文献题录显示界面（图 8-4-9）点击选中序号数字前的复选框，可以多选，或点击全选按钮，将该页面所有题录都选中。

2. 选中文献后，点击 存盘 按钮，显示文献输出格式的页面。输出格式有"简单"、"详细"、"引文格式"、"自定义"4 种。其中"简单"格式输出"题名"、"作者"、"文献出处"；"详细"格式在"简单"格式的基础上输出增加了"作者单位"和"中文摘要"；"引文格式"输出内容同"简单"格式，但编排方式不相同；自定义格式可以在"题名"、"作者"等 11 项中任意组合。点击 存盘 按钮后系统默认输出格式为"引文格式"。选定某种输出格式，点击 预览 按钮，则显示该种输出格式下的输出效果，如输出格式选择"详细"（图 8-4-11）。

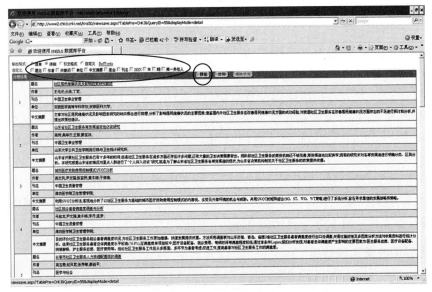

图 8-4-11 输出格式界面

3. 点击 打印 按钮,将文献信息打印。

(四) 下载全文

在显示文献题名的界面点击文献题名左侧的软盘图标"▢"(图 8-4-9),或在显示文献详细信息的界面点击每条记录详细信息窗口右侧的"▢ CAJ 下载"或"▢ PDF 下载"(图 8-4-10),即出现"文件下载"对话框,系统询问"是要保存此文件,还是要联机查找程序来打开此文件"(点击 CAJ 下载 时显示),或"你想打开或保存此文件吗"(点击 PDF 下载 时显示),可以进行以下操作:

1. 如果要将该篇全文保存到计算机供以后浏览,单击 保存 。

2. 如果要立即浏览该全文,单击 打开 ,针对 CAJ 或 PDF 不同的格式,应用相应浏览软件进行观看。

3. 不想获取或浏览该文献,单击 取消 。

(邢春国)

第五节 万方数据之"万方医学网"

一、数据库概述

(一) 万方数据资源系统

万方数据股份有限公司(下称万方数据)是由中国科技信息研究所以万方数据(集团)公司为基础组建,万方数据资源系统(http://www.wanfangdata.com.cn)是万方数据开发的网络检索系统。万方数据资源系统将其文献数据分为学术期刊、学位论文、会议论文、专利科技、中外标准、科技成果等 8 个部分。其中期刊子系统收集了医药卫生、工业技术、农业科学、基础科学、社会科学、经济财政、教学文艺和哲学政法 8 大类的 4 000 多种核心期刊的全文。学位论文子系统中收集 1980 年以来我国自然科学领域的 30 余万篇博士、硕士学位论文摘要,以及近几年的若干全文。学术会议子系统收录了由国际及国家级学会、协会、研究会组织召开的各种学术会议论文,每年涉及上千个重要的学术会议。

(二) 万方医学网

万方数据 2001 年 6 月推出医药信息系统(镜像)第一版,2005 年 6 月推出医药信息系统主站。2009 年 4 月,万方医药在线系统(万方医学网)推出。万方医学网包括医药期刊全文数据库和中华医学会期刊数据库。医药期刊全文数据库收录 1998 年至今的中国医药科技核心期刊及部分其他期刊,目前期刊总量 1 300 余种。中华医学会期刊数据库收录 1998 年至今的中华医学会系列约 115 种期刊。目前万方医学网拥有 220 多种中文医学期刊全文、1 000 多种中文医学期刊全文、4 100 多种国外医学期刊文摘。万方医学网提供镜像安装、网上包库和流量计费卡等多种使用方式。

二、主界面的结构和功能

万方医学网(http://med.wanfangdata.com.cn,图 8-5-1)有以下 7 个栏目:论文检

索、期刊导航、作者空间、机构空间、基金信息、医学会专区、医师协会专区，分别对应 论文检索 、 期刊导航 、 作者空间 、 基金信息 等 7 个按钮，点击按钮直接进入相应数据库页面。

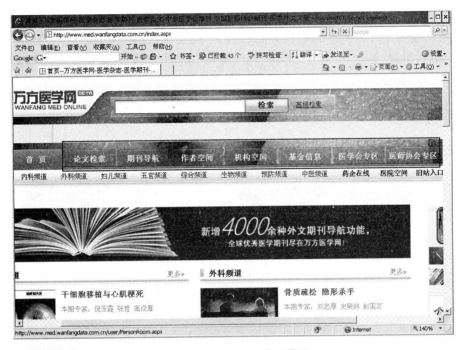

图 8-5-1　万方医学网界面

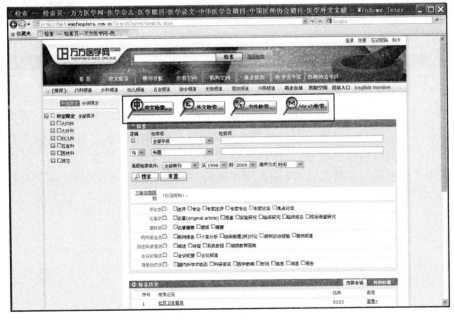

图 8-5-2　论文检索界面

1. 论文检索　论文检索提供4种检索入口：中文检索、外文检索、中外检索、Mesh 检索（图8-5-2）。点击 中文检索 、外文检索 、中外检索 进入相应的数据库进行检索。点击 Mesh 检索 提供与主题词相关的关键词，并以此展开检索，显示命中文献题录。本节下文着重介绍中文检索。

2. 期刊导航　期刊导航界面可以直接输入中英文刊名、期刊国际或国内标准号、期刊主办单位进行检索（图8-5-3）。国外期刊导航和中国期刊导航都提供学科分类导航、刊名导航和国外数据库收录导航。在国外数据库收录导航中，国外期刊和中国期刊导航不尽相同，国外期刊的收录数据库为 SCI、SCIE、Medline，中国期刊的收录数据库为 SCI、SCIE、Medline、Embase、CA、Bp。

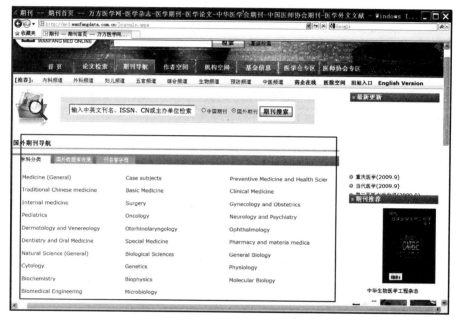

图8-5-3　期刊导航界面

3. 作者空间　作者空间界面可以直接输入作者名进行检索（图8-5-4）。界面的左侧提供了作者首字的拼音字母索引和姓名笔画数索引，可以帮助检索。右侧提供作者发文量排行和作者点击量排行两个表格，点击姓名可以浏览该作者的全部发文信息。点击作者可以浏览该作者的全部发文信息，以及作者所在机构、相关刊物、每年文献数、相关合作作者等（图8-5-5）。

第八章 国内医学文献检索

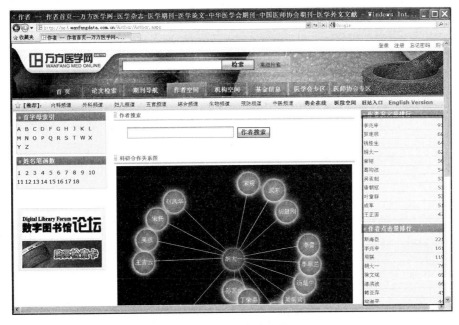

图 8-5-4 作者空间界面

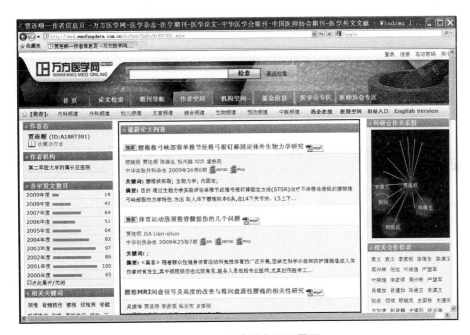

图 8-5-5 作者信息显示界面

4. 机构空间 机构空间界面可以直接输入机构名称或相关信息进行检索(图 8-5-6)。界面的左侧提供了机构名首字的拼音字母索引和机构名笔画数索引,可以帮助检索。右侧提供机构发文量排行和机构点击量排行两个表格,点击机构名可以浏览该机构的全部发文信息,以及机构成员、相关刊物、每年文献数等(图 8-5-7)。

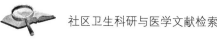

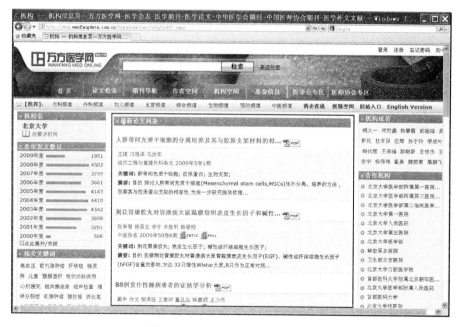

图 8-5-6 机构空间界面

图 8-5-7 机构信息显示界面

5. 基金信息 基金信息界面可以直接输入基金相关信息(基金项目名称、编号等)进行检索(图 8-5-8)。该界面正中有基金申报、评审、实施、成果4个栏目,发布相关新闻;右侧部分对基金进行分类,为 973 项目、863 项目、自然科学项目等。

点击具体某一项基金,则显示该基金的全部信息(项目名、编号、基金负责人等),以及该基金资助的已公开发表的所有文献信息(图 8-5-9)。

第八章 国内医学文献检索

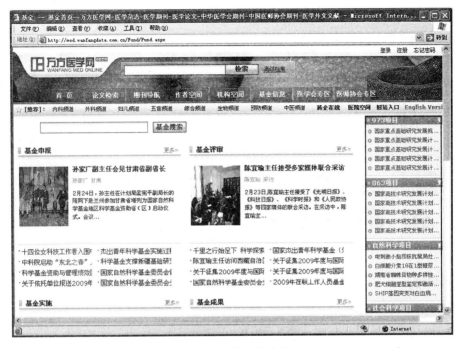

图 8-5-8 基金检索界面

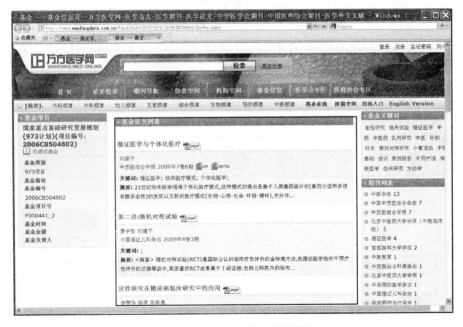

图 8-5-9 基金信息显示界面

6. 医学会专区　医学会专区的信息是关于中华医学会及其杂志的内容，其界面可以直接输入文献信息进行检索，但检索结果限于发表于中华医学会杂志系列的文献及相关材料。该界面正中有图片新闻、最新新闻、最新通知、其他新闻、期刊推荐5个栏目，发布中华医学会的相关信息；右侧部分设有医学会介绍、学会专家、相关信息3个栏目(图 8-5-10)。

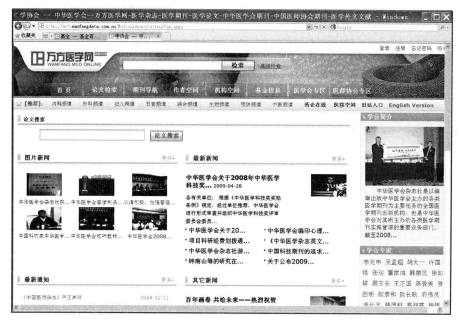

图 8-5-10 中华医学会

7. 医师协会专区 医师协会专区的信息是关于中国医师协会及其杂志的内容,其界面可以直接输入文献信息进行检索,但检索结果限于发表于中国医师协会杂志的文献及相关材料。该界面正中有图片新闻、最新新闻、最新通知、其他新闻、期刊推荐5个栏目,发布中国医师协会的相关信息;右侧部分设有医师协会介绍、协会专家、相关信息3个栏目(图8-5-11)。

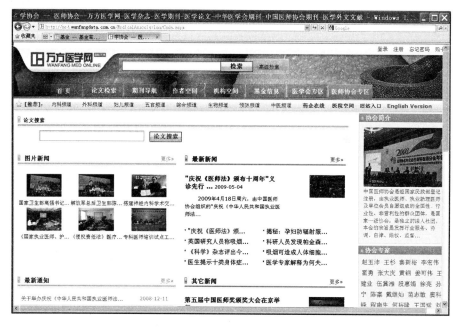

图 8-5-11 中国医师协会

三、检索途径及使用方法

本节主要介绍万方医学网论文检索的中文检索(中文期刊数据库)(图8-5-12)。

1. **限定检索条件** 可以通过对科室范围、年限、文献类型等项目进行限定检索。

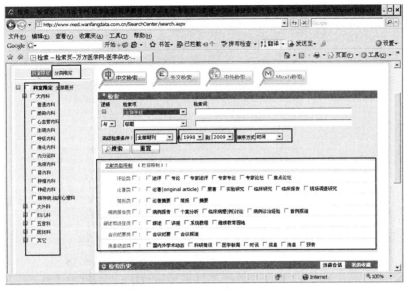

图8-5-12 限定检索条件操作界面

(1) 科室限定:科室限定按照文献内容将所有文献分为大内科、大外科、妇儿科、五官科、医技科和其他共6类。每一科室下包括若干小科室,但不再细分至第三级。选中某科室节点后,检索结果局限于此类别以下的数据,默认值为全部数据。

(2) 分类限定:分类限定依据《中国图书分类法》将所有文献分为医药卫生和生物科学两大类。每一类目下可细分至第三级,但不再展开。选中某学科类别节点后,检索结果局限于此类别以下的数据,默认值为全部数据。

(3) 期刊范围:本数据库的期刊范围包括全部期刊、全部核心期刊、国内核心期刊、国际核心期刊、独家期刊共5种,可以根据检索要求来设定适合的范围,默认值为全部期刊。

(4) 时间范围:设置出版年限,可在1998—2009年时间范围内按需设定,默认值为1998—2009年。

(5) 输出排序设定:在"排序方式"下拉框内可选择"相关度"、"被引次数"、"时间",选择"相关度"按词频、位置的相关程度从高到低顺序输出,选择"时间"按文献入库时间顺序输出,选择"被引次数"按被引次数递减顺序输出,默认输出结果以"时间"排序。

(6) 文献类型限制(栏目限制):该数据库将文献按其类型分为评论类、论著类、简报类、病例报告类、综述和讲座类、会议纪要类、消息动态类共7种。选中其中任一类,同时将此类别的下位类全部选中,如选中论著类,则将论著、原著等6种文献类型选中。也可单独选中某细分类,如仅选中"实验研究",则所有检索范围限于此类。

2. **选择检索入口,输入检索词进行检索** 在"检索项"下拉菜单,选择检索字段,共有全部字段、标题、关键词、刊名、作者、中文主题词、摘要、中图分类号等18个检索入口可选。选定某一检索入口后,可在检索式输入框输入需检索的信息(图 8-5-13 中的 A)。点击 检索 按钮后,即实现相应的检索,并显示相应的检索结果(图 8-5-13 中的 B)。

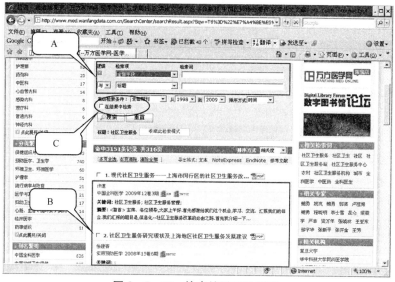

图 8-5-13　检索结果显示界面

3. 二次检索　"中文检索"为用户提供了二次检索(图 8-5-13 中的 C)。在前一次检索结果的基础上,选中"在结果中检索"(相当于逻辑关系"与"),在检索式输入框输入检索条件,点击"搜索",实施二次检索。

四、检索结果的处理

(一)浏览文献记录

在检索结果显示界面,逐条浏览文献记录(图 8-5-13 中的 B),点击每条记录标题即可在右下窗口显示该篇文献的详细信息,如篇名、作者、刊名、机构、关键词、摘要等(图 8-5-14)。

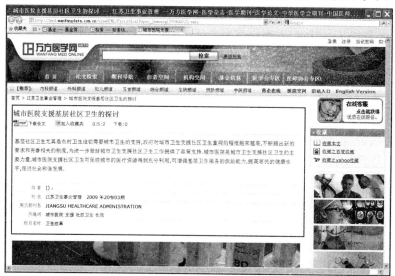

图 8-5-14　文献详细信息

（二）显示及下载全文

点击检索结果显示界面（图8-5-13）文献题名左侧的软盘图标，或点击每条记录详细信息窗口（图8-5-14）题名下方的"下载全文"，即可显示或下载文献原文。

（三）文献记录的保存

在浏览记录过程中，对命中的文献题录进行选定，可以逐项选定，或一次选定所在页面的所有记录（点击本页全选），然后选择导出格式。万方医学网的导出格式有4种：文本、NoteExpress、EndNote、参考文献（点击对应按钮），输出内容包括作者、文献题名、期刊、出版年、关键词等。

（邢春国）

思考题

1. 手工查找医学论文的常用检索工具有哪些？
2. 利用SinoMed基本检索和主题检索查找"糖尿病社区健康教育"的相关文献。
3. 维普医药信息资源系统的中文期刊检索方法有什么特点？
4. 在CHKD期刊全文数据库中检索2005年以来关于中风患者在社区卫生服务站康复的文献，简述检索过程及结果。
5. 试在万方医学网查找南京医科大学2008年以来所有的国家自然科学基金资助文献，简述检索过程及结果。
6. 比较维普医药信息资源系统、万方医学网、中国医院数字图书馆三大中文期刊全文数据库的特点。

第九章 国外医学文献检索

第一节 国外医学文献检索概述

一、国外常用的医学检索工具

情报检索刊物是筛选、浓缩、加工而成的定期和不定期出版物,是传递情报的重要媒介和实现文献检索的主要手段,供存储、报道和查找文献资料之用。19世纪初,检索刊物逐渐从一般刊物中分离出来,单独编辑出版。最早出现的有1830年柏林科学院出版的《药学总览》,即1969年停刊的《化学文摘》。当时索引工作也得到很大的发展。1879年美国军事医学图书馆(美国国立医学图书馆的前身)编辑了第一种医学文献索引——《世界最新医学文献季度分类记录》。同时出现了专门的索引出版商,如1898年成立威尔逊图书出版公司,并在1913年创办了《工业技术索引》。1964年美国国立医学图书馆的"医学文献分析与检索系统"(MEDLARS)研制成功并投入使用,标志着文摘索引刊物的生产实现了机械化,检索服务实现了计算机化。不久,美国化学文摘社、工程索引公司等一些著名的文摘机构,开始发行磁带版的检索刊物,即机读文献型数据库。计算机技术、通讯技术和文献检索的成功结合,使检索刊物的编辑排版工作从落后的手工方式过渡到先进的机械化和自动化方式,大大缩短了编辑出版的时间,加快了情报的传递和利用,达到全国甚至世界范围内的情报资源共享。目前,国际上影响最大、最具权威性的医学文献检索刊物有:美国《科学引文索引》、美国《医学索引》、美国《生物学文摘》、美国《化学文摘》和荷兰《医学文摘》等。

(一) 美国《科学引文索引》

SCI(《科学引文索引》,英文全称为 Science Citation Index,是美国科学情报研究所(Institute for Scientific Information,简称 ISI,网址:http://www.isinet.com)出版的一部世界著名的期刊文献检索工具,其出版形式包括印刷版期刊、光盘版和联机数据库,现在还发行了互联网上 Web 版数据库。

SCI 收录全世界出版的数、理、化、农、林、医、生命科学、天文、地理、环境、材料、工程技术等自然科学各学科的核心期刊约3 500种;扩展版收录期刊5 800余种。ISI 通过它严格的选刊标准和评估程序挑选刊源,而且每年略有增减,从而做到 SCI 收录的文献能全面覆盖全世界最重要和最有影响力的研究成果。所谓最有影响力的研究成果,指的是报道这些成果的文献大量地被其他文献引用,即通过先期的文献被当前文献的引用,来说明文献之间的相关性及先前文献对当前文献的影响力。这使 SCI 不仅作为一部文献检索工具使用,而且成为对科研进行评价的一种依据。

ISI 每年出版期刊引用报告(journal citation reports,JCR),对包括 SCI 收录的3 500种期刊在内的4 700种期刊之间的引用和被引用数据进行统计、运算,并针对每种期刊的影响因子(impact factor)等指数加以报道。一种期刊的影响因子,指该刊前两年发表的文献在当年的平均被引次数。一种刊物的影响因子越高，其刊载的文献被引用率越高，说明这些文献报道的研究成果影响力大，反映该刊的学术水平高。论文作者可以根据期刊的影响因子排名决定投稿方向。

ISI 于 1997 年推出了引文索引的网络版本——Web of Science，包括 Science Citation Index Expanded、Social Science Citation Index 和 Arts & Humanities Citation Index 三部分。Web of Science 的 Science Citation Index Expanded 功能更加强大、检索更方便、使用更灵活。在收录期刊数量、服务功能、提供链接上均有其新特色。

（二）美国《医学索引》

《医学索引》(Index Medicus，IM)由美国国立医学图书馆(National Library of Medicine，NLM)编辑出版。NLM 的宗旨是搜集覆盖全世界多种语言的医学刊物，为美国和世界的读者服务。《医学索引》创刊于 1879 年，其刊名、编辑形式及出版机构，几经变更，至 1960 年才定型为 Index Medicus。Index Medicus 20 世纪 60 年代初收录期刊仅 1 800 余种，现收录世界 70 多个国家和地区、40 余种文字的 4 800 种生物医学及相关学科期刊。

1964 年 NLM 建立了 MEDLARS 系统(Medical Literature Analysis and Retrieval System)，MEDLARS 是计算机化的医学文献分析与检索系统，实现了文献加工、检索与编制的计算机化，报道时差仅 2~3 个月。

MEDLINE(MEDLARS Online)是 Index Medicus 的联机检索光盘版，是 MEDLARS 的 40 种数据库中规模最大、权威性最高的生物医学文献数据库。MEDLINE 收录生物医学期刊 3 500 多种，其中包括三种重要的索引：《医学索引》(Index Medicus)、《牙科文献索引》(Index to Dental Literature)、《国际护理索引》(International Nursing Index)。光盘检索功能很强，检索途径多，检索者可根据各种已知线索直接进行检索，如：自由词、主题词、著者姓名、化学物质登记号（可从 CA 中查到）、物质名、酶命名号、刊名缩写、登录号、国名等。

（三）PubMed 系统

PubMed(http://www.ncbi.nlm.nih.gov/pubmed/)是美国国家医学图书馆(NLM)下属的国家生物技术信息中心(NCBI)开发的生物医学文献检索系统，是继 Medline 国际联机检索和光盘检索之后推出的又一种网络检索形式，1997 年 6 月 26 日开始向因特网用户免费开放。PubMed 因其使用免费，报道文献快、查全率高等优点深受广大用户的欢迎。

PubMed 中的每条记录都有一个唯一的识别号 PMID(PubMed Unique Identifier)。PubMed 中的记录来源于以下四个方面：Medline、OldMedline、PreMedline、Publisher-Supplied Citations。

（四）荷兰《医学文摘》

《医学文摘》(Excerpta Medica Database，EMBASE/EM)是当今世界上唯一用英文出版的大型医学文摘，是世界上最有影响的二次文献之一；因在荷兰出版，通常称做荷兰《医学文摘》，涵盖了更多欧洲和远东地区的文献。

该刊由阿姆斯特丹 1946 年建立的一个国际性非营利机构医学文摘基金会(The Excerpta Medica Foundation)编辑出版，1947 年创刊。现由荷兰阿姆斯特丹的艾斯维尔(Elsevier)科学出版社编辑出版，从属于艾斯维尔生物文献数据库(Elsevier Bibliographic Databases)。

《医学文摘》是医学领域世界著名的四大检索工具(美国《医学索引》、《医学文摘》，美国

《生物学文摘》,美国《化学文摘》)之一。

《医学文摘》收集内容广泛,不仅包括基础医学和临床医学,还包括与医学相关的许多领域(生物医学工程、卫生经济学、医学管理、法医学等)。创刊第一年只有 8 个分册,目前有 42 个分册,各分册的文摘统一用英语刊出,每一个分册代表一个学科。EM 各分册根据其学科的大小和收录文献量来确定年卷期的多少,各分册根据文献量的多少,每年出 1~4 卷不等,每卷出 8、10、12 期不等。收录期刊达 5 400 余种,其中属于纯医学类的有 3 000 种左右,这类期刊中的大部分论文都以文摘形式报道;属于与医学相关学科类的有 2 400 余种,对这类期刊的论文只选有关文章做摘录。EM 与 IM 所收集期刊的交叉量为 1 700 余种。

EMBASE(1974 年推出)是由 Elsevire Science B. V. 出版的荷兰《医学文摘》的光盘版,提供世界范围内的生物医学和药学文献,涵盖 70 多个国家/地区出版的 4 800 多种期刊,该库报道文献的速度较快,与纸本原始期刊的时差小于 20 天,被认为是世界上关于人类医学和相关学科文献的一种重要的综合性的索引,使用方法与 MEDLINE 光盘数据库相似,需要注意的是该库具有不同于 MEDLINE 的独立主题词表系统(EMTREE),EMTREE 是对生物医学文献进行主题分析、标引和检索时使用的权威性词表,包含超过 45 000 条药物与医学索引术语、20 万条同义词(包括所有的 MeSH 术语)配以 17 个核心的药物关联词、47 个投药途径关联词和 14 个疾病关联词,检索的网罗度和专指度超过 MeSH,并每年更新,用 EMTREE 提供的主题词检索可以提高文献的查准率和查全率。

EMBASE. com 是 Elsevier 公司 2003 年推出的一个新产品,是将 EMBASE 中 900 多万条生物医学记录与 600 多万条独特的 MEDLINE 记录两者强强联合,形成全球最大最具权威性的生物医学与药理学文献数据库。EMBASE. com 囊括了 70 多个国家/地区出版的 7 000 多种刊物,覆盖各种疾病和药物信息,尤其是它所涵盖的大量欧洲和亚洲医学刊物。同步检索超过 1 900 万条 EMBASE+MEDLINE 记录,且结果无重复;每年新增 60 多万条记录;EMBASE 记录在收到原始刊物后 10 个工作日内即会出现;检索途径多,检索者可根据自己需要进行检索,如:快速检索、高级检索、字段检索、药物检索、疾病检索、文章检索;同时,EMBASE. com 通过主要 STM 出版商可链接至全文。

(五)美国《生物学文摘》

《生物学文摘》(Biological Abstracts,BA),是供查阅生命科学文献的信息检索刊物。1926 年创刊,半月刊。原由美国生物学会联合会编辑,生物学文摘公司出版。1964 年起由生物科学信息公司(BIOSIS)编辑出版。1980 年起与原《生物研究索引》结为姐妹刊,后者同年改名《生物学文摘/报告·评论·会议录》,简称 BA/RRM。两刊每年摘录世界科技期刊 9 000 多种,以及研究报告、评论、会议文献、专利文献和图书,报道文摘或题录 50 多万条,内容包括生物学、生物医学、农学、食品科技、心理保健和环境等领域。出版形式有印刷本、缩微品、计算机磁盘和磁带版。BA 每期文摘按类目字顺编排,配有著者、生物系统、生物种属和主题等几种期索引和卷索引。

(六)美国《化学文摘》

美国《化学文摘》(Chemical Abstracts,CA)是世界最大的化学文摘库,也是目前世界上应用最广泛,最为重要的化学、化工及相关学科的检索工具。创刊于 1907 年,由美国化学协会化学文摘社(CAS of ACS,Chemical Abstracts Service of American Chemical Society)编辑出版,CA 被誉为"打开世界化学化工文献的钥匙"。CA 报道的内容几乎涉及了化学家感兴趣的所有领域,其中除包括无机化学、有机化学、分析化学、物理化学、高分子化学外,还包括冶金学、地球化学、药物学、毒物学、环境化学、生物学以及物理学等诸多学科领域。

CA 具有以下特点：

(1) 收藏信息量大：CA 年报道量最大,物质信息也最为丰富。

(2) 收录范围广：期刊收录多达 9 000 余种,另外还包括来自 47 个国家和 3 个国际性专利组织的专利说明书、评论、技术报告、专题论文、会议录、讨论会文集等,涉及世界 200 多个国家和地区 60 多种文字的文献。到目前为止,CA 已收文献量占全世界化工化学总文献量的 98%。

(3) 索引完备、检索途径多：CA 的检索途径非常多,共有十多种索引内容,用户可根据手头线索,利用这些索引查到所需资料。

(4) 报道迅速：自 1975 年第 83 卷起,CA 的全部文摘和索引采用计算机编排,报道时差从 11 个月缩短到 3 个月,美国国内的期刊及多数英文书刊在 CA 中当月就能报道。网络版 SciFinder 更使用户可以查询到当天的最新记录。CA 的联机数据库可为读者提供机检手段进行检索,大大提高了检索效率。

CA 网络版——SciFinder(CAS),CAS 的这一获奖的研究工具,使我们可以通过网络进入全世界最大的化学信息数据库 CAPLUS。可以从世界各地的数百万的专利和科研文章中获取最新的技术和信息。SciFinder 是一个突破性产品,它为研究单位带来了巨大的利益,包括对信息更有效的使用以及对研究和开发工作的推动。

二、常用的外文医学全文数据库

全文数据库是指全部收录或主要收录全文的数据库。全文数据库一般有两种出版方式,一种是由专门的数据库生产商提供,如 EBSCO、Journal@OVID Full Text、ProQuest 等,另一种由出版社或专业学会出版,如 Elsevier Science、Springer Link 等。前者的优点是检索途径多,但内容有些滞后；后者出版快,内容新,甚至在印刷版发行之前就能检索到全文。

全文数据库中的全文通常采用 PDF 或 HTML 格式。用 PDF 格式显示的全文能完全再现印刷版全文的原貌,直观逼真。浏览、打印 PDF 格式的全文,须安装全文浏览器 Adobe Acrobat Reader,可以从 Adobe 公司的主页(http://www.adobe.com)上免费下载。HTML 格式的全文中包含有大量的超链接点,可链接引文、图表、图像等信息。

由于全文数据库价格昂贵,供应商一般通过专线租用或在国内建立镜像站的方式提供服务,因此存在并发用户限制的问题,即同一时间内只允许一定数量的用户访问某一数据库。为避免虚占数据库而影响其他用户使用,全文数据库一般都设有超时自动退出的功能,即登录数据库后如果停止操作一段时间,系统会自动提示"访问权已过期"(Your session has expired 或 Time exceed),此时只有重新登录才能继续检索数据库。全文数据库多采用 IP 地址控制使用权限,用户只有在授权的网段范围内(如校园网)才能免费检索和下载全文。

(一) OVID 电子期刊全文数据库

1. 概述　美国 OVID Technologies 公司是世界知名的医学数据库提供商,该公司于 2001 年 6 月与 Silverplatter(银盘)公司合并,组成全球最大的数据库出版公司。Journal@

OVID Full Text(简称 OVFT)收录了近 1 000 种 60 多个出版商提供的生物医学电子期刊,如著名的 Lippincott Williams & Wilkins(LWW)、Oxford University Press(OUP)、British Medical Association(BMA)、Blackwell Science 等出版社,其中被 SCI 收录的期刊超过 300 种,有 350 多种属于医学各学科领域的核心期刊,最早可回溯至 1993 年。

OVID 还将其中一些重要的生物医学核心期刊以专集形式出版,分为 4 个医学核心期刊专集、2 个护理专集、1 个精神卫生专集、1 个心脏病学专集,以及由 Lippincott Williams & Wilkins(LWW)出版的 209 种生物医学电子期刊(其中 154 种为核心期刊,89 种被 SCI 收录)组成的 LWW 专集。OVID 的循证医学数据库是一套医药界人士及医学相关研究人员研发的数据库。收录并整合了医学研究中具有临床实证基础的资料,提供给临床医生、科研人员使用,作为临床决策、研究的基础,可节省阅读大量医学文献的时间。

OVID 所有的信息资源都运行在同一检索平台上,能实现多个数据库的统一检索。OVID 平台不但在 Medline 与 OVFT 之间建立了无缝链接,而且可以与用户所在机构订购的其他全文数据库(如 Elsevier、John Wiley)等建立无缝链接,实现文献检索与原文获取的同步进行。OVFT 更新速度快,检索功能强,记录中的各种链接多,以 HTML 格式显示的全文提供了结构化文摘链接、参考文献链接、正文内容链接和图表链接等。

2. 检索方法 进入 OVID 系统,首先显示数据库选择列表。OVID 将用户所在机构订购的全文电子期刊定制于 YourJournals@OVID 中,进入这一数据库,检出的每条记录都有全文链接。Journals@OVID Full Text 为 OVID 的全文库,该库的检索结果除了提供篇名、文摘和参考文献等信息外,本单位已订购的 OVID 全文电子期刊则能显示原文。

(二) Elsevier Science SDOS 全文数据库

1. 概述 荷兰的 Elsevier Science 公司出版生命科学、化学化工、物理与工程技术及社会科学等多个学科领域内的期刊。该公司建立的 ScienceDirect On Site(SDOS)系统是一个基于 Web 的电子期刊全文数据库,学科覆盖有农业和生物科学、数学、化学、化学工程学、物理学和天文学、生物化学、遗传学和分子生物学、土木工程、计算机科学、决策科学、地球科学、能源和动力、工程和技术、环境科学、免疫学和微生物学、材料科学、医学、神经系统科学、药理学、毒理学和药物学、经济学、计量经济学和金融、商业、管理和财会、心理学、人文科学、社会科学等学科 2 500 多种高品质全文学术期刊,提供 900 多万条全文记录。

Elsevier 服务系统实现了与重要的二次文献检索数据库的全文链接,目前已经与 SCI、EI 建立了从二次文献直接到 Elsevier 全文的链接。Elsevier Science 公司在清华大学图书馆(http://elsevier.lib.tsinghua.edu.cn)和上海交通大学图书馆(http://elsevier.lib.sjtu.edu.cn)分别建立了镜像站,访问 Elsevier SDOS 数据库采用校园网范围的 IP 地址控制使用权限。

2. 检索方法 进入 Elsevier SDOS 后,首先为 Browse(浏览)页面,包括刊名字顺浏览和按学科分类浏览。SDOS 提供了快速检索(Quick Search)、简单检索(Simple Search)和扩展检索(Expanded Search)三种检索途径。扩展检索再细分为高级检索(Advanced)和专家检索(Expert)。检索结果为题录形式,点击题录左侧的放大镜按钮可查找该文献的相关文献,点击 Bibliographic Page 链接得到文摘等详细信息,Elsevier SDOS 的全文为 PDF 格式,可浏览、打印或存盘。

(三) SpringerLink

1. 概述 德国的 Spring-Verlag 公司是世界上著名的科技出版集团,通过 SpringerLink 平台提供科学、技术与医学方面的电子期刊与电子图书的在线服务。SpringerLink 收录了 Springer 公司出版的 500 多种高质量的学术期刊,且大部分为在线优先(Online First)期刊,即在印刷版出版发行前几周甚至一个月就能在线获取电子期刊全文,大大缩短了时差。SpringerLink 目前在清华大学设有镜像站(http://springer.lib.tsinghua.edu.cn),购买了使用权高校的校园网用户可直接登录访问。

2004 年 Springer 公司与荷兰的 Kluwer Academic Publisher 出版集团合并后,Kluwer 公司的电子期刊(Kluwer Online Journals)也同时整合在 SpringerLink 平台上。目前通过 SpringerLink 可访问 2 000 多种全文电子期刊,共分为 13 个学科类目:建筑和设计、行为科学、生物医学与生命科学、商业与经济、化学与材料科学、计算机科学、地球与环境科学、工程学、人类学、社会科学与法律、数学和统计学、医学、物理与天文学、计算机职业技术与专业计算机应用等。

2. 检索方法 进入 SpringerLink 在国内的镜像站主页,系统自动显示用户登录信息、使用 IP 控制认证信息及系统检测到的用户 IP 地址。该页面提供了一般检索(Search)、高级检索(Advanced Search)和浏览检索(Browse)的入口。页面右侧为 SpringerLink 的个性化服务的入口。注册、设定个人用户和登录口令后,可通过主页上的 Favorites 按钮选择习惯性阅读的期刊或所在学科领域的核心期刊,以后每次登录 SpringerLink 即可直接进入这些期刊浏览。此外,还可以通过主页上的 Alert 按钮建立最新期刊目次(Table of Contents Alert)或者定题服务(Keyword Alert)的通知,通知的方式则可选择通过电子邮件或每次登录时通知。一般检索位于 SpringerLink 各页面的右上角,可在 Search For 下面的检索提问框中直接输入检索词。检索返回题录信息,点击篇名可获得完整的文摘,再点击页面上的 Open Fulltext,获得 PDF 格式全文。

(四) EBSCO 平台数据库

1. 概述 EBSCO 公司成立于 1984 年,是世界上最大的提供期刊、文献订购及出版的专业公司之一,EBSCOhost(http://www.ebscohost.com/)是一个功能强大的数据库检索系统,通过因特网连接到 EBSCO 公司出版发行的全文数据库和其他数据库,其中 Academic Source Premier(学术期刊数据库)是当今规模最大的为学术机构而设计的多学科全文数据库。ASP 数据库凭借其经专家精选的、众多极具价值的全文期刊,为读者提供来源广泛的各类型文献。包括近 4 700 种出版物的全文文章,其中包括 3 600 多种同行评审期刊;100 多种期刊可追溯到 1975 年或更早年代的 PDF 过刊。

Academic Source Premier(简称 ASP)数据库的学科范围包括:社会科学、人文科学、教育、计算机科学、工程技术、语言及语言学、艺术与文学、医学、民族学研究等。在文献表现格式上 EBSCO 同时提供有 PDF、html、xml 等格式,其中 PDF 可带有大幅彩色图片。

EBSCO 大部分期刊自 1990 年开始收录全文,收录全文期刊的品种逐年增多。部分全文期刊的收录年限长达 10～100 年。数据每日更新。

2. 检索方法 EBSCOhost 有基本检索(Basic Search)和高级检索(Advanced Search)两种检索方式,每种方式均提供关键词(Keyword)、主题(Subject Terms)、出版物(Publications)、索引(Indexes)、被引文献(Cited Reference)及图片(Images)等 6 种检索途径。默认

检索界面是高级检索的关键词途径。检索返回的格式为题录,题录下有 PDF 或 HTML 格式的全文链接。点击"查询国内馆藏及全文链接"可了解印刷刊的馆藏信息。点击篇名可得到文摘等详细信息。点击右侧的 Add 按钮,可标记选中文献并加入到文件夹(Folder),可通过打印、发电子邮件或存盘等方式输出检索结果。

(五) DIALOG 联机检索系统

1. 概述 DIALOG 公司(http://www.dialog.com)是世界上影响最大的联机检索公司,是为全球的经济、科技、工程、金融和法律等领域提供文献信息服务的主要提供商。DIALOG 公司总部设在美国加州,于 1972 年由 Roger Summit 创建,并正式向公众提供联机检索服务。DIALOG 于 1981 成为美国洛克希德导弹与宇航公司的子公司,1993 年由 Kinght Ridder 新闻公司买下,2000 年汤姆森公司购买了 DIALOG 公司的信息服务部分(包括 DIALOG、DataStar 和深层次服务),发展至今已成为世界上最大的综合性商业联机检索系统。

目前,DIALOG 系统的信息产品包括 900 多个数据库,总的信息量超过 15 万亿字节,DIALOG 学科覆盖面广,几乎涉及全部学科范围,包括综合性科学、自然科学、应用科学和工艺学,社会科学和人文科学,时事报道和商业经济等。其数据来源于各种不同的图书、报纸、杂志期刊、技术报告、会议论文、专著、专利、标准、报表、目录、手册等上的信息。DIALOG 系统的数据库类型多样,包括书目型、事实型、全文型等,DIALOG 检索系统也是国内科技查新工作中的重要信息资源。

2. 检索方法 DIALOG 系统根据用户的不同需求提供了以下两类不同的检索平台:第一类平台主要针对非专业检索人员,检索方式简单直接,检索人员无需熟识 DIALOG 的检索指令;第二类平台是专为信息检索专业人员开发设计的,可使用功能强大的 DIALOG 专业检索指令,全面检索 DIALOG 检索系统的 900 多个数据库。系统还提供了多种数据库检索工具,检索结果可通过电子邮件、传真或者邮件方式发送,提供 HTML 和文本两种格式的打印输出。

(六) ProQuest Medical Library

1. 概述 ProQuest Medical Library(PML)是美国 UMI 公司推出的医学全文数据库,现由 ProQuest Information & Learning Company 经营维护。该数据库有网络版和光盘版之分,收录了生物医学期刊 500 多种,这些期刊覆盖了所有的医学与健康领域,如药理学、神经学、心脏病学、物理治疗以及上百种其他相关专业,大部分期刊提供全文,共有记录近 30 万条。

2. 检索方法 PML 的检索途径包括基本检索(Basic Search)、高级检索(Advanced Search)和出版物检索(Publication Search)。检索返回页面为题录格式,题录下有 HTML 格式的全文链接(Full Text 或 Full Text + Graphics)、PDF 格式的全文链接(Page Image-PDF)、文摘链接(Abstract)、题录链接(Citation)。点击篇名得到摘要等详细信息。对所需文献做标记,检索结果的输出形式有打印、电子邮件或存盘。

(七) 外文生物医学期刊文献数据库

《外文生物医学期刊文献数据库》,简称 FMJS(Foreign Medical Journal Full-Text Service),是由卫生部主管,中华医学会主办,北京康健世讯科技有限公司承办,中华医学电子音像出版社出版的知识情报服务平台。FMJS 收录期刊 4 000 余种,文献总量 600 多万篇,每年新增 50 多万篇,数据每月更新。收录范围包括基础医学、临床医学、预防医学、特种医学、医学生物学、药学、药物化学、卫生保健及医学边缘学科等领域。

（罗臻　张红萍）

第二节　外文生物医学情报服务系统(FMJS)

一、数据库概述

《外文生物医学期刊文献数据库》(Foreign Medical Journal Full-Text Service,FMJS),是由卫生部主管,中华医学会主办,北京康健世讯科技有限公司承办,中华医学电子音像出版社出版的知识情报服务平台。其国际标准连续出版物号为 ISSN 1673—8292,国内统一刊号为 CN11‑9281/R。

FMJS 收录期刊 4 000 余种,文献总量 600 多万篇,每年新增 50 多万篇,数据每月更新。收录范围包括基础医学、临床医学、预防医学、特种医学、医学生物学、药学、药物化学、卫生保健及医学边缘学科等领域。截至 2009 年 10 月,FMJS 整合了 2 521 种 SCI 期刊、3 528 种 MEDLINE 期刊、1 081 种 OA 期刊、119 种临床核心期刊等外文医学期刊文献资源,是一个集文献检索服务、知识情报服务、OA 期刊全文链接服务、馆际互借服务等为一体的软件服务平台。

二、主界面的结构和功能

进入 www.kjmed.com.cn,以账号密码登录检索系统,进入系统后的主界面为期刊检索界面(图 9‑2‑1),为方便介绍,我们将其分为右上方的检索功能区(A 区)、右下方的检索结果显示区(B 区)和左侧的分类导航区(C 区)。

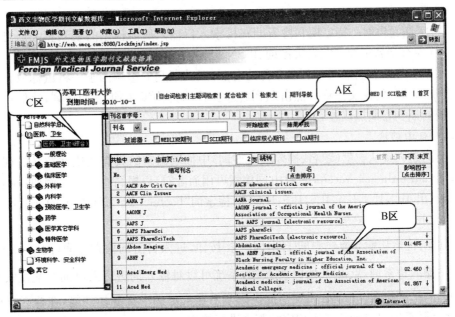

图 9‑2‑1　FMJS 主界面

（一）检索功能区（A 区）

检索功能区包括以下几个区域，从上到下依次是：检索功能按钮区、刊名首字母导航区、字段选择框和检索词输入框、过滤器。

1. 检索功能区最上方的蓝色导航栏内，排列有 自由词检索 、 主题词检索 、 复合检索 、 检索史 、 期刊导航 、 策略检索 、 加载 PubMed 、 SCI 检索 等，点击这些按钮便可实现相应的检索功能。

2. 在蓝色导航栏的下方是刊名首字母导航条，点击任何一个字母，就会显示出数据库中所有以这个字母为首字母的期刊名。

3. 在刊名首字母导航条下方设有期刊相关字段选择框和检索词输入框，完成相关字段的选择和检索词的输入后，点击 开始检索 按钮，系统即开始检索。

4. 输入框下方为过滤器，其实就是对出版物的类型加以限定，通过勾选可以从检索结果中滤出所需文献类型。

（二）检索结果显示区（B 区）

用于显示系统提示信息和检索结果。

（三）分类导航区（C 区）

分类导航为树形结构，选中某一类别后，任何检索都局限于此类别以下的数据。

三、检索途径及使用方法

（一）期刊检索

1. 导航树检索　点击蓝色导航栏的 期刊检索 ，进入期刊检索界面（图 9-2-2），页面左侧提供了分类导航树，可以从期刊所属的学科角度进行检索。例如，我们要查找关于分子生物学方面的期刊，点击"生物学"左边的加号，再点击"分子生物学"，系统会显示分子生物学的相关期刊。

2. 特定期刊检索　特定期刊检索即在检索入口输入所需检索的期刊相关信息进行检索，入口选项有刊名字顺、刊名、关键词、ISSN。

检索结果显示刊名缩写与刊名全称的对照，以及期刊的影响因子。将鼠标放在刊名上不动，会跳出该刊的中文注释。点击期刊名进去后，期刊馆藏按年卷期排列，我们可以点击需要查找的期刊卷期加以查看。

（二）自由词检索

自由词是直接从文献（题名、摘要或关键词）中抽取出来的具有实质性意义的词，例如：AIDS，Avian influenza vaccine。自由词检索可用通配符，以提高查全率。例如：检索词"IL*"可检索出 IL2、IL3、IL4、IL5、IL6、IL8 等；检索词"bacter*"可检索出 bacteria、bacterial、bacterium、bacteriocins 等。

1. 点击检索功能导航栏中的 自由词检索 按钮，进入自由词检索界面（图 9-2-3），在检索框中输入检索词，点击 开始检索 按钮，系统可以对输入词进行入口词匹配检索和对应该主题词的扩充检索。FMJS 系统还提供医学专业词汇的中文翻译功能，在检索框中输入中文检索词，系统将自动翻译成相应的英文进行检索。

图9-2-2 FMJS期刊信息显示界面

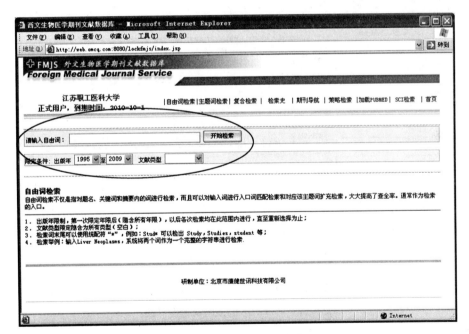

图9-2-3 FMJS自由词检索界面

2. 自由词检索应注意以下几点:

(1) 出版年限制,第一次限定年限后(隐含所有年限),以后各次检索均在此范围内进行,直至重新选择为止。

(2) 文献类型限定隐含为所有类型(空白)。

3. 检索举例 在自由词检索界面输入"Community Health Services",点击 开始检索 按钮,系统将三个词作为一个完整的字符串进行检索,我们也可以输入中文检索词"社区卫生服务",系统将自动转换成英文检索词进行检索,返回相应的检索结果。

(三) 主题词检索

FMJS 中的主题词指的是生物医学主题词表(MeSH),是由美国国立医学图书馆创立的。主题词是规范化的检索语言,它对文献中出现的同义词、近义词、多义词以及同一概念的不同书写形式等进行严格的控制和规范,使每个主题词都含义明确,以便准确检索,防止误检、漏检。

FMJS 的检索系统提供中文关键词以及限定该关键词的副主题词检索,中英文关键词是对应关系。例如:"liver cancer"、"liver carcinoma"、"liver neoplasm"、"liver tumor"、"hepatic cancer"、"hepatic carcinoma"、"hepatic neoplasm"、"hepatic tumor"的相关文献都可以通过查找"liver neoplasms"或"肝肿瘤"来实现。主题词检索有以下几个步骤:

1. 点击 主题词检索 按钮,进入主题词检索界面(图9-2-4)。系统提供两种方法查找所需的主题词:

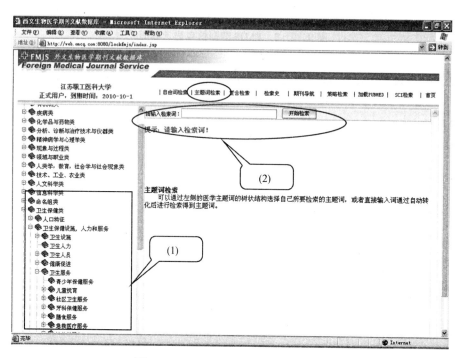

图9-2-4 FMJS 的主题词检索界面

(1) 左侧的树状结构表:所有的主题词都包括在树状结构中,我们可以点击选择主题词。例如,我们要查找"社区卫生服务"的主题词,可点击"卫生保健类"左边的加号,再点击"卫生保健设施、人力和服务","卫生服务",在展开的树状结构表中,我们可以找到所需的主题词。

(2) 从检索入口输入需要查找的词:检索入口有自动转换功能,在输入框中输入某个词之后,点击开始检索按钮,系统会找出与该词相对应的主题词。在主题检索中,也可以输入中文词进行查找,得到相应的中文主题词。

2. 点击所需查找的主题词,进入下一个页面(图9-2-5):

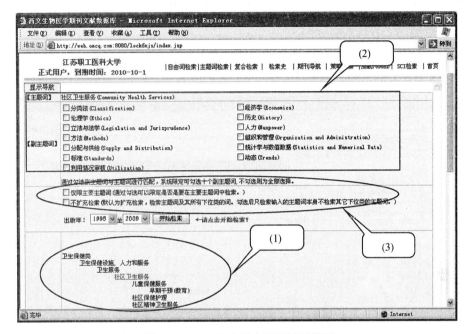

图 9-2-5　FMJS 的主题词显示界面

(1) 主题词类:在页面下方的"主题词类"中显示了主题词在树状结构中的位置,我们可通过点击来检索其上下位的主题词。

(2) 副主题词:页面上方显示了该主题词允许组配的全部副主题词,副主题词是论述主题词某一方面的词,它是对主题词的诠释与说明,通过勾选选择相应的副主题词与主题词进行匹配,系统限定可勾选10个副主题词,不勾选则为全部选择。

(3) 扩充检索:检索选项中的"扩充检索",仅限主要主题词(通过勾选可以限定是否只要在主要主题词中检索);不扩充检索(系统默认为扩充检索,检索主题词及其所有下位类的词,勾选后只检索输入的主题词本身,不检索其他下位类的主题词)。

3. 选择好副主题词,并选择是否进行扩展检索,选择出版年限,点击开始检索按钮,获得相应的文献记录。

(四) 复合检索

复合检索又称"高级检索",点击检索功能区的复合检索按钮,进入 FMJS 系统复合检索的界面(图9-2-6),复合检索提供多个检索提问框,适用于复杂课题的检索。

复合检索需要选择检索项、输入检索词、选择各检索词之间的逻辑运算关系,通过题名、关键词、刊名、摘要、作者、机构、ID 号七种检索项的三种逻辑关系(and, or, not)进行检索,如我们需要查找题名中含"Community Health"的文献,则选择"题名"检索项,在检索框中输入"Community Health",就会查出题名中含有"Community Health"的文献。复合检索中的各项检索逐行进行,不区分逻辑运算的级别。

以下通过检索举例来看复合检索的特点和检索步骤,如检索首都医科大学(Capital Medical University)中某专家发表的关于"社区卫生"方面的文献,具体操作如下:

1. 在第一个检索项中选择"机构",在对应的检索框内输入"Capital Medical University";在第二个检索项中选择"关键词",在对应的检索框内输入"社区卫生";在第三个检索项中选择"机构",在对应的检索框内输入"Beijing";在第四个检索项中选择"作者",在对应的检索框内输入作者名"Yang J"。

2. 逻辑运算关系都选"and",点击 开始检索 按钮,即显示检索结果。

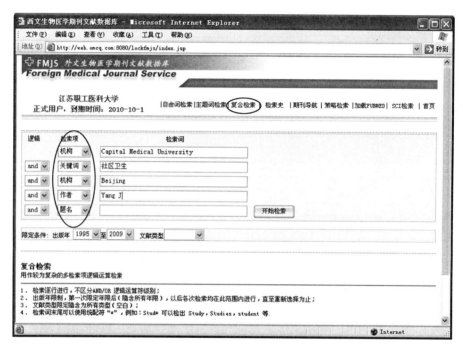

图 9-2-6　FMJS 的复合检索界面

3. 二次检索　在原有检索结果的基础上再检索,逐步缩小检索范围。例如:在禽流感(avian influenza)检索结果页面中,再在"二次检索"框内输入 H5N1,可检索有关 H5N1 型禽流感。

（五）检索史检索

检索史记录了每一步检索操作,每条检索记录的内容包括:检索式序号、检索式、检索结果的数量和显示(图 9-2-7)。检索史可以对检索结果进行逻辑运算。

例如,检索"高血压患者的社区卫生服务满意度"这个课题:

1. 拆分检索词为:高血压、社区卫生服务、满意度。

2. 先分别检索这三个关键词,得到三条检索记录。

3. 进入检索史,可以看到我们之前检索的每一条检索记录,包括检索序号、检索项、检索内容、文献类型、限定年限和命中篇数。

4. 点击前面的序号进行逻辑组配,先选择逻辑运算符"and"、"or"、"not",点击相应的检索式序号,在本例中,我们选择"and",点击♯1、♯2、♯3,就生成了检索内容"♯1 and ♯2

第九章 国外医学文献检索

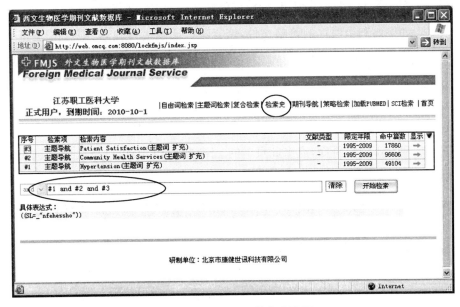

图 9-2-7 FMJS 检索史界面

and #3",点击开始检索按钮,生成这次检索的结果;同样,如果两条检索式之间是逻辑或的关系,则在输入框前的逻辑运算符下拉列表中选择"or"。

(六) 策略检索

策略检索是对已经检索过的过程和策略进行保存和恢复(图 9-2-8)。

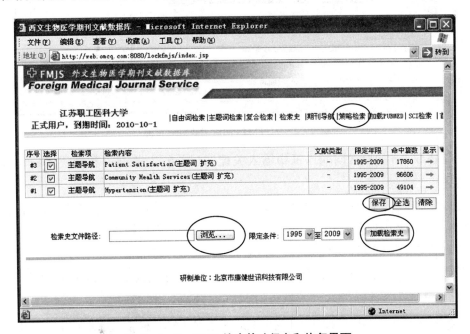

图 9-2-8 FMJS 检索策略保存和恢复界面

1. 保存 点击检索功能按钮条中的策略检索,会出现之前进行检索的每个步骤,选中

• 153 •

所需保存的检索策略,点击 保存 按钮,将检索策略保存为 *.his 文件。

2. 恢复　如果要利用保存的策略文件,恢复某一课题进行检索,则点击 浏览 按钮,找到所保存的 *.his 策略文件,选择好限定条件,点击 加载检索史 按钮,恢复策略文件的检索。

（七）加载 PubMed

加载 PubMed 使用方法:

1. 进入加载 PubMed 页面,点击此页上的 点击进入 PUBMED 检索 链接进入 PubMed 检索页面(图 9-2-9)。

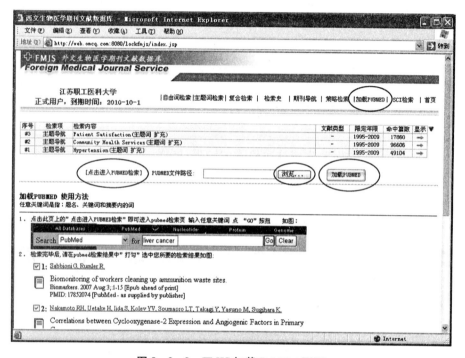

图 9-2-9　FMJS 加载 PubMed 页面

2. 在 PubMed 的检索词输入框中输入关键词(指题名、关键词和摘要内的词),点击 GO 按钮。

3. 检索完毕后,在 PubMed 检索结果中打勾选中所要的检索结果(注意:每次检索最多只可选中 30 篇,多则取前 30 篇文献),然后点击"Send to"复选框旁边的下拉箭头,点击"File"保存检索结果的文本文件(图 9-2-10)。

4. 回到 FMJS 系统的"加载 PubMed"页面中,点击 浏览 选中步骤 3 中保存的 PubMed 检索结果的文本文件并打开。

5. 点击 加载 PUBMED 按钮,可找出上述通过 PubMed 检索的文献在 FMJS 中收藏的结果。

第九章 国外医学文献检索

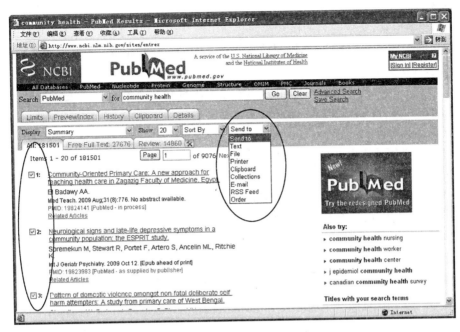

图 9-2-10 PubMed 文件保存界面

（八）SCI 检索

FMJS 提供的 SCI 检索主要是 SCI 查收、查引功能，使用者可以利用该系统检索出被 SCI 收录的文献及这些文献被 SCI 引用的次数，应该注意的是，该系统提供的检索信息仅供用户预先检索文章是否被 SCI 收录或引用参考，不作为正式的 SCI 收录或引用的证据。SCI 检索的界面分为 SCI 查收区和 SCI 查引区（图 9-2-11）。

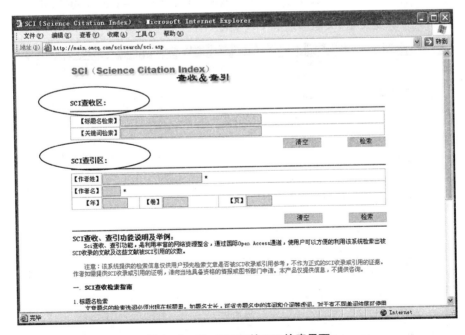

图 9-2-11 FMJS 的 SCI 检索界面

1. SCI 查收检索

（1）标题名检索：文章题名的检索选词必须出现在标题里。如题名太长，可省去题名中的连词和介词等虚词。系统支持截词检索，例如：elevat? 可检索 elevate、elevated、elevating 和 elevation 等词。

（2）关键词检索：该种检索所选用的词汇必须出现在文章的标题或关键词里。我们可以使用通配符和复合检索式检索，检索例子如上所述。

2. SCI 查引检索

（1）作者：必须使用引文作者的姓和最多三个字母的名。如果需要检索作者在所有出版物中的引文，则不要填写年代、卷号和首页。

（2）年代：检索作者在某年的刊物上被引用文章，可直接输入该年的年号。

（3）引文卷号和页码：检索该作者某一篇引文，需要输入该篇引文的卷号和起始页码。如果该作者在所引卷号里只有一篇文章，可以不填写页码。例如：寻找作者 Chen R 的引文"Bariatric surgery for morbid obesity. N Engl J Med. 2007 Sep 13;357(11):1159; author reply 1159—1160."可输入：作者姓 Chen，作者名 R，年代 2007，卷号 357，起始页 1159 即可。

（4）在检索结果中，题名下面嵌入 PubMed 查看 、 Google Scholar 查看 两个按钮，点击这两个按钮后，可以在 PubMed 和 Google Scholar 中分别查找到该篇文章标题外的其他信息，包括文章作者、机构、摘要和发表期刊及其卷期号等。

（九）其他功能

1. 过滤器功能　过滤器可以对检索结果进行过滤，是寻找检索结果中那些重要的相关知识的过程，例如，我们查找有关"社区卫生"的文献，输入"community health"进行检索，检中 3 217 篇文献，如果想继续检索这 3 217 篇文献中的循证医学文献，我们可以点击过滤器中的 循证医学 按钮，得到 449 篇文献，这些文献都为循证医学类型的。同样，我们可以过滤 F1000 文献、系统综述文献、文献综述和 OA 文献（图 9-2-12）。

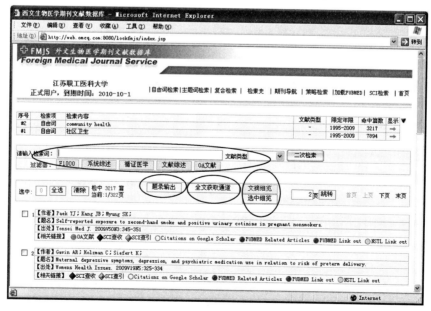

图 9-2-12　FMJS 结果显示界面

在期刊检索中,期刊资源过滤器可以滤出:Medline 期刊、SCIE 期刊、临床核心期刊(Core Journals)、免费期刊(OA)。

2. 文献评价功能　FMJS 引用文献评价工具(SCIE,Google Scholar,F1000),可以对文献资源进行一定的评价。

(1) FMJS 揭示 SCI 查收、查引功能,用户可以获取检索结果被 SCI 收录的情况与文献被引用的情况。

(2) FMJS 对 F1000 评价过的文献作了标识,通过康健公司专家咨询系统,查询 F1000 的评价结果。

(3) FMJS 系统提供"citations on Google Scholar"途径链接,可以检出文献被引用的情况。

四、检索结果的处理

(一) 检索结果的显示

1. 图 9-2-12 显示了系统默认的检索结果显示格式,文献列表为题录格式。显示字段为作者、题名、出处和相关链接。

2. 点击 文摘细览 按钮,可进入文摘格式浏览文摘;勾选文献记录之后,点击 选中细览 按钮,可以浏览选中记录的文摘信息;点击 全文获取通道 按钮,可以进一步获得全文。

(二) 检索结果的打印和输出

1. 在浏览过程中若发现命中文献,可以在记录序号前的方框内勾选。

2. 点击 题录输出 按钮,进入检索结果打印页面(如图 9-2-13),检索结果输出包括字段格式、文摘格式和引文格式三种。

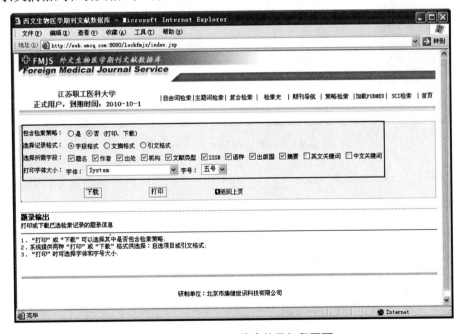

图 9-2-13　FMJS 检索结果打印页面

3. 选择所需要的记录输出格式和需要输出的字段,点击 下载 按钮,便可以对检索结果进行存储,也可以直接点击页面上的 打印 按钮直接打印。

(三)全文获取

FMJS 系统通过以下方式提供全文获取服务:

1. 免费文献(Open Access)获取 我们可以通过过滤器功能找出检索结果中的 OA 期刊文献,点击"相关链接"下的"OA 文献"绿色图标,点击 打开全文 ,即可获取文献全文。

2. PubMed Linkout 获取 点击 PubMed Linkout ,进入 PubMed Linkout 界面(图 9-2-14),利用 PubMed 提供的外部链接功能,可以揭示出如下信息:文献属于哪个出版商,如果我们有此出版商的使用权,则可点击 fulltext ,打开全文;国外哪家图书馆拥有此全文,可通过国际馆际互借的方式获取所需全文;如果已订购国外全文数据库,则可以通过 PubMed Linkout 直接链接到国外全文数据库获取全文。

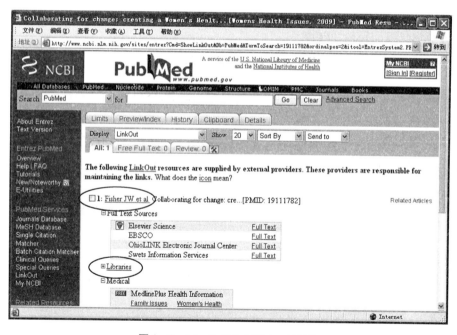

图 9-2-14 PubMed Linkout 界面

3. NSTL Linkout 获取 通过 NSTL Linkout ,链接到国家科技图书文献中心,利用该数据库的馆际互借系统获取全文。

4. 国内馆际互借 通过点击 馆际互借 按钮实现网上全文申请链接,获得远程电子全文传递服务,申请的具体步骤为:

(1)勾选选中需要获取全文的文献记录,点击 全文获取通道 按钮,进入全文申请页面,输入个人手机和邮箱,点击 保存 按钮。

(2)打开第一步中保存的文件,点击该页面上的 发送请求 按钮,这时,请求订单将发送到国内大型医学图书馆,图书馆收到请求之后,会将文献全文发送到我们所填写的邮箱中。点击登录邮箱按钮可以查看请求发送状态。

(罗臻 张红萍)

第三节 PubMed 系统

一、数据库概述

PubMed 数据库由美国国立卫生研究院(National Institutes of Health,NIH)下设的国立医学图书馆(National Library of Medicine,NLM)附属的国立生物技术信息中心(National Center for Biotechnology Information,NCBI)研制开发,基于国际互联网(Internet)的 Web 平台运行,系题录结合摘要性质的生物医学文献数据库,并提供付费及部分免费的全文链接服务。

截至 2009 年 9 月底,该数据库收录了自 1948 年以来的包括 MEDLINE 及生命科学相关期刊的 1900 多万条生物医学文献记录。

PubMed 的收录范围:

① MEDLINE 以英文题录或摘要的形式收录了美国及其他 80 多个国家或地区出版发行的大概 50 种语言、将近 5200 种的权威生物医学期刊,其中 85% 的原始文献为英语,80% 的记录有文摘,免费全文大约占 5%。内容涉及基础医学、临床医学、护理学、口腔医学、兽医学、药理学、环境和公共卫生等生物医学的各个领域。

② In Process Citations (PreMEDLINE) 是一种由正在加工处理中的文献记录组成的数据库,这些新记录还未被标引,暂时存放在 PreMEDLINE 数据库中。周二至周六每天更新,经过标引(增加主题词、文献类型、数据库存取号等字段)的题录转入 MEDLINE 后,即在 PreMEDLINE 数据库中作删除处理。记录中有[in process]的标记。

③ Publisher-Supplied Citations 是出版商直接向 PubMed 提供的非 MEDLINE 收录的电子刊物,记录带有[Record as supplied by publishers]标记。

另外,在 PubMed 系统的 Web 页面上还链接了以下几个 NCBI Entrez 数据库:① Nucleotide:DNA 序列数据库;② Protein:蛋白质序列数据库;③ Genome:基因组序列数据库;④ Structure:分子结构模型数据库;⑤ OMIM:人类孟德尔遗传学在线数据库;⑥ PMC:PubMed 中心,免费全文期刊检索;⑦ Journals:该数据库收录所有 Entrez 库中的期刊杂志,用户可以使用主题、期刊名、期刊缩略语、ISSN 号等途径查找相关的期刊信息;⑧ Books:是由出版社提供的数字化生物医学图书及医生参考书籍数据库。

PubMed 系统的登录网址为:http://www.ncbi.nlm.nih.gov/pubmed/

为方便记忆与使用,该系统还提供了以下几个简略 URL,输入浏览器地址栏后,都能转入上述页面:① pubmed.gov;② pubmed.com;③ pubmed.org;④ www.pubmed.gov;⑤ www.pubmed.com;⑥ www.pubmed.org。

二、主界面的结构和功能

2009 年 11 月初,PubMed 更新了系统首页,通过浏览器成功登录 PubMed 系统后,显

示为如下最新界面(图9-3-1),现作简要介绍:

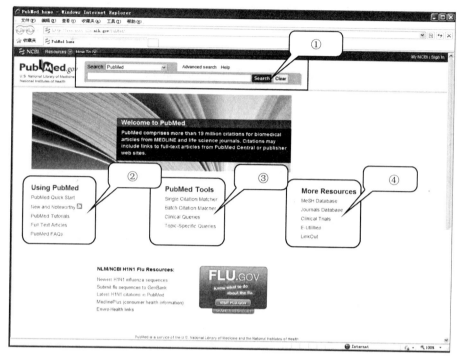

图9-3-1 PubMed系统最新首页界面

① 检索功能条:包括数据库选择项下拉按钮、高级检索(Advanced search)链接、帮助(Help)链接、检索词输入框、$\boxed{\text{Search}}$、$\boxed{\text{Clear}}$按钮。

② PubMed系统的教学及帮助、常见问题(FAQ)等链接。

③ PubMed系统的几个工具,系将传统界面下辅助服务区域的几个工具调整至此,详见下文分述。

④ PubMed系统的"更多资源(More Resources)"区域:包括医学主题词(MeSH Database)、期刊库(Journals Database)、临床试验库、电子工具、外部链接。

PubMed系统的首页更新其实是将传统页面进行了简化,我们通过点击"更多资源(More Resources)"区域的医学主题词(MeSH Database)或期刊库(Journals Database)链接,即可进入沿袭多年的PubMed传统复杂页面(图9-3-2)。为了表述方便,我们将其分为三个区域予以描述。

第九章 国外医学文献检索

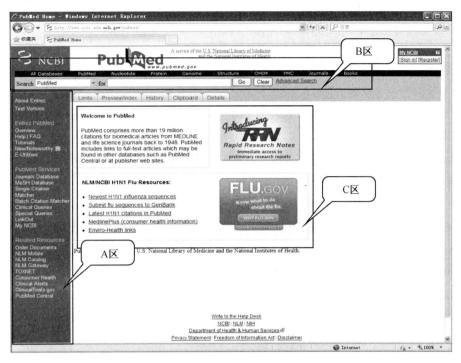

图 9-3-2　PubMed 系统传统页面

（一）系统服务区（A 区）

即主页面的左侧深色区域，主要包括以下 3 个方面的内容。

1. 辅助说明　包括 Entrez PubMed 的概述、帮助文档／常见问题（FAQ）、在线教学、网站更新讯息、电子工具等。

2. 辅助服务　包括：① Journal Database：可通过输入期刊名、ISSN 号或刊名缩写查询期刊的出版信息；② MeSH Database：选中该库后，在检索框中输入关键词，可查找并选择规范化的医学主题词及副主题词进行检索；③ Single Citation Matcher：使用字段检索方式，找寻特定刊名、卷期、作者、篇名的文献资料；④ Batch Citation Matcher：以指令方式批次检索数据库中相关的文献；⑤ Clinical Queries：依据 Haynes RB 等专家所制订的最佳检索策略，在治疗、诊断、病因与预后四个方面过滤查询临床资料；⑥ Special Queries：包括艾滋病、癌症、医学史、太空生命科学、毒理学等相应专题内容；⑦ LinkOut：LinkOut 选项表明某个题录存在外部链接资源，包括国外图书馆馆藏目录、电子全文、书目数据库清单、消费者健康信息、研究参考资料等信息；⑧ My NCBI：用户通过建立个人账号及密码，能免费储存/删除检索结果、设定 My LinkOut 并获得个性化文献传递等服务项目。

3. 相关资源　包括：① Order Documents：是一种收费性质的全文文献传递服务；② NLM 移动服务：提供掌上个人设备（Palm 手机、PDA、PPC 等）的接入服务；③ NLM 书目信息：包括期刊、图书、视听资料、计算机软件、电子资源等；④ NLM 门户：让用户在 WEB 环境能同时检索 NLM 多个数据库；⑤ 毒理网：包括毒理学、有害化学物品、环境卫生等相关内容；⑥ Consumer Health：提供 MEDLINEplus 的链接，是与消费者健康信息相关的 NLM 网络节点；⑦ Clinical Alerts：此部分发布 NIH 资助的临床研究成果；⑧ ClinicalTri-

als. gov:是在美国或全球实施、由官方或非官方资助的临床试验登记库,让用户能查找到试验意图、参与者等信息;⑨ PubMed Central（PMC）:NIH 提供的有关生物医学、生命科学期刊的免费数字全文文献库。

（二）检索功能区（B 区）

即主页面的上方区域,主要包括以下 3 个方面的内容。

1. 黑色导航栏　位于 PubMed 检索页面标题栏下方,罗列了一组前文所述的 NCBI Entrez 数据库的链接,包括:① 所有库;② PubMed;③ DNA 序列数据库;④ 蛋白质序列数据库;⑤ 基因组序列数据库;⑥ 分子结构模型数据库;⑦ 人类孟德尔遗传学在线数据库;⑧ PMC 免费全文期刊检索;⑨ 期刊库;⑩ 数字化生物医学图书及医生参考书籍数据库。

2. 检索功能条　前有数据库的下拉选择框,中间是检索词输入框,然后分别是"检索执行"按钮 Go 以及"输入词清除"按钮 Clear,最后是"高级检索"Advanced Search 页面的链接,打开该"高级检索"的页面（图 9-3-3）,用户能够同时限定多个条件（如作者、期刊名、出版日期、题名、语种等）并可选择布尔逻辑运算符 AND、OR、NOT 进行特定需求的检索。高级检索合并了下文所述的限定（Limits）、检索史（History）、预检/索引（Preview/Index）、检索策略（Details）及系统服务区的引文检索（Citation Search）功能。

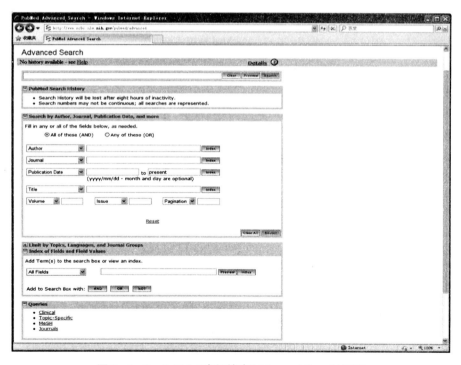

图 9-3-3　PubMed 高级检索（Advanced Search）页面

3. 辅助功能标签　在检索功能条的下方,有 5 个辅助检索功能标签,分别是:①"限定"（Limits）:用户点击 Limits 标签可限制命中题录是否附带全文、免费全文或摘要,以及指定研究对象（人类或动物）及性别,指定原文语种、出版物类型（如临床试验、社论、信件、综述等）、主题类别（如艾滋病、医学伦理学、癌症等）、年龄组、出版日期、系统更新日期。②"预检/索引"(Preview/Index):点击 Preview 可预览:a. 先前检索结果之记录数,并决定是否要修正检索策略,如不修正亦可从记录数直接链接至检索结果;b. 亦可在「Add Term(s) to Query or View Index」输入检索词预览检索结果,或者输入后按下 Index ,浏览该词在各字段中出现的记录数,并选择 AND 、 OR 、 NOT 加入原有的检索式中进行检索。③ "检索史"(History):在 PubMed 系统中每个检索式都拥有一个相应的流水号,该流水号由 "♯ + 数字"构成,点击 History 标签,可见所有检索步骤的历史记录。如需调用先前的检索式,可以直接输入该检索式号码(♯ + 数字)并组配相应的布尔逻辑运算符即可,如"♯2 AND ♯3",表示将第二个及第三个检索式进行布尔逻辑乘运算。若 8 小时内没有再次检索,则该记录将被系统清除,此外,以检索式号码储存的检索策略将被系统视为无效记录,下次登入系统时将无法被调用。④ "剪贴板"(Clipboard):该区域暂存了一次或多次的检索结果(最多可显示 500 条记录),点击 Clipboard 标签可以进行后续的打印、储存或文献传递服务,同样地,若 8 小时内未再执行任何操作,则记录将被系统清除。⑤ "检索策略"(**Details**):用户输入检索词后,点击 Details 标签可查阅 PubMed 如何将非标准化的自由词(关键词)转换成规范化的主题词(MeSH Terms),并可在"Query Translation"框中直接编辑检索策略。如需储存该检索策略,可直接按下 URL 键,并结合浏览器所提供的书签(Bookmark)功能,将该检索策略以网址形式储存在浏览器中的书签档案中,以便日后使用。

(三) 结果提示区(C 区)

即主页面的中部大块区域,用户在此可以浏览相应的系统提示信息或检索结果,亦可点击相应的链接,进行获取全文、链接外部信息等操作。

三、检索途径及使用方法

(一) 基本检索

登录 PubMed 系统后即进入了基本检索界面(图 9 - 3 - 1),在数据库下拉选择框中选中 PubMed,然后在检索词输入框中键入关键词(可以是单词或词组),点击 Go 按钮,系统即开始智能化的检索。如前文所述,系统亦提供了 5 个辅助检索功能标签,用户可作相应选择和使用。PubMed 系统支持布尔逻辑运算、截词检索及字段限制检索。

1. 布尔逻辑运算 PubMed 接受 AND、OR、NOT 布尔逻辑运算符,系统提示需以大写形式输入(实际操作中似乎小写亦可),如:vitamin c OR zinc。如需同时使用两个以上的布尔逻辑运算符,则可利用括号"( )"确定运算的优先级别,如:common cold AND (vitamin c OR zinc)。

2. 截词符 因英美单词的不同拼写形式或因单词词性、词形改变而致单词词尾变化需要模糊查询时,可以使用 * 作为截词符,如:flavor*,可找到以 flavor 作词干的单词,如:flavored、flavorful……,系统最多可以显示 150 条以此词干开头的记录。提醒注意的是,* 是以单字词为检索对象,如输入 infection* 可得到 infections,但是无法找到 "infection control"词组。

3 字段限制检索 用户可以在基本检索页面的检索词输入框中直接键入"检索词+[字段名称缩写]",从而进行字段限制检索,即在指定的字段内检索特定内容。例如键入 "dna

[mh] AND crick[au] AND 1993[dp]"，表明指定文献作者是 crick，主题词为 DNA，文献出版日期为 1993 年。

PubMed 的常用字段名称缩写如下：

① AU(作者)，如 o'brienj[au]；

② AD(第一作者机构名称、地址、资助号)，如 LM05545/LM/NLM[ad]；

③ TA(期刊名，包括期刊全称、简称、ISSN 号)，如 jbiolchem[ta]或 0021-9258[ta]；

④ LA(文献原始语种)，如 Chinese[la]；

⑤ PT(出版类型)，如 review[pt]；

⑥ TW(自由词)，如 AA001794[tw]；

⑦ TI(文献标题内自由词)，如 leiomyosarcoma[ti]；

⑧ MH(Mesh Terms,全部主题词,即包含了主要叙词及次要叙词)，如 neoplasms[mh]或 neoplasms/dt[mh]；

⑨ MAJR(主要叙词，即该主题词描述了文献的重要论点，指定 Majr 检索能提高文献的查准率)，如"Severe Acute Respiratory Syndrome"[Majr]；

⑩ DP(出版日期)，采用 YYYY/MM/DD[DP]格式，如 1998/03/06[DP]，输入日期范围则用冒号连接，如 1996:1998[DP]，1998/01:1998/04[DP]。

（二）主题检索

登录 PubMed 系统后，在数据库下拉选择框中选中"MeSH"，或者点击系统服务区的"MeSH Database"，然后在检索词输入框中键入关键词或词组，点击 Go 按钮，系统即把用户输入的检索词自动转换为相应的主题词(Mesh Terms)，并显示在"结果提示区"供用户进一步选择使用，用户可以：① 浏览该主题词的释义；② 查阅该主题词在词表中的上下位类关系和学科范畴；③ 参阅与该主题词相关的其他主题词；④ 选择相关的副主题词作限定检索；⑤ 作多个主题词(/副主题词)的概念组配检索；⑥ 指定该主题词在"主要叙词"(Major MeSH)字段检索(Restrict Search to Major Topic headings only)，也就是说保证命中文献为密切相关文献；⑦ 指定是否扩展该主题词(Do Not Explode this term)，即是否包含该主题词的下位词进行检索。

用户在选中相应的主题词(及副主题词)后，根据需要，分别点击"Send to"下拉框中的"Search Box with AND (OR / NOT)"，然后等待系统刷新后，点击 Search PubMed 按钮，即可获取相应的文献题录。有关主题检索的详尽图示参见下文"检索示例"。值得留意的是，系统会同时以 MeSH 及 Text Word(自由词)方式进行检索，例如检索 vitamin h，系统将以 Biotin[MeSH] OR vitamin h[Text Word]进行检索。如果需要查找特定词组，可将该词组加上引号，如："single cell"。

（三）期刊检索

登录 PubMed 系统后，在数据库下拉选择框中选中"Journals"，或者点击系统服务区的"Journals Database"，然后在检索词输入框中输入刊名全称、缩写或者 ISSN 号，点击 Go 按钮，系统将自动执行相应的刊名检索，例如输入"new England journal of medicine"，将被转换成 N Engl J Med[Journal Name]，其意义等同 N Engl J Med[ta]。

（四）作者检索

输入形式为："姓＋半角空格＋名字的首字缩写"，例如 Smith JA。用户可在"Limits"功

· 164 ·

能标签中指定作者姓名进行检索,或者在检索词输入框中键入如下指令直接检索:Lai MY[au]。

四、检索结果处理

（一）检索结果的屏幕显示

在屏幕的结果提示区,检索结果显示方式如下图所示,现将各选项和功能按标号分述如下(图9-3-4):

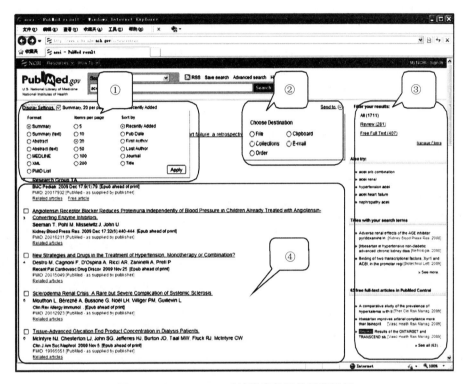

图9-3-4　PubMed系统检索结果的屏幕显示

1. 展示（Display Settings）　方式设置:用户通过点击 Display Settings 超级链接或旁边的下拉按钮,可以对显示格式（Format）、每页题录数（Items per page）及排序方式（Sort by）进行设置,然后点击 Apply 即可应用。在显示格式中可以选择以一般格式［Summary］、摘要格式［Abstract］、纯文本摘要格式［Abstract（text）］、MEDLINE格式、XML格式、PubMed系统流水号列表格式（PMID List）显示记录。在设置每页显示笔数时,用户通过点击相应的选择项(5,10,20,50,100,200)设置检索结果在每屏（每页）最多可以显示的记录数,系统预设为20条。在设置排序（Sort by）方式时,用户可以选择按最新入库（Recently Added）、出版日期（Pub Date）、第一作者（First Author）、最末作者（Last Author）、期刊名称（Journal）、文献标题（Title）为依据,对检索结果进行排序。

2. 发送（Send to）　选项:用户通过点击 Send to 超级链接或旁边的下拉按钮,可以选择"文件存储（File）、剪贴板（Clipboard）、My NCBI账户典藏（Collections）、电子邮件（E-

mail)、原文征订(Order)"等形式,将检索结果发送至不同目标。用户可以在检索结果显示区域(标示4)先用鼠标勾选相应检索结果,如未勾选,则系统默认为全部选中。

3. 参考区域　系统提供了筛选结果(Filter your results)、相关检索词(Also try)、命中文献标题(Titles with your search terms)、PMC中免费全文等参考功能(free full-text articles in PubMed Central)。在筛选结果选项下,用户可以点击综述(Review)或免费全文(Free Full Text)的链接获取相应文献。

4. 检索结果显示区域　每一条记录都标示有"相关文献"(Related Articles)。相关文献以同一主题概念在不同文章中出现的频率为计算基准,两篇文献有愈多相近的主题概念表示愈相关,PubMed以此考量并提供"相关文献"。如果点击文献标题的超级链接,就可以显示该条题录并附摘要的详细信息,记录旁亦有"Related Articles"及"Links"链接。部分题录的"Links"链接提供「Books」及「LinkOut」两种选择,其中「Books」为从摘要中撷取主题概念并列出相关的MeSH主题词,可链接至相关电子书全文;「LinkOut」为在线电子全文、书目数据库清单、消费者健康信息、研究资料等外部链接资料。

此外,每条记录均有PMID标示,如"PMID:16788526",表示这篇文献在系统中的流水号为16788526,申请文献传递服务时如果提供该号码,可以加速找到该文件。

(二)检索结果的转存

对于检索结果的转存,用户可以点击"发送(Send to)"链接并选择"文件存储(File)"选项进行相应操作。同样地,用户可以在检索结果显示区域(标示4)先勾选相应检索结果,如未勾选,则系统默认为全部选中。例如,点击"Send to"下弹框中的文件存储(File),则系统首先让用户设置存储格式(Format)及排序方式(Sort by),然后用户可以点击 Create File 按钮,系统将以"pubmed_result.txt"为默认文件名,将检索结果以纯文本格式储存在用户指定的本机硬盘或USB外设中。当然,用户也能选择前文所述的"剪贴板(Clipboard)、My NCBI账户典藏(Collections)、电子邮件(E-mail)"等形式将所需文献进行转存。

五、检索示例

在这里,我们以"肺癌化疗患者的社区保健康复"为题,通过PubMed检索相关的文献信息,并试图获取免费全文。学习要点是:① 将自由词转换为主题词;② 主题词加权检索,以及主题词组配副主题词检索;③ 将检索式进行布尔逻辑运算;④ 进行相应的限定检索,指定获取免费全文。检索步骤如下。

(一)自由词转换为主题词

首先,我们通过在浏览器的地址栏键入"pubmed.gov"登录PubMed系统。然后,我们在数据库下拉选择框中选中"MeSH",或者点击系统服务区的"MeSH Database",接着在检索词输入框中键入"lung cancer",点击 Go 按钮(图9-3-5),系统将返回相应的主题词"Lung Neoplasms"(肺肿瘤)并优先列示,点击该链接,我们可以看到该主题词的释义、允许组配的副主题词、加权检索选择框、扩展检索选择框、入口词列表(即各种形式的自由词)、供参见的相关主题词以及该词在词表中的学科范畴层次(图9-3-6)。

第九章　国外医学文献检索

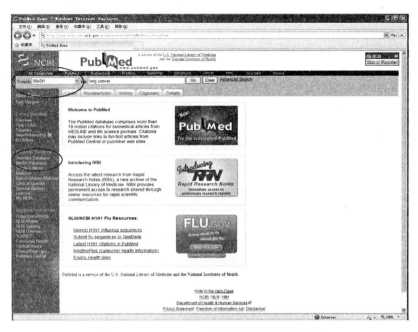

图9-3-5　PubMed系统主题检索入口界面

同样地，我们可以通过输入"Community Health Care"（社区卫生保健）得到主题词"Community Health Services"（社区卫生服务）。

（二）主题词加权及组配副主题词检索

点击相应的主题词链接后，我们可以看到如下的画面（图9-3-6），按题意，我们不点击"Lung Neoplasms"前的选择框（表示不进行不组配副主题词的检索），而点击副主题词

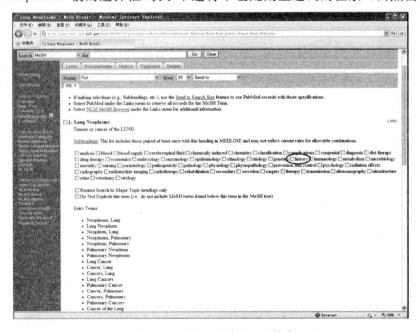

图9-3-6　PubMed系统主题词检索页面

· 167 ·

drug therapy（药物疗法）、diet therapy（饮食疗法）、rehabilitation（康复）前的选择框以及"Restrict Search to Major Topic headings only."（主题词加权检索）前的选择框，表示我们选中该主题词并组配副主题词"药物疗法"、"饮食疗法"和"康复"，进行加权检索（意即在主要叙词字段检索，保证所查为密切相关文献）。然后我们点击"Send to"下拉框，选中"Search Box with AND"，系统刷新后，点击 Search PubMed 按钮，即可获取相应的文献题录。

同样地，我们通过点击主题词"Community Health Services"前的选择框（表示不组配特定副主题词进行检索）以及"Restrict Search to Major Topic headings only."前的选择框，然后点击"Send to"下拉框，选中"Search Box with AND"，系统刷新后，点击 Search PubMed 按钮，即可获取相应文献。

为了学习将检索式进行布尔逻辑组配运算，我们将上述2个主题词分别进行了"点击 Search PubMed 按钮"的操作，以得到2个检索式。事实上，我们可以在同一的页面，通过点击"Send to"下拉框，选中"Search Box with AND"，可以直接将2个主题词发送到检索框中并用逻辑运算符"AND"组配起来，再点击 Search PubMed 按钮，即可获取相应的文献。

（三）检索式的布尔逻辑运算

点击系统的 History 标签，我们可以见到所有检索步骤的历史记录（图9-3-7）。如前文所述，在 PubMed 系统中每个检索式都拥有一个相应的流水号，该流水号由"# + 数字"构成，如需调用先前的检索式，可以直接输入该检索式号码（# + 数字）并组配相应的布尔逻辑运算符即可。

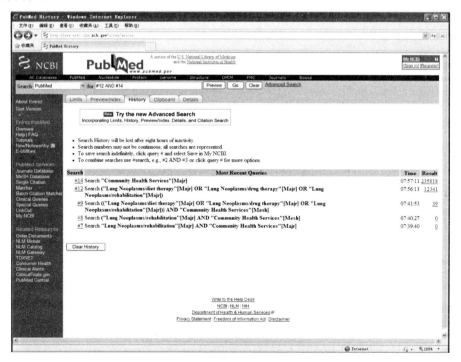

图9-3-7 PubMed 系统检索史（History）功能标签页面

这里我们选择上述 2 个检索式,并在检索词输入框中键入"♯12 AND ♯14",再点击 Go 按钮即可完成相应的检索,得到 14 篇相关文献。

(四) 限定检索及获取免费全文

接着我们点击系统的 Limits 标签(图 9-3-8),我们可以限制命中题录是否附带全文、免费全文或摘要,以及指定研究对象(人类或动物)及性别、指定原文语种、出版物类型(如临床试验、社论、信件、综述等)、主题类别(如艾滋病、医学伦理学、癌症等)、年龄组、出版日期、系统更新日期等。

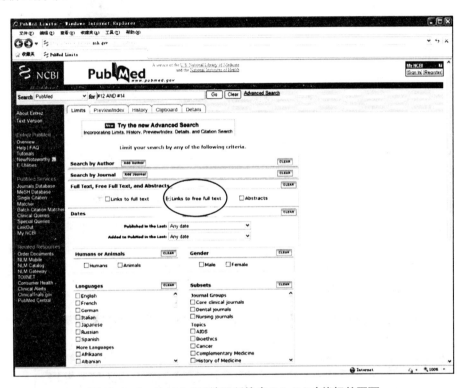

图 9-3-8 PubMed 系统限制检索(Limits)功能标签页面

这里我们选中"Links to free full text"前的选择框,表示将检索结果限制为免费全文文献,再点击 Go 按钮即可完成相应的检索(图 9-3-9),得到 4 篇文献。如图所示,系统默认是以一般格式(Summary)方式展示检索结果,4 条记录旁是选择框,点击后可以选中相应文献。在一般格式(Summary)展示方式下,每条记录由以下数据项组成并按行显示如下: ① 带超级链接的题名;② 文献作者,如有多个作者则同时显示;③ 期刊名及出版年月、卷、期、页;④ PubMed 系统流水号(如 PMID:19112204);⑤ 相关文献超级链接、PMC 中的全文链接(如有则显示)、期刊全文链接。

社区卫生科研与医学文献检索

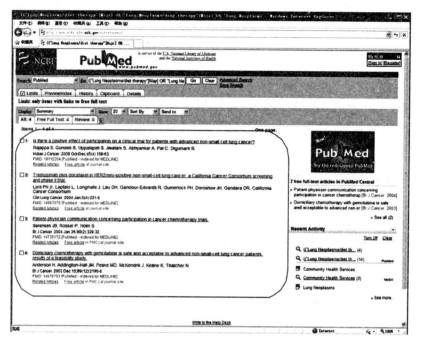

图 9-3-9 PubMed 系统限制检索执行后页面

我们接着点击例如第 1 条记录的"题名超级链接",即可显示该条题录并附摘要的详细信息(图 9-3-10),记录旁有"Free Full Text"及"Links"链接,一般而言,点击"Free Full Text"即可获取 PDF 格式的免费全文。部分网站需要先免费注册为用户并合法登录后,才能下载 PDF 全文文件,在此不作赘述。

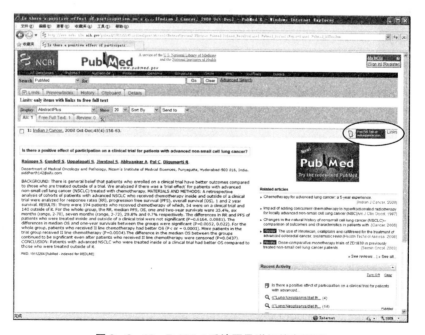

图 9-3-10 PubMed 系统题录详细信息页面

PubMed中的免费全文文献除了出自各出版商的链接外,大多由PMC即"PubMed中心"提供,它属于Open Access(开放存取)文档的典藏库,下一节作相应介绍。

(陈万福)

第四节 开放存取(Open Access)资源

一、开放存取(Open Access)概述

开放存取(Open Access,OA)是20世纪90年代在国外发展起来的一种新型的基于网络的电子期刊出版模式,旨在促进学术交流,扫除学术障碍。它依托网络技术,采用"作者付费发表,读者免费阅读"的形式,通过自归文档和开放存取期刊两种途径,实现开放期刊、开放图书等内容的知识共享。根据有关规定,凡是开放存取的作品,其作者不能再向其他编辑部投稿,否则将受到处罚;读者引用开放存取作品必须注明其来源。

李麟在参考美国大学与研究图书馆协会的定义以及David Goodman提出的开放存取标准的基础上,通过对现有的各种开放存取资源、计划、项目的分析,将开放存取的内涵进行了界定,从学术交流模式、出版模式以及学术资源的不同角度,认为"开放存取"必须具备5个基本条件,即:

① 所有发表的成果通过网络免费、没有限制地获取;
② 取消订购费用,其费用由其他经费来源替代;
③ 获取的是文献全文;
④ 开放存取的论文应是同行评议的,以保证和维护开放存取的质量;
⑤ 作者将版权用于保证所有发表的论文永久地开放存取。

"开放存取"的模式很多,包括:① 出版后随即开放完全免费利用全文模式;② 限于出版后一年才得以公开使用全文模式;③ 出版社仅提供免费的目次或摘要内容,但不提供全文。

如下图(图9-4-1)所示,开放存取出版模式与传统出版模式相比,在传统基于订阅模式的出版模式下,研究人员将自己的研究成果免费提交给出版机构(有时作者也需要交纳版面费),一旦录用,出版机构就拥有了该研究成果的版权,包括发表权和相应的邻接权,读者通过图书馆订阅、个人订阅、文献传递服务等渠道(均需额外付费)获取文章的全文。

而OA期刊则主要是作者付费出版模型,即作者从项目或课题经费中抽取部分经费(有时也需要交纳审稿费)用于出版研究成果。另外,OA期刊还有多种成本弥补途径,包括争取相关机构的赞助、广告收入和为用户提供增值服务收入等,从而可以保证开放存取出版的可持续发展。因此,OA期刊出版模式常常称为"作者付费出版,读者免费使用"。

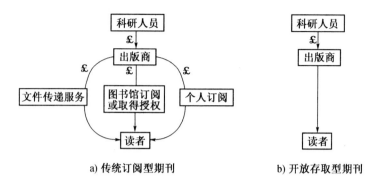

图 9-4-1　开放存取出版模式与传统出版模式对比图

二、基于开放存取的国外医药卫生信息资源

（一）BioMed Central（BMC，生物医学中心）

其登录网址为：http://www.biomedcentral.com

通过浏览器成功登录该系统后，显示为如下的界面（图 9-4-2）：

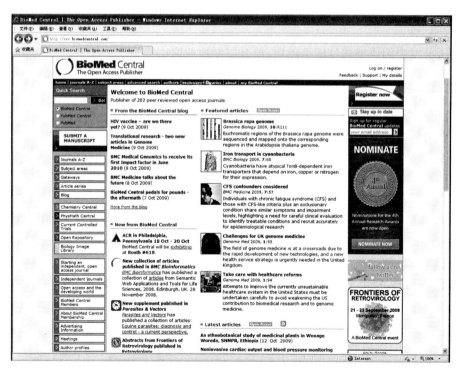

图 9-4-2　BioMed Central 系统主页面

BioMed Central 是英国一家独立的出版机构，通过互联网为科研人员提供经过同行评议的生物医学领域的研究论文的免费访问服务。BMC 被认为是世界上第一个开放存取出版商，与非营利的开放存取出版者 PLoS 的主要区别在于，BMC 声称自己是营利性机构。

1999年4月26日,BMC宣布要为用户提供对其所有期刊的在线免费访问服务;2000年6月19日,BMC提供了它的第一篇可以在线免费访问的文章;2002年1月1日,BMC开始收取文章处理费(Article-Processing Charges,APC),用于弥补出版成本。2002年6月BMC颁布了自己的OA宪章(BMC Open Access Charter)。该宪章规定,经同行评议后发表在BMC期刊上的任何文章,采用通用的阅读格式,发表后立即上网,任何用户都可以通过互联网免费浏览,不受任何限制。截至2009年10月,BMC出版了203种经同行审阅的OA期刊。

BioMed Central收录的期刊范围涵盖了生物学和医学的所有主要领域,包括麻醉学、生物化学、生物信息学、生物技术、癌症、细胞生物学、微生物学、分子生物学、植物生理学、遗传学、兽医学、进化生物学、医学情报与决策、医学教育、医学道德、家庭护理、皮肤病、血液病、心血管疾病、内分泌失调、临床病理学、基因组生物学、放射医学、护理学、免疫学、老年病学、眼科学、口腔医学、关节炎的诊断与治疗、药理学、生理学、儿科学、外科学、泌尿学、妇科学等57个分支学科。BioMed Central大多数期刊发表的研究文章都即时在PubMed Central存档并进入PubMed的书目数据库,方便读者检索与浏览全文。

王应宽总结了BioMed Central期刊的特点,包括:① 免费阅读;② BMC期刊被数据库广泛收录,显示度高、影响大;③ 无需转让版权;④ 同行快速评审;⑤ 立即发表;⑥ 追踪阅读文章的人数;⑦ 最新信息提醒与推荐作者的文章;⑧ 多种途径实现开放存取。

BioMed Central提供了A~Z的期刊杂志字顺表供用户浏览取阅,也提供了从学科范畴、作者等途径查找相关资料的链接。并且,BMC提供了快速检索和高级检索功能(图9-4-3)。在高级检索页面,系统预设了全字段、标题、作者、期刊这4项检索词限制,用户可以指定字段检索并可限制出版日期;另外,高级检索页面还有"布尔逻辑检索"及"存贮检索式"的功能标签供用户选择使用(图9-4-4)。

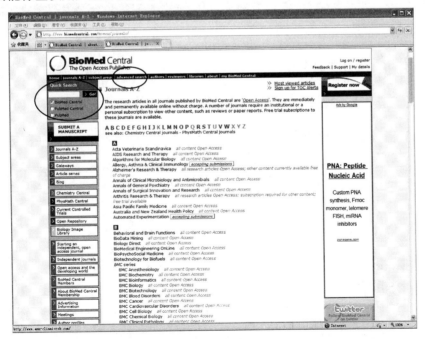

图9-4-3 BioMed Central系统期刊字顺表

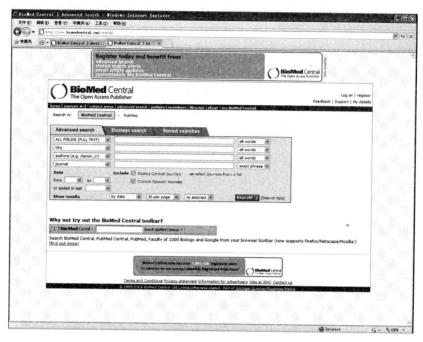

图 9-4-4 BioMed Central 系统高级检索页面

(二) Directory of Open Access Journals (DOAJ)

其登录网址为：http://www.doaj.org/

通过浏览器成功登录该系统后,显示为如下的界面(图 9-4-5):

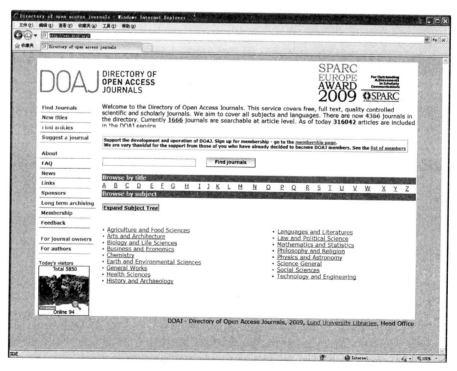

图 9-4-5 DOAJ 系统首页

开放存取期刊目录DOAJ（Directory of Open Access Journal）由瑞典隆德大学图书馆（Lund University Libraries）与SPARC（The Scholarly Publishing and Academic Resources Coalition，学术出版和学术资源联盟①）于2003年5月联合创建，最初仅收录350种期刊。该系统收录的均为学术性、研究性期刊，一般都是经过同行评审，或者有编辑做质量控制的期刊，具有免费、全文、高质量的特点，对学术研究有很高的参考价值。遵循创作共用约定（署名、保持一致），该目录及其收录期刊、论文可自由存取，任何人可以使用，不反对商业用途，目的也是为了改善学术期刊的可见性与可用性，增加学术文章的影响力。

该目录的目标是包含各种语言、各个主题的期刊。截至2009年10月12日，DOAJ共收录了4 366种学术期刊，共计316 042篇论文，其中的1 666种期刊能直接查找发表其上的论文。目前包括17个一级大类，一级大类下还有二级类目，其中与医药卫生相关或密切相关的大类有：① Biology and Life Sciences（生物学及生命科学）；② Chemistry（化学）；③ Earth and Environmental Sciences（地球和环境科学）；④ Health Sciences（卫生科学）；⑤ Agriculture and Food Sciences（农业和食品科学）。其中密切相关的有：生物学165种期刊；生命科学中包含生化34种、生物技术27种期刊；卫生类杂志包括44种牙科学期刊、28种护理学期刊、130种公共卫生期刊以及314种医学期刊，部分与BMC相重。

该目录提供了从"期刊字顺表"及"学科范畴"两种途径查找杂志（图9-4-5）。另外，DOAJ也提供了从标题、期刊名、ISSN号、作者、关键词、文摘等途径直接查找文献的检索功能，并支持布尔逻辑运算符（图9-4-6）。

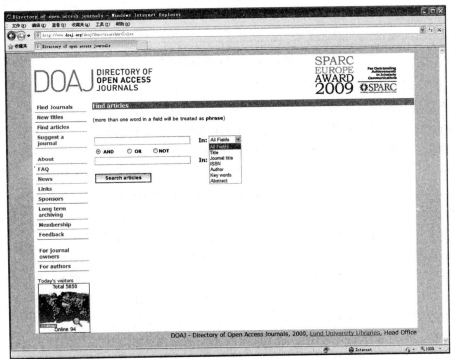

图9-4-6 DOAJ系统的查找文献（Find articles）页面

---

① 创建于1998年6月，是由大学图书馆和相关教学、研究机构组成的联合体，本身不是出版机构，目前成员已经超过300多家，旨在致力于推动和创建一种基于网络环境真正为科学研究服务的学术交流体系。

（三）PLoS (Public Library of Science,科学公共图书馆)

其登录网址为：http://www.plos.org/

通过浏览器成功登录该系统后，显示为如图 9-4-7 的界面。

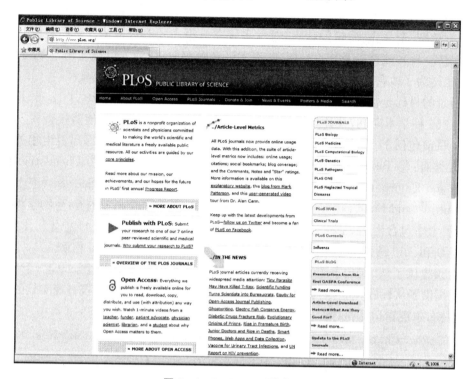

图 9-4-7　PLoS 系统首页

PLoS (Public Library of Science,科学公共图书馆)成立于 2000 年 10 月，是一个致力于使世界科技和医学文献成为可开放存取的公共信息资源的非营利性组织，在得到来自 Gordon and Betty Moore 基金会 900 万美元的捐助后，分别于 2003 年 10 月和 2004 年 4 月创建了两份 OA 期刊：PLoS Biology(版面费为 1 500 美元/篇)和 PLoS Medicine。

目前，PLoS 自行出版 7 种 OA 学术期刊：① PLoS Biology；② PLoS Medicine；③ PLoS Computational Biology；④ PLoS Genetics；⑤ PLoS Pathogens；⑥ PLoS ONE；⑦ PLoS Neglected Tropical Diseases。PLoS 免费提供读者在线取阅，并拥有严谨的审稿及高品质的编辑水准。除在线出版外，也发行印刷版本，订费包含印刷及寄送的费用。

在 OA 期刊的发展过程中，PLoS Biology 的创办具有重大的意义。该期刊的主要读者是国际生物研究界的相关人员，PLoS Biology 定位于学科领域的高端期刊，希望赶超传统生物医学领域的 Science、Nature 和 Cell 这三大顶级期刊，因此实施严格的同行评议制度，进行有效的质量控制。在 PLoS Biology 发表的论文必须要符合以下几个要求：① 具有一定的原创性；② 对本学科领域的研究人员具有重要的参考和借鉴意义；③ 对其他学科领域的科研人员具有一定的吸引力；④ 支持结论的方法要严谨，论据要充分。

（四）PubMed Central(公共医学中心)

其网址为：http://www.pubmedcentral.nih.gov/

用户可以通过在浏览器地址栏输入上述 URL 登录该系统，或者先登录 PubMed 系统，再在 PubMed 的系统服务区点击 PubMed Central 的超级链接登录 PubMed Central。登录成功后，系统显示为如图 9-4-8 的界面。

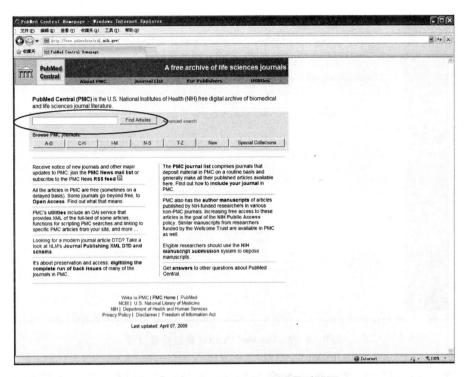

图 9-4-8　PubMed Central 登录后页面

系统提供了期刊字顺表、最新收录期刊列表、特别收录期刊列表，供用户通过期刊名查找、浏览所需文献。用户亦可在检索词输入框中键入关键词，然后点击 Find Articles 按钮直接查找论文。点击 Find Articles 按钮旁边的高级检索（Advanced search）链接，则进入了如图 9-4-9 的页面。

读者会发现，该页面与 PubMed 系统的检索界面完全相同。事实上，除了登录 http://www.pubmedcentral.nih.gov/后，通过点击 Find Articles 按钮旁边的高级检索（Advanced search）链接进入本页面外，用户还可以先登录 PubMed 系统，再通过以下两种方法进入本页面：① 点击 PubMed 检索功能区的黑色导航栏中的 PMC 链接；② 在 PubMed 检索功能区的数据库下拉选择框中选中 PMC。

如上一节所述，在这里用户也可以点击诸如 Limits 辅助功能标签进行指定作者、指定期刊名、指定出版日期、指定入库日期、指定文献类型等进一步的检索操作（图 9-4-10）。

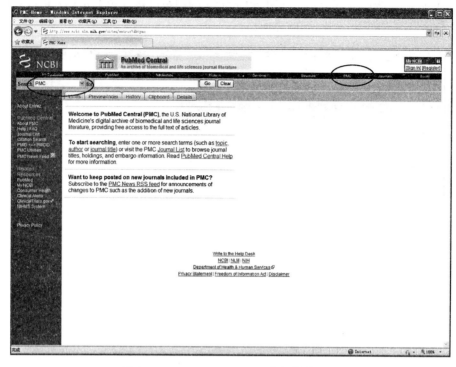

图 9-4-9　PubMed Central 高级检索页面

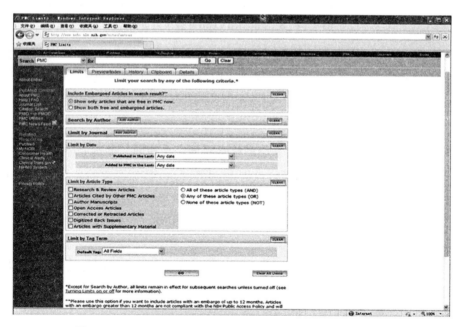

图 9-4-10　PubMed Central 限制检索(Limits)功能标签页面

PubMed Central (PMC)是 2000 年 1 月由美国国立医学图书馆(NLM)的国家生物技术信息中心(NCBI)建立的生命科学期刊全文数据库,是生物医学领域的著名的公共仓储,它旨在保存生命科学期刊中的原始研究论文的全文,对符合某一特定标准格式的生物医学方面的论文提供免费的长期存档和检索服务,并在全球范围内免费提供使用。由于BMC以PMC为其OA仓储,所以BMC中大多数期刊发表的论文都即时在PMC存档并被PubMed书目数据库收录,以方便读者检索与浏览全文。

PMC采取自愿加入的原则,某期刊一旦加入,必须承诺期刊出版后一定时期内(最好6个月,不超过1年)将其全文提交给PMC,由PMC提供免费全文检索和访问。截至2009年10月10日,加入PMC的期刊有785种(不包括特别收录期刊),目前这些期刊免费全文访问的时间延迟大多是出版后0~12个月,个别是24甚至是36个月,并且由PMC直接提供全文。

PMC与PubMed两者都是NLM建立的数据库。其中PubMed是一个基于互联网的文献检索系统,它收录了几千种生命科学期刊的目次和文摘,该数据库提供了与PMC全文的链接以及与数千种期刊网站的链接。而PMC是由NLM建立的免费生命科学电子期刊全文数据库,目前收录期刊百余种,PMC的所有论文在PubMed中都有相应的记录。

(陈万福)

思考题

1. 医学领域世界著名的四大检索工具是哪些?
2. 利用FMJS系统的自由词检索与检索史检索查"社区卫生服务(community health service)满意度(satisfaction)调查"的文献。
3. 如何将系统提供的基本检索(智能检索)与主题检索结合起来组配运算?并试用该方法检索"高血压病人的社区保健服务"的相关文献。
4. 如何选择OA资源查找"社区保健服务"的免费全文文献。

第十章 网络信息检索

随着计算机网络的发展,网上医学信息资源的不断丰富,网络在医学科研、医疗、教学和交流等各个领域的应用越来越广泛。面对漫无边际的网络,广大医学工作者迫切需要掌握快速获取网上信息资源的技术和知识。按网络信息资源加工程度,可将其分为网络信息资源指南与搜索引擎、联机馆藏目录、网络数据库、电子出版物、参考工具书和其他动态信息。本章将对前四者进行重点举例说明。

第一节 Web检索工具介绍

Web检索工具是指将Internet上大量分散无序的信息经过搜集、加工和整理,按照一定的规则和方法进行组织和系统排列,用以提供信息检索服务的计算机系统。最主要的Web检索工具是基于超文本的搜索引擎。搜索引擎可以是一个独立的网站,也可以是附属在其他类型网站或主页上的一个搜索工具。它具有信息检索服务的开放性、超文本的多链接性和操作简易性的特点。

常用的综合性搜索引擎如下:
Google(http://www.google.com,http://www.google.cn)
雅虎(http://www.yahoo.com)
AltaVista(http://www.altavista.digital.com)
搜狐(http://www.sohu.com)
百度(http://www.baidu.com)
新浪网(http://www.sina.com.cn)
网易(http://www.163.com)
常用的医学专业搜索引擎如下:
Medical Matrix(http://www.medmatrix.org)
Medscape(http://www.medscape.com)
The Health on the Net Foundation,HON(http://www.hon.ch/)
All Heatlth Net(http://www.allhealthnet.com)
MedHelp(http://www.medhelp.org/index.htm)
中国医学生物信息网(http://cmbi.bjmu.edu.cn)

一、Google(http://www.google.cn)

(一)概况

Google搜索引擎是美国斯坦福大学的两位博士生Larry Page和Sergey Brin在1998年创立的,是目前世界上最大的搜索引擎。Google以其强大的功能、丰富的资源赢得了越来越多的用户,现已拥有56种语言80多亿网页,并支持30多种语言检索,每日为世界各地用户提供 2 亿次的检索服务,搜索速度较快。

(二) 检索方法

1. 关键词检索

(1) 基本检索:在主页检索框内直接输入检索词后,按回车键或单击 Google 搜索 按钮,即可检出所需相关网站,另外还有 Google 的 手气不错 按钮,点击该按钮,系统将检出 Google 推荐的最佳相关网站。

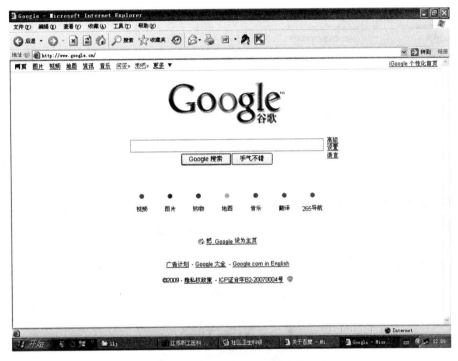

图 10-1-1　Google 中文主页

基本检索(图 10-1-1)的主要规则有:

① 自动使用"and"进行查询,即关键词之间的空格默认为逻辑关系"and"。

② Google 会自动忽略"http"、".com"和"的"等最常用的字符以及数字和单字。

③ Google 不使用"词干法",也不支持通配符" * "搜索。

④ Google 检索不区分英文字母大小写。

⑤ 检索词后面加上冒号具有特殊的意义,如"site:"表示要在某个特定的域或站点中进行搜索;"link:"表示将显示所有指向其网址的网页。

(2) 高级检索:Google 高级检索界面(图 10-1-2)设置了 10 多个选项,读者只需按其显示的菜单体式即可完成检索。

2. 分类检索　Google 网页目录,即分类目录的检索界面(图 10-1-3)。用户在网页目录中通过逐层点击即可查询所需内容。网页目录共分为 15 个大类,其中"健康"大类下分为 22 个二级类目,每个类名后标有该类目的网页数量。

3. 图片检索　Google 主页上点击 图片 按钮,即可进入图像检索界面,用户在检索框

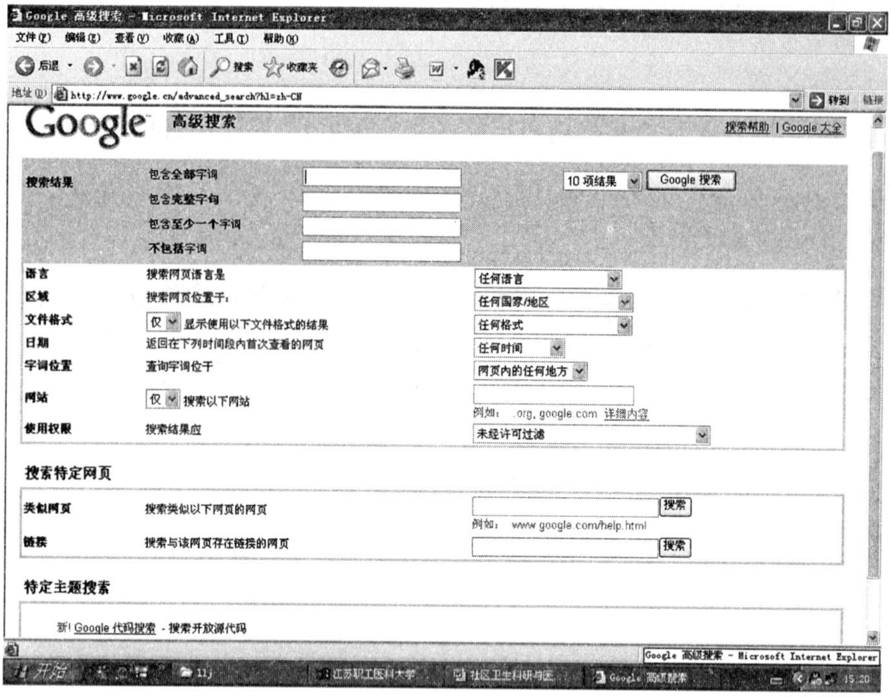

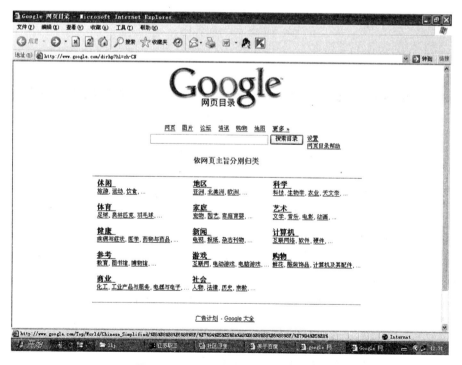

图 10-1-2　Google 高级检索界面

图 10-1-3　Google 的网页目录界面

内输入检索词后,回车或点击 Google 搜索 按钮即可看到缩略图形式排列的检索结果(图

10-1-4),图像检索也提供高级检索界面。

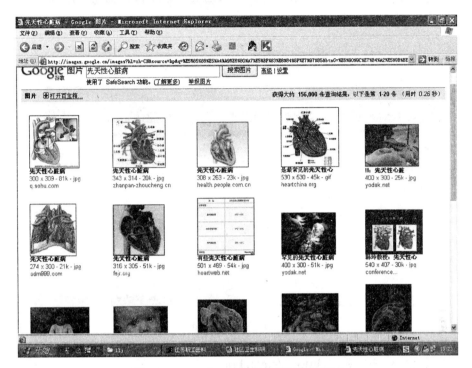

图 10-1-4 Google 的图片检索及其结果

二、百度(http://www.baidu.com)

百度是 2001 年李彦宏从美国硅谷回国创建的,成为中国最受欢迎、影响力最大的中文网站。利用百度搜索的过程中可以查看"百度网页搜索帮助",注意查询词的精确匹配符号双引号和书名号。例如,搜索"上海科技大学",如果不加双引号,搜索结果将被拆分,但加上双引号后,获得的结果就全是符合要求的了。书名号是百度独有的一个特殊查询语法,加上书名号的查询词,有两层特殊功能,一是书名号会出现在搜索结果中;二是被书名号扩起来的内容不会被拆分。书名号在某些情况下特别有效果,例如,查名字很通俗和常用的那些电影或者小说。比如,查电影"手机",如果不加书名号,很多情况下出来的是通讯工具手机,而加上书名号后,《手机》结果就都是关于电影方面的了。

三、Medical Matrix(http://www.medmatrix.org)

Medical Matrix 是由美国医学信息学会于 1994 年创建并负责维护的世界著名医学搜索引擎,以收集 Internet 上的临床医学信息为主,其收集的信息按内容分为 8 个大类。Medical Matrix 提供分类检索和关键词检索两种检索方式(图 10-1-5)。

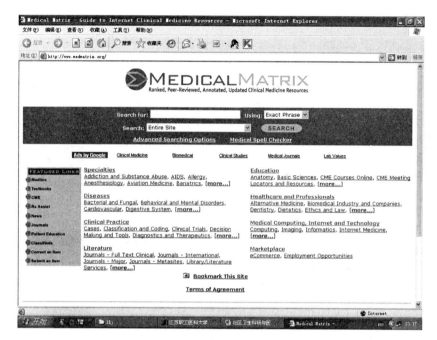

图 10-1-5 Medical Matrix 主页

四、中国医学生物信息网(http://cmbi.bjmu.edu.cn)

中国医学生物信息网是由北京大学医学部的网络和医学专家于 2000 年 3 月创建开通的搜索引擎,主要提供基础医学最新进展和学术研究动态信息,是目前国内优秀医学资源导航网站之一(图 10-1-6)。

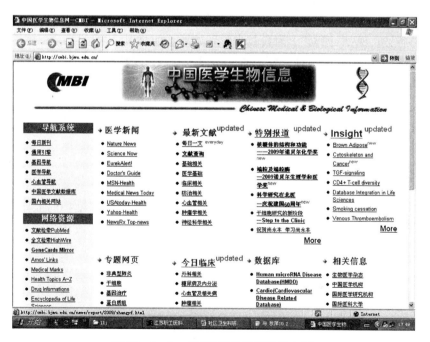

图 10-1-6 中国医学生物信息网主页

第二节 超星数字图书馆

一、概况

超星电子图书数据库是全球最大的中文在线图书馆,拥有丰富的数字图书馆资源。超星数字图书馆是目前国内高校使用最普遍、最受师生欢迎的数字图书馆,它为满足用户的不同需求,提供了远程包库和本地镜像两种专业服务平台。超星数字图书馆网址:http://www.ssreader.com(图10-2-1)。

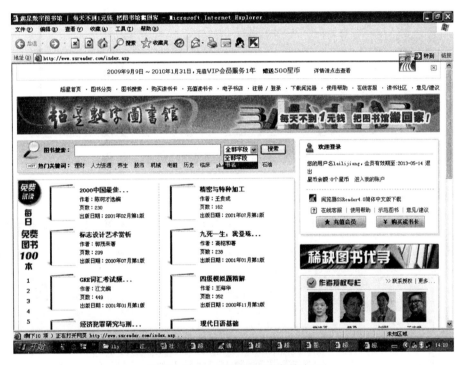

图10-2-1 超星数字图书馆主页

超星浏览器是超星公司拥有自主知识产权的图书阅览器(图10-2-2),是专门针对数字图书的阅览、下载、打印、版权保护和下载计费而开发的,可以免费下载。

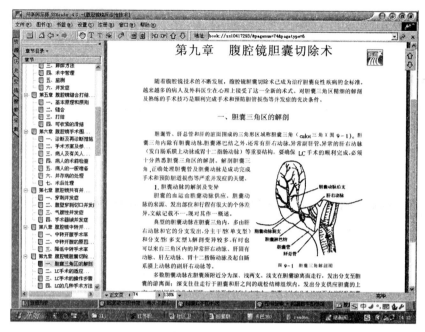

图10-2-2 超星浏览器界面

二、检索方法

1. 分类检索 超星数字图书馆的图书按《中国图书馆分类法》分类,点击主页上的 图书分类 按钮,进入图书分类界面,点击一级分类即进入二级分类,以此类推。如点击医学

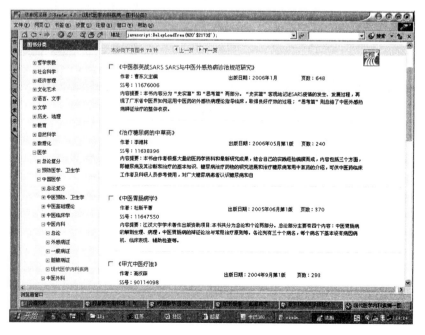

图10-2-3 分类检索结果

→中国医学→中医内科→现代医学内科疾病,系统将返回有关"现代医学内科疾病"的检索结果(图10-2-3)。

2. 关键词检索　关键词检索是用所需信息的主题词(关键词)进行查询的方法,选择检索信息显示类别,分为"书名"、"全部字段"两种(图10-2-4),在检索框内输入关键词,几个关键词之间要以空格隔开(相当于逻辑与的关系),按回车键或点击 搜索 按钮完成检索,检索结果出来后还可以选择"在结果中搜索"进行二次检索。

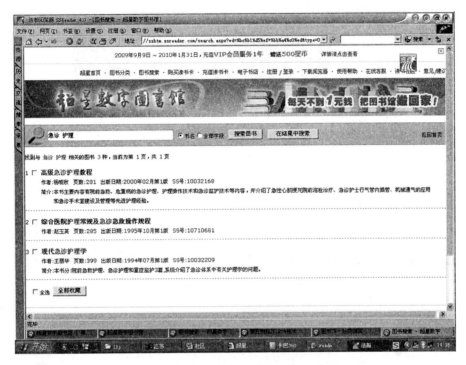

图10-2-4　关键词检索结果显示界面

第三节　国家科技图书文献中心

一、概况

国家科技图书文献中心(简称NSTL)是一个国家级科技文献信息服务机构,是由科技部联合财政部、中华人民共和国经济委员会、农业部、卫生部和中国科学院等有关部委在2000年12月正式开通使用的一个虚拟的科技信息资源机构。NSTL网络服务系统是一个公益性的科技文献信息服务平台,为全国科技用户提供全年365天、每日24小时的免费文献查询服务,系统内检索出的二次文献的所有条目在NSTL的成员单位均藏有全文。国家科技图书文献中心的网址为:http://www.nstl.gov.cn/index.html。

二、检索方法

1. 简单查询　在NSTL主页的显著位置提供了简单查询窗口(图10-3-1),检索词在

"全部字段"中查询,输入检索词"胆囊癌"和"腹腔镜",选择中文库,点击 检索 按钮,系统将返回检索结果(图10-3-2)。

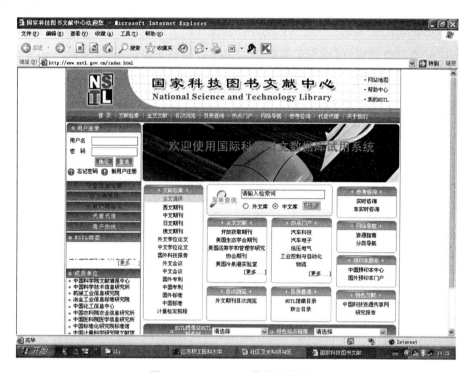

图10-3-1 NSTL简单查询界面

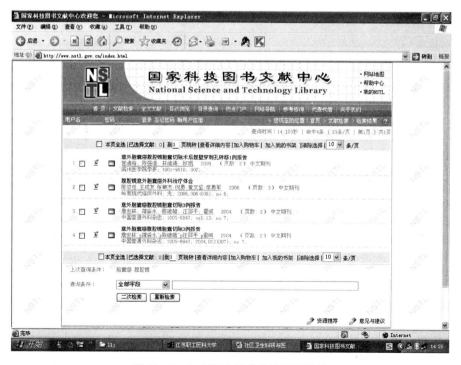

图10-3-2 NSTL简单查询检索结果

2. 普通检索 单击主页导航条中的 文献检索 即可进入普通检索页面(图 10-3-3),普通检索最基本的检索过程是选择数据库→设置查询条件→输入检索词,合理选择逻辑关系→根据需要选择二次检索。

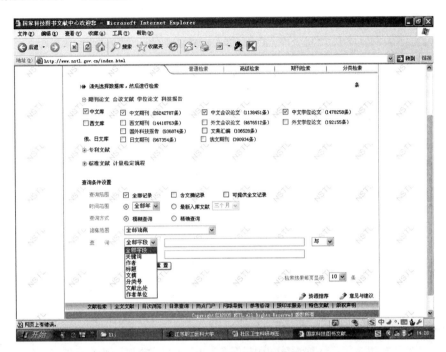

图 10-3-3 NSTL 普通检索界面

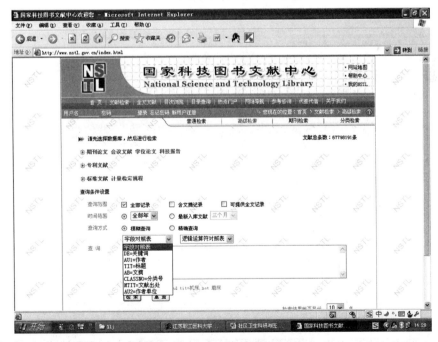

图 10-3-4 NSTL 高级检索界面

3. 高级检索 在文献检索界面点击导航条中的 高级检索 按钮,即可进入高级检索界面(图 10-3-4),高级检索是为熟悉检索技术的专业人员进行复杂检索而设计的,其方法是正确使用字段限定符、布尔逻辑运算符和截词符,注意使用小括号和空格时都是在半角状态。

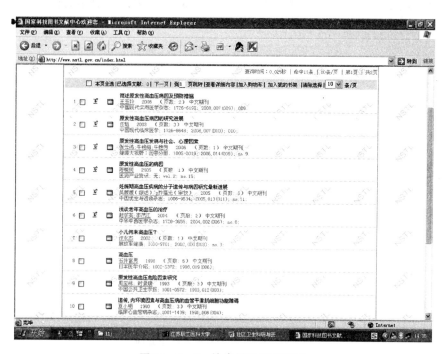

图 10-3-5 检索结果显示页面

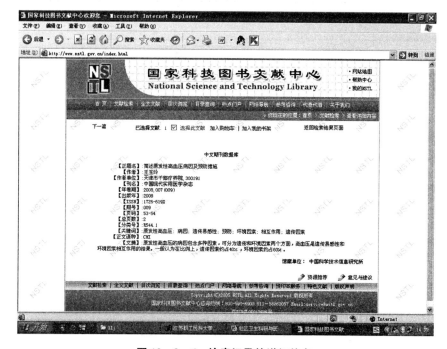

图 10-3-6 检索记录的详细信息

例如，检索题名中包含"高血压"、关键词是"病因"和"遗传"的文献时，表达式应为"TIT＝高血压 and（DE＝病因 and DE＝治疗）"，点击 检索 按钮就出现检索结果显示页面（图10-3-5），点击其中一条检索结果即可出现该条记录的详细信息（图10-3-6）。

4. **期刊检索** 在文献检索界面点击导航条中的 期刊检索 按钮，即可进入期刊检索界面（图10-3-7）。期刊检索能对日文、俄文、西文期刊等进行准确定位，可查询单一期刊的文献，也可浏览所选期刊的目次页信息。在刊名浏览中还可以使用刊名分类导航进行期刊分类查询。

期刊检索的基本方法是选择字段"刊名"或"ISSN"，输入检索词。

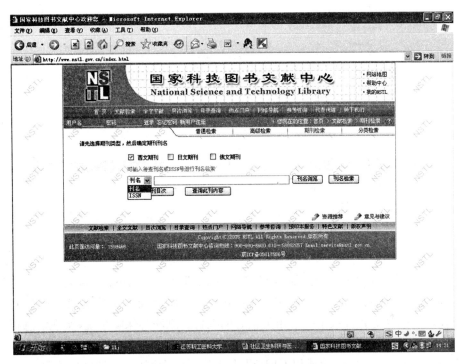

图10-3-7 NSTL期刊检索界面

5. **分类检索** 在文献检索界面点击导航条中的 分类检索 按钮，即可进入分类检索界面（图10-3-8），与普通检索相比，分类检索增加了"分类选择"功能。

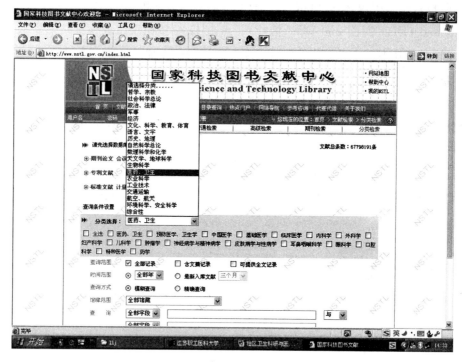

图 10-3-8 NSTL 分类检索界面

第四节 中国高等教育文献保障系统

中国高等教育文献保障系统(简称 CALIS,网址 http://www.calis.edu.cn)是我国高等教育发展基础设施之一,1998 年正式启动,其目标是将高校丰富的文献资源和人力资源整合,建设以中国高等教育数字图书馆为核心的教育文献联合保障系统,实现信息资源共建共享。

CALIS(图 10-4-1)已建成以 CERNET 为依托的全国中心、地区中心和成员馆三级网络结构。其中文理、工程、农学、医学四个全国中心分别设在北京大学、清华大学、中国农业大学和北京大学医学部;华东南、华东北、华南、华中、西南、西北、东北七个地区中心分别设在上海交通大学、南京大学、中山大学、武汉大学、四川大学、西安交通大学和吉林大学,在哈尔滨工业大学设有东北地区国防科技文献信息中心。CALIS 高校成员馆已有 152 个。

第十章　网络信息检索

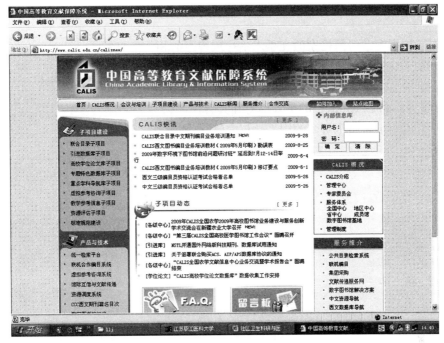

图 10-4-1　CALIS 主页

CALIS 提供的服务有公共检索(图 10-4-2)、馆际互借、文献传递、电子资源导航、联机合作编目、文献采购协作。

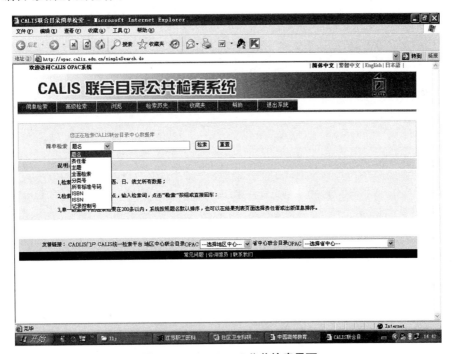

图 10-4-2　CALIS 公共检索界面

(赖李江)

思考题

1. 如何利用搜索引擎检索激光手术治疗近视眼的相关信息?
2. 检索 1990 年至今肺癌基因治疗的相关文献。
3. 心肌缺血文献主要集中在哪几种期刊?
4. 检索 David B. Church 的个人信息和其著作。
5. 检索近两年高血压研究的中文会议文献。

第十一章 医学参考工具书

参考工具书是作为工具使用的一种特殊类型的图书。它是用特定的编制方法,将大量分散在原始文献中的知识、研究成果、理论、数据、图表等,用简明扼要的形式,全面、系统地组织起来,供人们迅速查检有关资料和解决疑难问题。医学参考工具书还包括一些经典的专著和教科书,能提供疾病的病因、临床表现和治疗、药物的理化性质、用法等简单事实问题的参考信息。随着计算机和网络技术的发展,电子版参考工具书、网络版参考工具书和一些网站中的相关参考功能在人们日常的学习生活中的影响和作用越来越大。

第一节 医学参考工具书的类型

常用医学参考工具书有如下类型:

一、词(辞)典

词(辞)典是指汇集医学专业词汇、术语,并说明其概念、意义和用法,按照字顺进行编排的工具书。如《辞海》(医药卫生分册)、《英汉医学词典》等综合性医学词典;《英汉生物学词汇》、《中药大词典》等专科医学词典;《英汉缩略语词典》、《科技英文缩写词典》等缩略语类型的词典;英汉医学词典(http://www.esaurus.org)、大众医药网上的《中医词典》(http://www.windrug.com/index3003.php)、唐汉中医药网上的《中医词典》和《中药词典》(http://www.chinesemedicines.net/zxbl/index.asp)等医学网络词典。

二、药典

药典是指国家颁布的有关药品质量标准的法规,多数国家通常规定每隔五年修订一次。药典的拉丁词是 pharmacopoeia,许多国家的药典名称只是词尾稍加变化,并加上出版国名。常见药典如《中华人民共和国药典》、《美国药典》、《英国药典》、《日本药局方》等。

三、百科全书

百科全书是汇集医学领域内各学科知识,进行分类叙述,附有参考书目,并按照字顺组织编排的大型工具书,它着重反映医学各分支学科的重要内容和最新成就,可用来查考医学事物的概念、定义、发展史、医林人物、医界大事等资料,如《中国医学百科全书》等。电子版百科全书一般由各种百科全书出版公司和专业网站提供。

四、年鉴

年鉴是指汇总一年内的医学领域发生的重大事件、取得的新成果、新进展,以及相关统计资料的工具书,如《中国卫生年鉴》、《中国中医药年鉴》、《中国药学年鉴》、《中国内科年鉴》、《中国外科年鉴》、《世界卫生统计年鉴》等。

五、手册

手册类参考工具书的别称有指南、便览、要览、一览、宝鉴、必备等。它是指以简明、缩略的方式汇集医学领域内经常需要查考的基本资料和数据的事实性工具书,如《医学常用数据手册》、《国内外药典(制剂)对照手册》、《默克诊疗手册》、《临床骨科手册》等。

六、名录

名录是提供人物或医药卫生机构名称、地址、概况等基本信息的工具书,如《医学国际名人录》、《世界医学院校名录》等。网上名录可以通过搜索引擎及网络通讯录等进行查找。

七、图录表谱

图录是以图像为主体并附简要文字说明,着重反映空间和形象概念的参考工具书,如《人体解剖图谱》、《实用血液学细胞学彩色图谱》、《外科手术图谱》等;表谱是以编年或表格形式记载事物发展的参考工具书,如《中华人民共和国医药大事记(1949—1983)》、《中国医学通史》等。在线医学图谱有中国知网、大众医药网、37℃医学网等。

第二节 医学参考工具书的利用

医学参考工具书种类繁多,有些内容单一,如《现代免疫学词典》、《英汉眼科词典》等;有些内容则是综合性的,如《中国卫生年鉴》、《中国医学百科全书》等。由于同一类知识或资料可以被多种不同的工具书采集收录,同一种工具书也存在不同的版本,因此参考工具书在内容上存在一定的重复和交叉,使用时,应根据检索需求进行选择,有时甚至需要综合利用多种工具书(包括非医学参考工具书)。

一、医学词语、概念的查找

(一) 一般医学术语的查找

1. 直接利用收录全面、解释详尽的医学词(辞)典,如《实用医学大词典》。
2. 利用收录全面、系统的医学百科全书查找名词术语,如《中国医学百科全书》。
3. 利用相关医学专著和教科书进行查找,如《希氏内科学》、《克氏外科学》等。

(二) 医学名词译名的查找

根据不同的语言,查找相应的译名工具书。如查找汉语对应的外文医学词汇时,可使用《汉英医学大词典》、《汉德医学大词典》等;查找外文对应的汉语医学词汇时,可使用《最新英汉医学辞海》、《日英汉医学词典》等。

(三) 医学缩略语的查找

在医学词汇中经常使用缩略语,如"IPC"、"AIDS"等等,要了解其准确含义,可以通过医学缩略语词典(如《英汉医药学缩略语词汇》)、一般医学词典、医学书刊附有的缩略语对照表(如《BA》所附的缩略语对照表等)进行查找。

二、医学人物和机构的查找

(一)医学人物的查找

1. 利用医学名人录(如《世界医学界名人录》),查找当代在世医林人物资料;利用医学传记词典(如《美国医学家传记词典》),查找历史上的医学人物资料。

2. 利用百科全书或医学年鉴查找人物资料。医学年鉴还设有人物评价专栏和人物索引。

3. 利用医学检索工具的著者检索途径进行查找。

4. 利用人物所在的机构名录进行查找。

(二)医学机构的查找

1. 利用各类医学机构名录,如《世界医学院校名录》。

2. 利用医学年鉴查找医学机构,尤其是新成立的医学机构的信息。

3. 利用医学检索工具查找所需医学机构的相关信息。

三、医学统计资料的查找

(一)利用年鉴查找

可利用专业的统计年鉴,如《中国卫生统计年鉴》等,也可利用一般年鉴,如《中国卫生年鉴》等中的卫生统计栏目进行查找相关资料。

(二)利用医学资料汇编和专业手册

如《中国卫生保健》、《计划生育手册》等。

四、医药卫生政策法规的查找

(一)利用有关政策法规汇编查找

如《中华人民共和国法规汇编》、《最新医疗卫生法规全书》、《中华人民共和国卫生法规汇编》、《全国卫生防疫标准规范与防疫机构工作政策法规全书》等。

(二)利用年鉴查找

利用年鉴中有关的政策法规栏目,可查找近期公布且尚未收入法规汇编的最新医药卫生政策法规。

五、药学资料的查找

(一)利用药典

利用各国、各地区药典,可快速准确地获得该国家、该地区的药品质量标准,如《中华人民共和国药典》、《美国药典》、《英国药典》、《欧洲药典》等。

(二)利用医药词典或手册

医药词典和手册可反映药物名称、药理作用、临床适用范围、使用方法、剂量、毒副作用等相关信息,如《中药辞典》、《英汉临床药物最新词汇》、《临床药物手册》等。

(三)利用百科全书和年鉴

利用《中国医学百科全书》的方剂学分卷和药物学与药理学分卷查找有关药物信息;利用《中国药学年鉴》、《中国中医药年鉴》等查找药物研究与应用的新成果和新进展等。

（四）利用医学文献检索工具

利用医学文献检索工具查找有关药物的信息。

六、医界大事资料的查找

（一）利用医界大事年表

医界大事年表收集了一定时间范围内发生的主要医学实践与活动，如《中医大事年表》、《中医中药大事纪年表》等。

（二）利用百科全书和年鉴

医学百科全书一般都收载发生在医学领域的重大事件，并介绍有关事件的背景，内容较为详尽，如《中国医学百科全书·医学史》卷后有中国医史年表和世界医史年表。年鉴几乎都设有专栏反映本年度发生的医界大事，如《中国中医药年鉴》设有"中医药界纪事"等。

（三）利用医史专著、医学参考工具书及其后的附录

利用医史专著，这类书籍常附有"大事年表"、"主题索引"、"人名索引"等；利用医学参考工具书的附录查找医界大事，如《简明中医字典》后附有"中国医学大事年表"，《中国医学史》后附有"中国医学史大事年表"等。

七、医学图像资料的查找

（一）利用医学图谱

利用各类医学图谱查找相关的平面、立体图片信息，如《人体解剖图谱》、《外科手术图谱》等。

（二）利用医学地图集

医学地图集主要可用来查找疾病的分布图，如《中华人民共和国恶性肿瘤地图集》等。

（三）利用医学人物肖像集

医学人物肖像集可用来查找医学人物的肖像、照片和简历等信息，如《中国历代名医图传》等。

（四）利用含图的医学工具书

利用带有插图、附有图像资料的医学工具书查找相关的图片信息，如《磁共振成像读片指南》等。

（赖李江）

思考题

1. 查细胞因子 TNF 的英文全称、中文译名及含义。
2. 生物制品人免疫球蛋白在检查和制法方面有什么标准？
3. 肿瘤病毒分为哪几类？其致癌机制是什么？
4. 检索胃癌根治切除术的手术范围。
5. 查明浙贝母的别名、成分、功效以及药材鉴别。

第十二章　医学科技查新

第一节　科技查新概述

科技查新(以下简称查新)工作是在我国科技体制改革进程中萌生、发展起来的一项新型的科技信息服务业务。1985年,我国一些科技情报机构开展了专利查新工作。随着专利工作的发展,专利查新检索已成为国家发明奖评审的必要条件。20世纪80年代后期,各级科研管理部门为了提高科研立项和成果鉴定与奖励的严肃性、公正性、准确性和权威性,制定了一系列管理办法和规定。如科技部(原国家科委)于1987年颁布了《科学技术成果鉴定办法》;1988年3月又颁布了《科学技术成果鉴定办法若干问题的说明》,对成果鉴定做出了许多规定,并赋予了法律效力。当时,对评价科技成果所采取的方法主要还是依靠同行专家评议和生产实践效益证明。对同行专家评议而言,在一定程度上专家对自己的专业有较深的造诣和了解,可以对课题和成果进行正确客观的评价。但随着科学技术日新月异的发展,专业越分越细,且交叉渗透,专家不可能对所评议的课题和成果的方方面面以及国内外发展都有较深入而全面的了解;另一方面,社会上一些不正之风的干扰,也使某些被评议的课题或成果不能得到客观、公正、准确的评价。对生产实践效益而言,受到资金资助、政策扶持等的影响较大,科技含量与社会效益往往不成正比。在这种情况下,科研管理部门提出把"情报评价"引入成果管理程序的要求,以便为专家评议提供全面、准确的"鉴证性客观依据",与专家评议相辅相成。实践表明,通过查新得到的"情报评价"有效地弥补了专家对信息掌握的某些不足,大大提高了专家评议的准确性。

为使科技查新工作健康发展,加强对查新工作的宏观管理,不断提高查新质量,原国家科委于1990年10月印发了《关于推荐第一批查新咨询科技立项及成果管理的情报检索单位的通知》([1990]国科发情字800号)。申报首批一级查新单位的有20多个单位,获得授权的有11家。该通知标志着我国查新工作正式开始,也极大地推动了查新工作在全国范围的迅速发展。

20世纪90年代,科技部在查新工作规范化方面做了大量工作,起草了《科技查新咨询工作管理办法》和《科技查新咨询工作管理办法实施细则》。1994年,科技部[1994]23号文件又公布了全国第二批15个一级查新单位名单(申报单位有50余家)。1997年,原国家科委授权第三批12个一级查新单位后,全国共有38个科技信息机构获得了一级查新单位资格。

为了贯彻落实中共中央、国务院《关于加强技术创新,发展高科技,实现产业化的决定》中"大力发展科技中介服务机构,尽快制定和完善关于科技中介服务组织的法规,规范其行业行为,加强管理"的精神,规范面向社会服务的查新机构的行为,保证查新的公正性、准确性和独立性,维护查新有关各方的合法权益,科技部于2000年12月发布了《科技查新机构管理办法》和《科技查新规范》(国科发计字[2000]544号),自2001年1月1日起施行,标志着我国科技查新工作逐步步入法制化的轨道。

在国家各部委中,卫生部较早地重视了这项工作。1987年,原卫生部部长陈敏章在烟台会议上就明确指示要进行课题、成果的查新检索。为了确保医药卫生科技项目的查新质量,卫生部根据原国家科委有关精神,于1992年7月下发了《卫生部医药卫生科技项目查新咨询工作暂行规定》。1993年11月经过专家组的实地考察和审查,卫生部确认了21家单位为首批卫生部科技项目查新单位;1998年3月,卫生部又确认了4家单位为第二批科技查新单位,其中包括省级医学情报研究所和部分医学院校图书馆等。

第二节 查新的定义和性质

一、查新定义的演绎

在不同的历史时期,人们从不同角度和基于不同的认识,给予了查新不同的定义。

从20世纪90年代初开始,原国家科委对《科技查新咨询工作管理办法》及《实施细则》进行了多次修改。其中,对科技查新工作的定义也结合实践经验而不断进行修改:1992年8月,《科技查新咨询工作管理办法》(征求意见稿)第二条定义:"科技情报查新工作是指通过检索手段,运用综合分析和对比等方法,为科研立项、成果、专利、发明等评价提供科学依据的一种情报咨询服务形式。"

1993年3月,《科技查新咨询工作管理办法》(试行稿)第二条定义:"查新工作是指通过手工检索和计算机检索等手段,运用综合分析和对比方法,为评价科研立项、成果、专利、发明等的新颖性、先进性和实用性提供文献依据的一种信息咨询服务形式。"

1994年6月,上报原国家科委的《科技查新咨询工作管理办法》(讨论稿)第二条定义:"本办法所称的查新工作,系指通过手工检索和计算机检索等手段,运用综合分析和对比方法,为评价科研立项、成果等的新颖性和先进性提供事实依据的一种公众性信息咨询服务工作。"

二、科技查新的规范定义

《科技查新规范》对查新作出了规范的定义:"查新是科技查新的简称,是指查新机构根据查新委托人提供的需要查证其新颖性的科学技术内容,按照本规范操作,并作出结论。"

这里所说的查新机构是指具有查新业务资质,根据查新委托人提供需要查证其新颖性的科学技术内容,按照科技查新规范操作,有偿提供科技查新服务的信息咨询机构;查新委托人是指提出查新需求的自然人、法人或者其他组织;新颖性是指在查新委托日以前查新项目的科学技术内容部分或者全部没有在国内外出版物上公开发表过。

卫生部查新咨询工作是具有相关的医学专业知识并具备较宽的知识覆盖面,熟悉查新判断、分析的原则与要点,能对收集的相关文献进行分析、整理与综合提炼能力的医学信息人员以高水平文献检索为基础,经反复深入筛析、鉴别,确定密切相关文献,运用多种方法进行国内外对比分析,为卫生部科研立题、成果评审等科技活动的新颖性评价提供科学依据的情报咨询服务。它与一般文献检索不同,不以提供可能相关文献题录为目的,而是以提供新颖性评价为宗旨。

三、查新的性质

从查新的规范定义可以看出查新具有如下性质:

1. **查新是对项目的新颖性作出结论** 《科技查新规范》将科技查新界定为对"新颖性"作出结论,与授予专利权的条件或专利审查原则——"具有新颖性、创造性和实用性"有所不同。

2. **查新有别于文献检索** 文献检索针对具体课题的需要,仅提供文献线索或全文,对课题不进行分析和评价,侧重于对相关文献的查全率。查新是文献检索和情报调研相结合的情报研究工作,它以文献为基础,以文献检索和情报调研为手段,以检出结果为依据,通过综合分析,对查新项目的新颖性进行情报学审查,写出有依据、有分析、有对比、有结论的查新报告。因此,查新有较严格的年限、范围和程序规定,有查全、查准尤其是查准率的严格要求,要求给出明确的结论,查新结论具有鉴证性。这些都是单纯的文献检索所不具备的。

3. **查新有别于专家评审** 查新是以通过检出文献的客观事实来对项目的新颖性作出结论。专家评审主要是依据专家本人的专业知识、实践经验以及所了解的专业信息,对被评对象的创造性、先进性、新颖性、实用性等作出评价。由此可见,查新和专家评审所依据的基础不同,评价的内容也是有差异的。同时两者各有优缺点,评审专家丰富的专业理论知识、实践经验以及对事物的综合分析能力,是一般科技情报人员难以具备和无法代替的;反之,信息机构所具有的丰富的文献信息资源和现代化检索系统,情报专业人员所具有的一定学术水平、较宽的知识面和丰富的文献情报工作经验等优势,也是评审专家难以取代查新机构的原因。有必要指出,查新机构提供的查新报告对项目的查新结论只是文献检索、情报调研等方面的结论,只是较系统、较准确的客观依据和情报学评价,而不是全面的成果评审结论。

第三节 查新的作用

查新工作在科技研究开发、科研管理和国民经济建设中发挥着十分重要的作用。具体表现在以下几个方面:

一、为科研立项提供客观依据

科研课题在论点、研究开发目标、技术路线、技术内容、技术指标、技术水平等方面是否具有新颖性,在正式立项前,首要的工作是全面、准确地掌握国内外的有关情报,查清该课题在国内外是否已有人研究开发过。通过查新可以了解国内外有关科学技术的发展水平、研究开发方向;是否已研究开发或正在研究开发;研究开发的深度及广度;已解决和尚未解决的问题等等,为所选课题是否具有新颖性的判断提供客观依据。这样可防止重复研究开发而造成人力、财力、物力的浪费和损失。

过去对新上项目、重点项目的选择不注意查新,导致重复研究。据统计,我国科研项目重复率达 40%,而另外 60% 中部分重复又在 20% 以上,同时与国外重复的也约占 30% 左右,其中大部分是国外已公开的技术,因而造成了人力、物力、财力的严重浪费。

二、为科技成果的鉴定、评估、验收、转化、奖励等提供客观依据

查新可以为科技成果的鉴定、评估、验收、转化、奖励等提供客观的文献依据。查新还能保证科技成果鉴定、评估、验收、转化、奖励等的科学性和可靠性。在这些工作中,若无查新部门提供可靠的查新报告作为文献依据,只凭专家小组的专业知识和经验,难免会有不公正之处,可能会得不出确切的结论。这样既不利于调动科技人员的积极性,又妨碍成果的推广应用。高质量的查新,结合专家丰富的专业知识,便可防止上述现象的发生,从而保证鉴定、评估、验收、转化、奖励等的权威性和科学性。

三、为科技人员进行研究开发提供可靠而丰富的信息

随着科学技术的不断发展,学科分类越来越细,信息源于不同的载体已成为普遍现象,这给获取信息带来了一定的难度。有关研究表明,技术人员查阅文献所花的时间,约占其工作量的50%,若通过专业查新人员查新,则可以大量节省科研人员查阅文献的时间。查新机构一般具有丰富的信息资源和完善的计算机检索系统,能提供从一次文献到二次文献的全面服务。

第四节 医学查新工作规程

查新工作的程序有以下几个步骤:受理查新委托、文献检索、文献分析对比、撰写查新报告、审核查新结果、查新资料归档。

一、受理查新委托

(一)委托方

查新委托人在申请查新前,可自我判断需要查新的项目是否属于查新范围,并做好科技查新前的准备工作。具体准备工作如下:

1. 委托人须是查新项目负责人或主要参与者或组织者,须按要求认真逐项填写《查新委托单》,尤其要将项目研究的内容要点、技术关键、主要指标、创新点(新颖点)及其他特点等填写清楚,包括技术保密点,如中药方剂应写明药物组成,注明君药与臣药,并简明扼要地逐条分点列出需要进行国内/外对比分析的查新咨询要点和查新咨询要求。为准确、方便地进行查新检索咨询,委托人可在《查新委托单》相应栏目中根据项目研究的重点提供数个中(英)文检索用词和(或)检索符号;列出数篇与该项目密切相关的国内外文献;并填明该项目组全体成员以便对查新委托项目进行准确的新颖性评价。

2. 立题查新要提交填写清楚的科研项目申请书或提交相应的技术资料;成果及其他查新,必须提交1 000字以内的项目总结材料或成果申请书、论文目录、主要论文原文及其他有关技术资料。

3. 委托人在委托查新时,应主动向查新咨询人员介绍所委托项目的内容要求、特点、新颖性、范围以及需要特别注意的问题。

(二)受理方

1. 由生物医学专业知识较精深的善于沟通的专业查新人员进行查新咨询用户接待与

网络查新委托接收,初步了解用户查新咨询项目的情况,向用户说明委托单的填写要求,指导和帮助用户填好委托单,对于用户不明确或难于填写的问题或特殊查新咨询要求,可与用户协商,或提出建议供用户参考。

2. 阅读委托人提供的相关材料,分析课题,利用提供的资料和原有知识将课题作深入细致的剖析,初步了解国内外的研究现状、发展水平以及所要求查新课题的创新点,归纳出查新要求。

3. 与用户进行沟通,明确检索目的。由于查新员对专业知识的了解有局限,因此,在分析课题和阅读材料时,往往会出现一些疑问。此时,查新员应与委托人进行面谈,就有关问题达成共识,并解决心中疑点。委托人也应主动向查新员介绍所委托项目的内容要点、特点、新颖点、范围以及需要特别注意的问题。通过与用户进行沟通,查新员可以准确地把握好课题,明确检索目的,保证查新报告的质量。在委托、受理查新课题的过程中,委托方和受理方相互进行沟通是非常重要的。

4. 请教专家。有些委托查新课题其研究内容比较新颖,研究领域又专又深,有些课题则涉及多个学科领域,查新员在此时经常会出现一些概念、术语、方法等不清楚的地方,应及时请教各学科资深专家,虚心学习,不仅可以解决查新工作中的难题,还可以不断积累各学科领域的知识,扩大自己的知识面,提高自己的综合业务素质。

二、医学文献检索

在进行文献检索前,查新员应做好检索准备、确定检索方法和途径。

(一) 确定检索年限

查新年限是根据文献老化规律确定的。据日本专家统计,情报年龄在15年以上使用概率为每年一次,5年前的文献为每年4次,2～5年的文献为每年6次,科技文献的平均使用寿命为10年。因此,科技查新年限一般均在10～15年。医药文献的"半衰期"较其他自然科学文献更短,因此医学专业科技查新检索的最低回溯时间规定为10年。但由于医学各学科发展速度不同,文献失效期相差极大,因而在具体查新工作中,可针对不同学科、不同课题和用户的特殊需要,在最低检索时限基础上做相应调整。

(二) 确定检索范围

查新员首先要根据查新课题的内容,选择具有针对性、质量高、覆盖面大、有权威的检索刊物、数据库以及Internet网上的相关站点作为检索范围。医药卫生领域选择检索范围主要为:

1. 根据课题的专业范围选择密切相关、权威性、覆盖面广的检索工具和数据库。
2. 近一年来与课题有关的国内外核心期刊及相关期刊。
3. 主要的生物医学参考书、工具书。
4. 与课题有关的会议资料、内部资料。

(三) 制定检索策略

在选定检索工具或数据库及Internet有关站点之后,需要进一步考虑的是检索途径、检索词和制定检索策略。

检索策略是在检索过程中所采用的措施和方法,包括分析检索课题的实质需求、选择合适的数据库、确定检索途径和检索标识、建立检索提问表达式并准备多种检索方案和步骤等。检索策略是为实现检索目标而制定的全盘计划和方案,直接关系到查新课题相关文献的查全率和查准率,最终影响到对查新课题做出新颖性评价的可靠性。因此,应制定周密的、科学的并具有良好的操作性的检索策略。

制定检索策略也是查新员综合素质的体现。制定检索策略时,查新员需要掌握各方面的知识,如检索系统的特性和功能,数据库的标引规则及词法结构,检索方法与技术以及查新课题的专业知识背景等。此外,查新员还必须掌握一定的查新技巧,学会及时调整检索策略,降低检索失误,提高查全率与查准率。

三、文献对比分析

对检索到的相关文献进行浏览,对照查新要点,进行文献内容范围、分布状况和相关程度分析,初步确定密切相关文献;逐篇查阅初步确定的密切相关文献原文全文,最后确定密切相关文献;然后将密切相关文献与查新要点即查新项目的主要技术内容、技术特点、技术指标及其水平分别或综合进行对比分析。密切相关文献较多时,可将文献分成几类,分类论述,或先综合分析,再选择 2~3 篇典型文献给以较详细的分析。对于相关文献较少的课题,要对文献逐一分析。在分析对比文献时,要针对课题的主要技术内容、技术特点、技术指标进行分析,以审查该课题是否有实质性的创新,研究的深度、广度如何,主要技术指标处于什么水平。通过相关文献的分析对比,查新结论就明确了。

四、撰写查新报告

查新报告是查新工作的最终体现。查新员根据对检索出的文献进行分析对比,得出结论,撰写出查新报告。撰写查新报告必须在全面地掌握第一手资料的基础上进行。该报告应如实反映检索结果,以文献为依据,尽量做到客观、公正、全面。查新报告由下列几部分组成:

1. 封面 封面内容有:项目名称、委托单位、委托人、委托日期、查新机构和完成查新报告日期。

2. 项目主要内容说明及查新要求

(1) 项目主要内容是根据委托单位填写的《查新委托单》中提供的项目简介和查新项目的科学技术要点,分析、归纳并进行具体描述。描述时应尽量使用委托书中的原用语。

(2) 查新要求是根据查新委托人在《查新委托单》中所填写的查新点与查新要求,说明国内外有无相同或类似研究;分别或综合进行国内外对比分析;根据分析,对项目提出新颖性情报评价。

3. 检索范围、时限、策略及情况 检索范围等应包含以下内容:

(1) 检索范围:标明国内、国外或国内外。

(2) 检索工具:列出所查数据库、检索刊物名称及检索年限。

(3) 检索手段:手检、机检、网上检索。

(4) 检索策略:依次列出检索用词、检索式及其逻辑组配。

(5) 检索结果说明:标明检出相关文献的数量,按相关程度列出 10 篇左右文献目录,按标准著录格式著录。

检索结果应该包括下列内容:

(1) 对所检数据库和工具书命中的相关文献情况进行简单描述;
(2) 依据检出文献的相关程度按国内文献、国外文献分别依次列出;
(3) 对所列主要相关文献逐篇进行简要描述,对于密切相关文献,可节录部分原文并提供原文的复印件作为附件。

4. 查新结论　查新结论是查新工作的核心,应体现出查新的内涵。查新是以该课题的创新点为论点,以对有关文献的分析比较为论据,来论证该课题是否具有新颖性。查新结论一定要详细具体,实事求是,不能加进个人的观点意见。要做到句句有依据,条条有出处。应作如下具体说明:
(1) 所用检索刊物名称、数据库检索系统、现刊、检索年限及检出的文献量;
(2) 有无相关文献;
(3) 叙述相关文献与查新项目技术内容、技术路线、技术水平及其他技术指标的对比分析;
(4) 对查新项目的新颖性作出评价,包括查新要点中哪些国内外已有或正在进行相同或类似研究、研究的深度和广度如何;哪些尚无研究,或虽有类似研究,但本项目有其独特之处。

五、查新结果审核

查新结果审核是保证查新质量必不可少的环节。查新员完成查新工作后,应将全部查新材料交给审核员作最终审查。审核员应具有高级技术职称。审核的内容一般包括检索工具的选择,检索词和检索策略是否恰当,查新结论是否正确等。经审核员审查通过后,才可以在查新报告上签字、盖章,并正式交付委托人。经审核不合格的查新报告,审核人或委托人有权要求重查。

六、查新资料归档

查新资料包括所有原始资料,即委托人提供的课题或成果申报书及相应技术资料、委托书、合同书及其他有关资料、提交用户的查新咨询报告副本或复印件、反馈意见等,应按要求建立查新报告数据库。

第五节　医学查新质量控制

卫生部查新咨询工作质量控制是通过行政性、经济性、技术性手段,对查新咨询工作全过程实行质量管理和监督,确保查新咨询报告质量的一项管理性工作。

一、行政性措施

1. 保证查新咨询机构(部门)的基本条件,包括机构组织设置、人员配备和培训、文献资源、检索手段及设备购置和更新等。
(1) 由上级主管部门或正式下文或所在单位正式行文设立专门从事查新咨询工作的机构(部、室、中心等)。
(2) 具有5名以上熟悉掌握生物医学文献检索理论知识和实践技能,有较高外语水平和医(药)学水平及较强的医学情报分析综合能力的专职查新咨询人员和若干兼职技术人员;高、中、初级匹配及专业结构合理;主要技术负责人和审核人须具有高级专业技术职务。

(3) 具有能够基本满足查新工作需要的数据库资源和检索工具书。

(4) 具有先进的情报检索手段和设备,包括可联入国际互联网(Internet)和可读光盘检索系统、传真及其他通讯设备。

2. 严格管理制度,设置质量控制监督机构和人员。查新咨询机构(部门)随时准备接受查新咨询专家组的检查指导,并确保质量合格。

3. 查新咨询单位主管领导和技术负责人必须接受查新咨询工作管理培训,内容包括:国家和卫生部关于查新咨询工作的方针、政策、规章制度及其他有关管理事务,通过考试考核取得合格证书。

4. 建立健全并严格、认真执行各项规章制度。查新工作规章制度包括用户须知、委托制度、登记制度、工作流程、岗位职责、人员培训制度、质量保证和监督制度、保密制度、档案管理制度、反馈制度、收费制度、收入分配办法、奖惩办法和总结汇报制度等。

5. 制定查新咨询工作计划、工作流程、质量指标及落实措施。

6. 为确保查新咨询的公正性和科学性,查新咨询单位在工作中应采取回避政策和贯彻"不受自身利益约束"的原则;查新咨询机构所在单位及其上级主管部门不得干预查新咨询业务,尤其是新颖性评价工作;严格做到查新咨询工作直接对授权部门负责。

二、经济性措施

根据查新咨询人员(查新人、审核人)完成任务量的多少、质量的优劣以及有关政策的规定,决定劳动补贴和奖惩的额度。

三、技术性措施

1. 查新咨询人员必须经过全面的查新咨询技术培训,内容包括:国家和卫生部关于查新咨询工作的方针、政策、规章制度及具体的查新咨询技术,特别是要充分理解《卫生部医药卫生科技项目查新咨询工作暂行规定实施细则》的具体内容,熟练掌握查新咨询理论和技能,经过考试合格,取得合格证书,方可上岗。

2. 不具备查新咨询基本素质、短期内又不可能经过培训达到查新咨询要求的人员,违反查新咨询规章制度,情节较轻,但不能及时改正的人员,应调离查新咨询岗位。

3. 充分理解项目的内容、性质、特点、范围以及委托者的要求和意图。

4. 以机器检索为主,手工检索为辅,两者有机结合,互为补充。

5. 制定正确的检索策略,包括检索词的选择、检索步骤,机检中截词与加权法的使用,以及检索逻辑式的编制等。

6. 通过试检索编制出最佳检索式。

7. 保证最低的检索时限不得少于10年,尤其是注意原始文献收录及检索刊物的时差,必要时查找现刊。

8. 检索结果为零的查新项目,应首先由查新人员核实、修正或重新确定检索范围、途径和策略,进行复检。必要时通过专家咨询或调查等方式配合检索,直至提交专家委员会(小组)讨论。

9. 查新咨询报告做到格式规范、填写完整、内容准确、打印清晰。
10. 查新咨询报告必须经过有正规资格的审核员审核方可提交正式查新报告。
11. 所有查新咨询报告必须归档,以备上级主管部门的抽查、评估。

(张红萍)

思考题

1. 什么是科技查新?
2. 科技查新有什么作用和意义?
3. 查新的性质表现在哪些方面?
4. 申请科技查新事先应做好哪些准备?

附 录

附录一:社区卫生科研中常用统计指标

1. 人口学指标

(1) 出生率:也叫粗出生率(CBR),指某地某年平均每千人口中的活产数。

$$出生率 = \frac{某年活产数}{年平均人口数} \times 1\,000‰$$

(2) 人口自然增长率(NIR)

$$人口自然增长率 = 出生率(‰) - 死亡率(‰)$$

(3) 总生育率(GFR):指某地某年平均每千名育龄妇女的活产数。

$$总生育率 = \frac{同年活产数}{某年15 \sim 49\,岁妇女数} \times 1\,000‰$$

(4) 老年(人口)系数:指老年人口在总人口中所占比重,是说明人口老化程度的指标。

$$老年系数 = \frac{65\,岁及以上的人口数}{年平均人口数} \times 100\%$$

(5) 少年儿童(人口)系数:指14岁及以下少年儿童在总人口中所占比重。

$$少年儿童系数 = \frac{14\,岁及以下人口数}{年平均人口数} \times 100\%$$

(6) 负担系数:又称抚养比或抚养系数,是指人口中非劳动年龄人数与劳动年龄人数之比。

$$总负担系数 = \frac{(14\,岁及以下人口数 + 65\,岁及以上人口数)}{15 \sim 64\,岁人口数} \times 100\%$$

$$少年儿童负担系数 = \frac{14\,岁及以下人口数}{15 \sim 64\,岁人口数} \times 100\%$$

$$老年负担系数 = \frac{65\,岁及以上人口数}{15 \sim 64\,岁人口数} \times 100\%$$

2. 流行病学指标

(1) 相对危险度(RR):暴露组某病发病率(或死亡率)与非暴露组该病发病率(或死亡率)之比,是反映暴露因素和疾病关联强度的一个指标。

$$RR = \frac{暴露组发病率(或死亡率)}{非暴露组发病率(或死亡率)}$$

(2) 比值比(OR)

$$OR = \frac{病例组暴露比值}{对照组暴露比值}$$

(3) 漏诊率：又称假阴性率，指一项诊断试验将实际有病的人错误诊断为非病人的比率。

$$漏诊率 = \frac{漏诊病人数}{实际病人数} \times 100\%$$

(4) 误诊率：又称假阳性率，指一项诊断试验能将实际无病的人错误诊断为病人的比率。

$$误诊率 = \frac{误诊病人数}{实际非病人数} \times 100\%$$

(5) 符合率：一项诊断试验正确诊断的病人数与非病人数之和占所有进行诊断人数的比率。

$$符合率 = \frac{正确诊断的病人数与非病人数}{所有进行诊断人数} \times 100\%$$

3. 人群健康指标

(1) 死亡率：也叫粗死亡率，粗略地反映人口的死亡水平，用来衡量和评价一个国家的卫生文化水平。其高低受人口的年龄和性别构成影响大，须标准化后才能进行比较。

$$死亡率 = \frac{某年死亡总人数}{年平均人口数} \times 1\,000‰$$

$$年平均人口数 = \frac{上年底人口数 + 本年底人口数}{2}$$

(2) 年龄别死亡率：亦称年龄组死亡率。

$$某年龄组死亡率 = \frac{同年该年龄组的死亡人数}{某年某年龄组平均人口数} \times K$$

一般 0 岁组死亡率较高，以后随年龄的增长迅速下降，至 10～14 岁时(在发达国家为 5～9 岁)死亡率降至最低值，以后略有上升，但在 40 岁以前一直处于低水平，40 岁以后，死亡率随年龄的增长而增高。

(3) 死因别死亡率：也叫疾病别死亡率，是死因分析的重要指标，它反映各类病伤死亡对居民生命的危害程度。

$$某死因死亡率 = \frac{同年内某种原因死亡人数}{年平均人口数} \times K$$

(4) 死因构成比：某类死因的死亡数占总死亡数的百分数。按死因构成比由高到低排出位次即死因顺位。用于观察何种疾病是造成当地居民死亡的主因。

$$某死因构成比 = \frac{因某类死因死亡人数}{总死亡人数} \times 100\%$$

(5) 婴儿死亡率：是衡量一个国家卫生文化水平较敏感的指标。

$$婴儿死亡率 = \frac{同年不满1岁婴儿死亡数}{某年活产总数} \times K$$

(6) 新生儿死亡率

$$新生儿死亡率 = \frac{同年28天以内新生儿的死亡数}{某年活产总数} \times K$$

(7) 5岁以下儿童死亡率

$$5岁以下儿童死亡率 = \frac{同年5岁以下儿童死亡数}{某年活产总数} \times 1\,000‰$$

4. 疾病统计指标

(1) 发病率：常用于研究疾病发生的因果和评价预防措施的效果。

$$发病率 = \frac{某年新发病例数}{年平均人口数} \times K$$

(2) 罹患率：人群在较短时期新发病例的频率。一般以月、周、日为单位，也可以一个流行期为单位，是观察暴露于危险因素中暴发性发病的频度指标。

$$罹患率 = \frac{某病观察期间新发病例数}{同期暴露人口数} \times K$$

(3) 患病率：指在某时点（或短时期内）检查某一定人群中某病的现患严重程度。适用于病程较长的疾病统计研究。

$$患病率 = \frac{检查时发现病例数}{受检人口数} \times K$$

(4) 感染率

$$感染率 = \frac{检查时发现感染某病原体人数}{受检人口数} \times K$$

(5) 生存率：指在接受某种治疗的病人或患某病的人中，经若干年随访（通常为1、3、5年）后，尚存活的病人数所占的比例。

$$生存率 = \frac{随访满n年尚存活的病例数}{随访满n年的病例数} \times K$$

(6) 治愈率：表示受治病人中治愈的频率。

$$治愈率 = \frac{治愈病人数}{受治病人数} \times 100\%$$

(7) 病死率：表示某病患者中因该病死亡者所占的比例，是衡量疾病预后的指标，也可评价医院医疗水平。

$$病死率 = \frac{因病死亡人数}{同期该病患者数} \times 100\%$$

(8) 有效率:表示受治病人中治疗有效的频率。

$$有效率 = \frac{治疗有效人数}{受治病人数} \times 100\%$$

5. 社区卫生服务指标

(1) 社区居民基本卫生常识的知晓率

$$社区居民卫生知识回答正确率 = \frac{答对的总题数}{调查总题数} \times 100\%$$

$$答对的总题数 = \sum 每位被调查对象回答正确的题数$$

$$调查总题数 = \sum 每位被调查对象回答的题数$$

(2) 综合满意率

$$综合满意率 = 综合满意的人数 / 被调查人数 \times 100\%$$

$$综合满意 = 安全性 + 经济性 + 舒适性 + 方便性$$

(3) 机构知晓率

$$社区卫生服务机构知晓率 = \frac{知晓社区卫生服务机构的人数}{调查人数} \times 100\%$$

(4) 机构利用率

$$社区卫生服务机构利用率 = \frac{利用社区卫生服务机构的人数}{调查人数} \times 100\%$$

6. 卫生服务需要量指标

(1) 两周患病率

$$两周患病率 = \frac{前两周内患病人(次)数}{调查人数} \times 100\% \text{ 或 } 1\,000\text{‰}$$

(2) 慢性病患病率

$$慢性病患病率 = \frac{患慢性病人（次）数}{调查人数} \times 100\% \text{ 或 } 1\,000\text{‰}$$

(3) 两周卧床率

$$两周卧床率 = \frac{前两周内卧床人(次)数}{调查人数} \times 100\% \text{ 或 } 1\,000\text{‰}$$

(4) 两周活动受限率

$$两周活动受限率 = \frac{前两周内活动受限人(次)数}{调查人数} \times 100\% \text{ 或 } 1\,000\text{‰}$$

(5) 两周休工(学)率

$$两周休工(学)率 = \frac{前两周内因病休工(学)人(次)数}{调查人数} \times 100\% \text{ 或 } 1\,000\text{‰}$$

7. 卫生服务利用指标

(1) 两周就诊率

$$两周就诊率 = \frac{前两周内患者就诊人（次）数}{调查人数} \times 100\% 或 1\,000\permil$$

(2) 两周患者就诊率

$$两周患者就诊率 = \frac{前两周内患者就诊人（次）数}{两周患者总例数} \times 100\%$$

(3) 两周患者未就诊率

$$两周患者未就诊率 = \frac{前两周内患者未就诊人（次）数}{两周患者总例数} \times 100\%$$

(4) 住院率

$$住院率 = \frac{前一年内总住院人（次）数}{调查人数} \times 100\% 或 1\,000\permil$$

(5) 人均住院天数

$$人均住院天数 = \frac{总住院天数}{总住院人（次数）}$$

(6) 未住院率

$$未住院率 = \frac{需住院而未住院患者数}{需住院患者数} \times 100\%$$

（范　群）

附录二：SPSS 简介

SPSS 是一种常用的"社会科学统计软件包"。SPSS 是英文名称的首字母缩写，全称为 Statistical Package for the Social Sciences。随着 SPSS 产品服务领域的扩大和服务深度的增加，SPSS 公司已于 2000 年正式将英文全称更改为 Statistical Product and Service Solutions，意为"统计产品与服务解决方案"，下面就 SPSS13.0 版本简介如下：

一、SPSS 的特点

1. **操作简单**　除了数据录入及部分命令程序等少数输入工作需要键盘键入外，大多数操作可通过"菜单"、"按钮"和"对话框"来完成。

2. **无需编程**　具有第四代语言的特点，告诉系统要做什么，无需告诉怎样做。只要了解统计分析的原理，无需通晓统计分析的各种算法，即可得到需要的统计分析结果。对于常见的统计方法，SPSS 的命令语句、子命令及选择项的选择，绝大部分由"对话框"的操作完成。因此，用户无需花大量时间记忆大量的命令、过程、选择项。

3. **功能强大**　具有完整的数据输入、编辑、统计分析、报表、图形制作等功能。自带 11 种类型的 136 个函数。SPSS 提供了从简单的统计描述到复杂的多因素统计分析方法，比如数据的探索性分析、统计描述、列联表分析、二维相关、秩相关、偏相关、方差分析、非参数检验、多元回归、生存分析、协方差分析、判别分析、因子分析、聚类分析、非线性回归、Logistic 回归等。

4. 方便的数据接口　能够读取及输出多种格式的文件。比如由 dBASE、FoxBASE、FoxPRO 产生的 *.dbf 文件,文本编辑器软件生成的 ASCⅡ 数据文件,Excel 的 *.xls 文件等均可转换成可供分析的 SPSS 数据文件。能够把 SPSS 的图形转换为 7 种图形文件。结果可保存为 *.txt 及 html 格式的文件。

5. 灵活的功能模块组合　SPSS for Windows 软件分为若干功能模块。用户可以根据自己的分析需要和计算机的实际配置情况灵活选择。

SPSS 与 SAS 比较,SAS 是目前应用最广泛、国际公认且标准的统计分析软件,有完善的数据管理和统计分析功能,是熟悉统计学并擅长编程的专业人士的首选。二者各擅其长。与 SAS 比较,SPSS 则是非统计学专业人士的首选。

二、SPSS for Windows 的菜单介绍

SPSS 主界面窗口上方的菜单栏(见附图 1)提供了 SPSS 系统全部可调用功能,共有 10 个选项,分别为:

1. File　文件管理菜单,有关文件的调入、存储、显示和打印等。
2. Edit　编辑菜单,有关文本的编辑及系统选项设置等。
3. View　视图菜单,可定义窗口视图。
4. Data　数据管理菜单,可定义及修改变量属性,对记录选择、排序、加权以及对数据文件进行转置、连接、汇总等。
5. Transform　数据转换处理菜单,有关数值的计算、重新赋值、缺失值替代等。
6. Analyze　统计分析菜单,包含 SPSS 提供的所有统计分析过程。
7. Graphs　图形菜单,包含各种统计图的绘制。
8. Utilities　用户选项菜单,可显示变量列表、文件信息、定义及使用集合,运行脚本文件和编辑菜单项等。
9. Windows　窗口管理菜单,有关窗口的排列、选择、显示等。
10. Help　求助菜单,调用各种帮助文件。

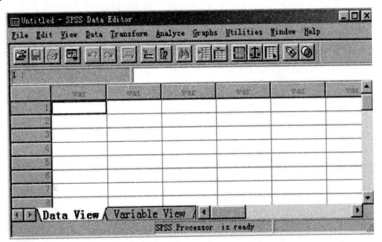

附图 1　SPSS for Windows 的主界面

除了菜单选项外,系统还提供快捷工具条栏,栏内包含多个常用功能的快捷按钮,用户点击就可直接完成相应功能,快速简便。当鼠标在图标按钮上停留片刻后,还会自动出现文字说明,对该图标按钮所执行功能进行简单的解释。各按钮的对应功能及菜单项如下:

File→Open→Data,打开数据文件。

File→Save,保存文件。

File→Print,打印当前文件。

Dialog Recall,调历史记录。

Edit→Undo,撤销前次操作。

Edit→Redo,重复前次操作。

Go to chart,指向图像。

Data→Go to case,使光标转到特定的记录。

Utilities→Variables,查看变量信息。

Edit→Find,查找。

nsert→Case,插入记录。

Insert→Variable,插入变量。

Data→Split file,拆分文件。

Data→Weight case,对记录加权。

Data→Select case,选择记录。

View→Value labels,显示变量标签值。

Utilities→Use sets,调用数据集。

三、SPSS 在社区卫生科研中的应用

社区卫生服务的科研资料可以用 SPSS 软件做单因素、多因素等多方面的统计分析。SPSS 软件的数据统计分析功能集中在 Analyze 菜单上,Analyze 菜单有 13 个统计分析过程。较为常用的有 Descriptive Statistics(描述性统计),Compare Means(均数比较),Correlate(相关),Regression(回归),Nonparaetric Test(非参数检验)等。

1. 数据文件的建立和录入

(1) 对于样本量较大的数据在 Data View 的二维电子表格上录入非常不方便,且容易出错。建议采用 EpiInfo、EpiData 或 Visual FoxPro 等软件录入数据。然后再将文件转成 SPSS(.sav)格式数据文件。

数据文件的调用,调入步骤如下(见附图 2):

① 点击 File;

② 选 File 菜单的 Open 命令项;

③ 选 Data 项。弹出 Open Data File 对话框,用户确定盘符、路径、文件名、文件格式,如居民健康档案.dbf;

④ 点击 Ok(打开)钮,即可调入数据文件。

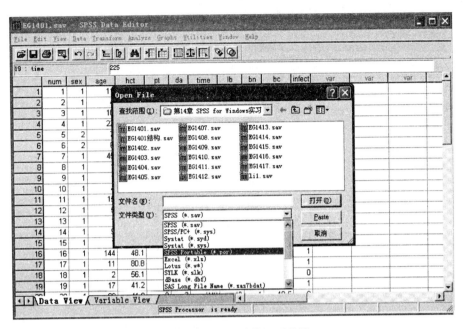

附图 2　数据文件的调用菜单

系统支持很多格式的数据文件,如:

① SPSS:SPSS for Windows 版本的数据文件,后缀为.sav;
② SPSS/PC+:SPSS for Dos 版本的数据文件,后缀为.sys;
③ Excel:微软公司电子表格的数据文件,后缀为.xls;
④ SYLK:多种扩展电子表格的 ASC Ⅱ 格式,后缀为.slk;
⑤ dBASE:数据库的数据文件,后缀为.dbf.

(2) 录入数据:对于样本量较小且变量较少的数据资料,可以在 SPSS 中新建数据文件(见附图 3)直接录入。在 SPSS 主界面,窗口左下角有 Data View 和 Variable View 两个标签(见附图 1)。Data View 显示数据记录,Variable View 显示所有变量名及其特征。研究者可以在 Variable View 界面定义各个变量名及其特征,在 Data View 界面进行数据的录入。

首先定义变量,变量名可以用实际中文变量名,也可以用英文(见附图 4)。双击"Var"或直接单击下方的提示栏"Variable View",系统即弹出定义变量编辑列表如下:

变量的属性有 Name(名称)、Type(类型)、Width(长度)、Decimals(小数位数)、Label(标签)等 10 个方面可供选择。当光标在"Type"下方单元格内单击"..."则会弹出相应的菜单。定义好变量后单击 Data View 标签则回到数据窗口。接着可以在单元格中录入数据(见附图 5)。

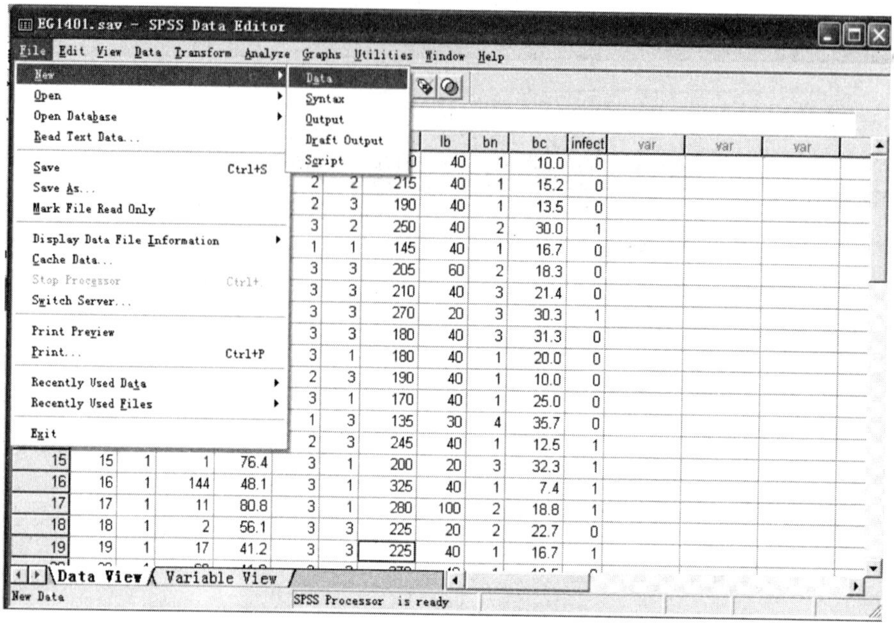

附图3 Data 录入数据及数据管理菜单

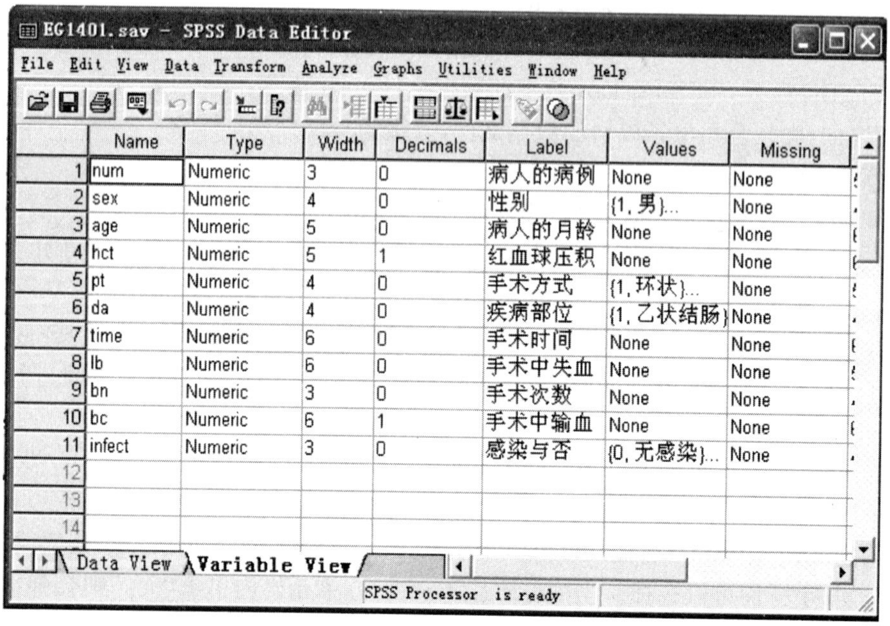

附图4 定义变量视图窗口

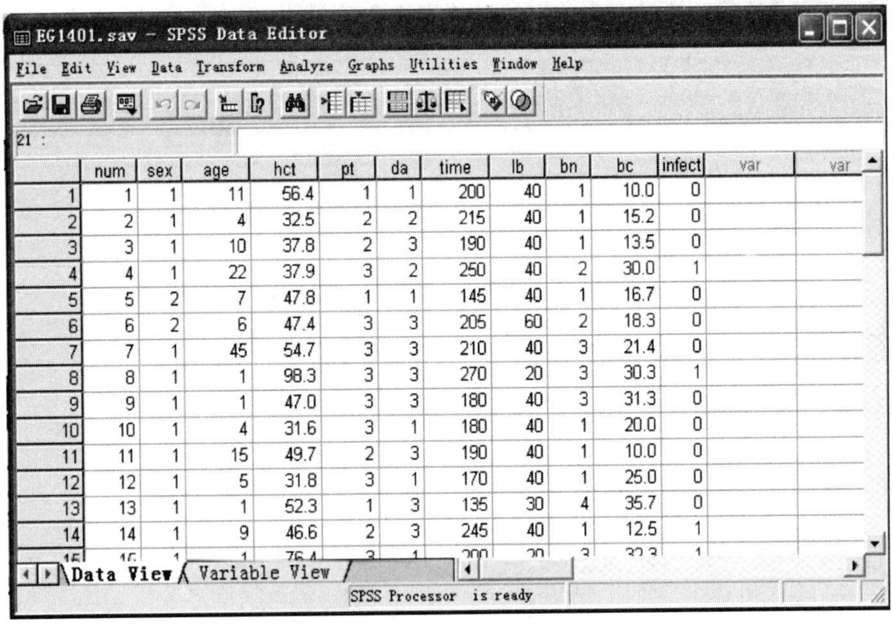

附图5 数据录入完毕窗口

2. 描述性统计 描述性统计分析是统计分析的第一步,做好这第一步是进行统计推断的先决条件。SPSS的许多模块均可完成描述性分析,但描述性统计主要功能集中在 Descriptive Statistics。最常用的有:Frequencies——产生频数表;Descriptives——一般统计描述;Explore 用于探索性分析;Crosstabs 用于计数资料和等级资料的统计描述和统计检验,主要为 χ^2 检验。

(1) 频数表制作:主要介绍 Frequencies——频数统计(见附图6)。Frequencies 过程可以产生详细的频数表,还可以按要求给出某百分位点的数值,并绘制出常用的条图、圆图等统计图。

Display frequency tables 选项用来确定是否在结果中输出频数表。

① 单击 Statistics 后弹出对话框,用于定义需要计算的其他描述统计量(见附图7)。

现将 Statistics 窗口各种选项部分解释如下:

Percentile Values:定义需要输出的百分位数,可计算四分位数(Quartiles)、每隔指定百分位输出当前百分位数(Cut points for equal groups)或直接指定某个百分位数(Percentiles),如直接指定输出 $P_{2.5}$ 和 $P_{97.5}$。

Central tendency:用于定义描述集中趋势的一组指标,包括均数(Mean)、中位数(Median)、众数(Mode)、总和(Sum)。

Dispersion:描述离散趋势,包括标准差(Std. deviation)、方差(Variance)、全距(Range)、最小值(Minimum)、最大值(Maximum)、标准误(S. E. mean)。

Distribution:描述分布特征,即偏度系数(Skewness)和峰度系数(Kurtosis)。

② 单击 Charts,弹出 Charts 对话框,用于设定所作的统计图(见附图8)。Chart Type:可定义统计图类型,有四种选择:无、条图(Bar chart)、圆图(Pie chart)、直方图(Histogram),其中直方图还可以选择是否加上正态曲线(With normal curve)。

Chart Values 选钮组:按照频数或按百分比作图(即影响纵坐标刻度)。
③ 单击 Format 命令:用于定义输出频数表的格式,还可输出频数分布图。

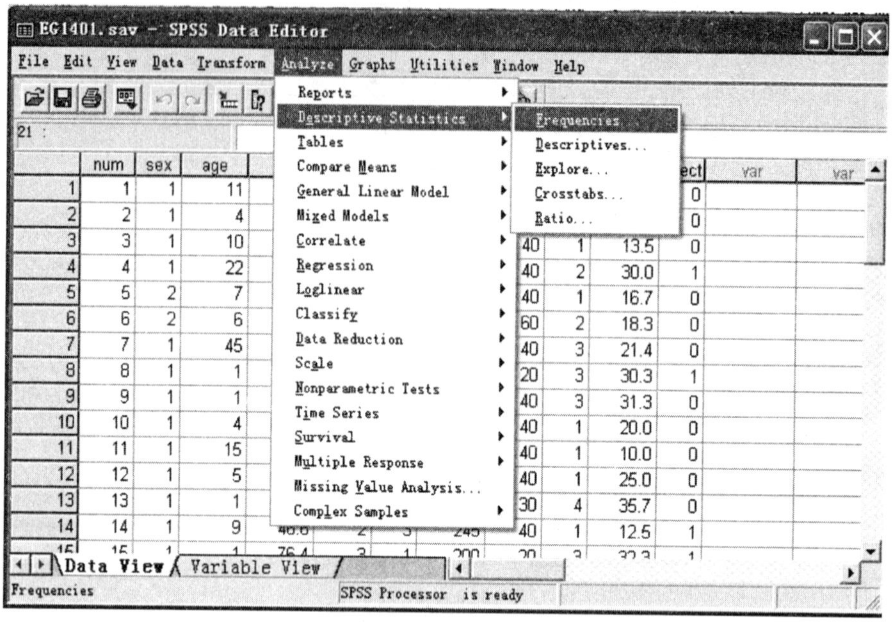

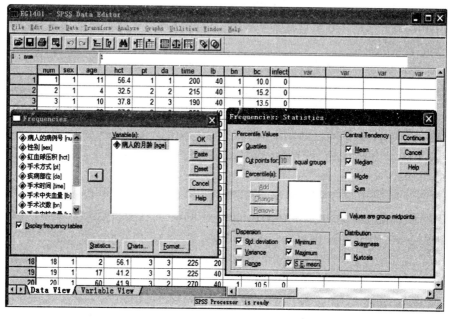

附图 6　频数表制作窗口

附图 7　Frequencies Statistics 描述统计量窗口

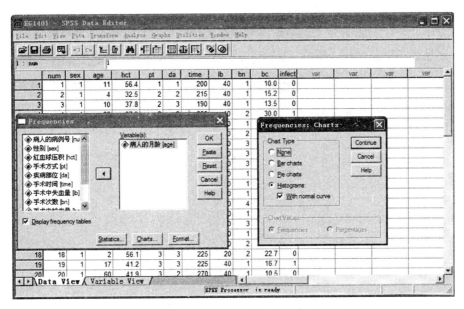

附图 8　Frequencies Chart 定义统计图窗口

（2）描述统计量：可在 Analyze—Descriptives 进行一般统计描述（见附图 9）。

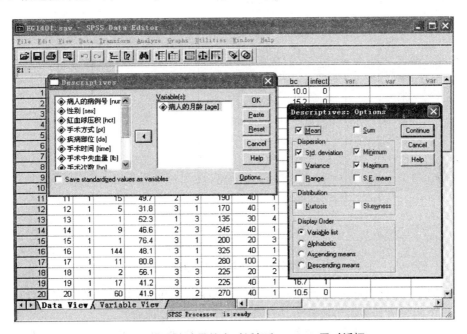

附图 9　描述统计量的主对话框和 options 子对话框

（3）统计图表的绘制：选择主菜单 Graphs，进行各种统计图表的绘制，附图 10 和附图 11 是条图的绘制和结果。

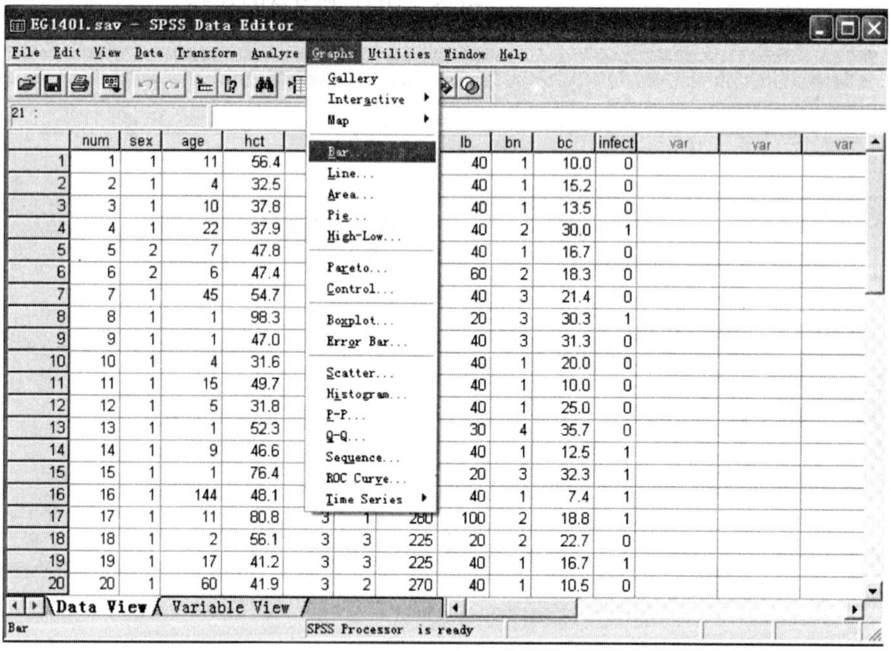

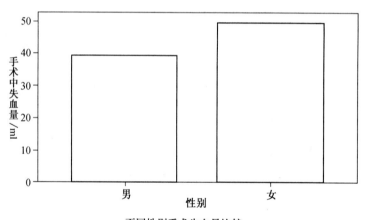

附图10 绘图菜单

不同性别手术失血量比较

附图11 简单条图的绘制

3. t检验 选择 Analysis 菜单—Compare Means 菜单,可就不同的研究设计应用相应的 t 检验、单因素方差分析等统计方法(见附图12,13)。具体有:

(1) Means 过程:均数分析用于对指定变量计算描述性统计量,其基本功能是可分组计算指定变量的描述性统计量,如均数、总和、标准差、方差等。

(2) One-Samples T Test 过程:进行样本均数与已知总体均数的比较。

(3) Independent-Samples T Test 过程:进行两样本均数差别的比较,即通常所说的两成组资料的 t 检验。

(4) Paired-Samples T Test 过程:进行配对资料的显著性检验,即配对 t 检验。

(5) One-Way ANOVA 过程:进行两组及多组样本均数的比较。

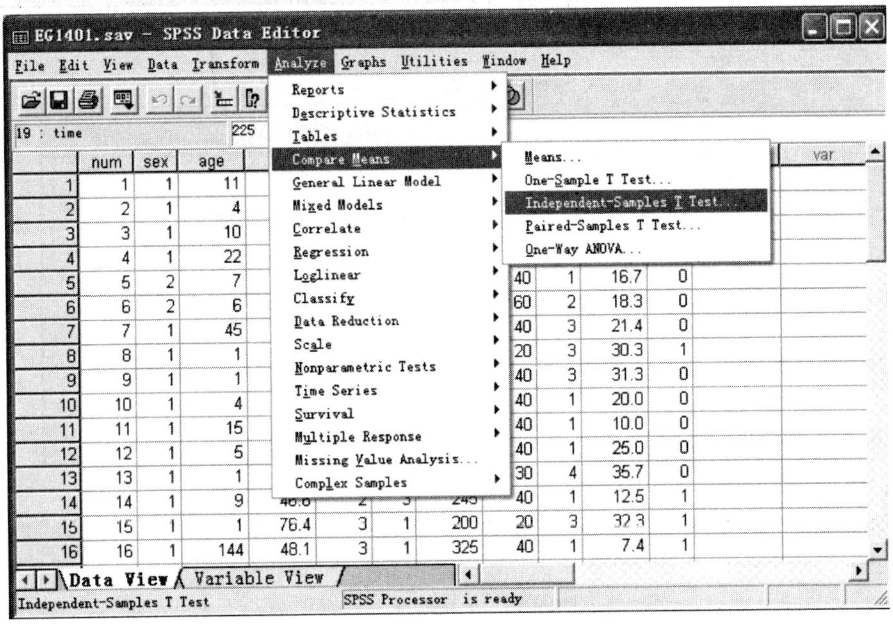

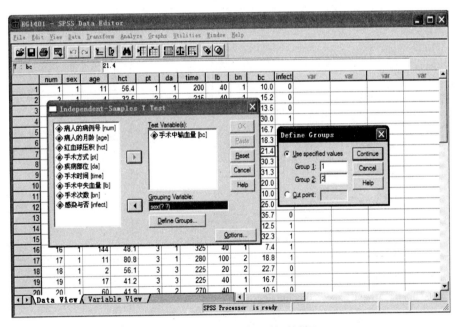

附图 12　Compare Means 均数比较菜单

附图 13　两样本均数比较对话框

4. χ^2 检验　χ^2 检验用来检验变量的实际频数是否与期望频数有统计学差异。一般数据库数据的卡方检验可以用 Discriptive 菜单中的 Crosstabs 来完成(见附图 14)。

Rows 用于选择行×列表中的行变量。Columns 用于选择行×列表中的列变量。Layer 是层。单击 Statistics 弹出 Statistics 对话框,选中 Chi-square 复选框,计算 χ^2 值。

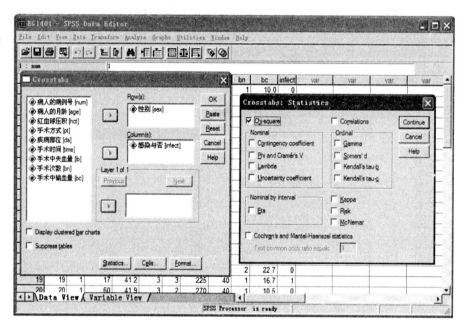

附图14 χ^2检验子对话框

单击OK弹出output窗口,显示χ^2检验计算结果。

附表1 Chi-Square检验结果

	Value	df	Asymp. Sig. (2-sided)	Exact Sig. (2-sided)	Exact Sig. (1-sided)
Pearson Chi-Square	1.197[b]	1	.274		
Continuity Correction[a]	.098	1	.755		
Likelihood Ratio	1.841	1	.175		
Fisher's Exact Test				.521	.411
Linear-by-Linear Association	1.137	1	.286		
N of Valid Cases	20				

a. Computed only for a 2×2 table
b. 2 cells(50.0%) have expected count less than 5. The minimum expected countis. 0.70。

Chi-Square 检验(见附表1)结果从上到下为:

Pearson Chi-Square:Pearson χ^2检验;Continuity Correction:连续性校正的卡方值;Likelihood Ratio:对数似然比方法计算的卡方值;Fisher's Exact Test:Fisher's确切概率法;Linear by Linear Association:线性相关的卡方值;N of Valid Cases:有效记录数。

从左到右为:

检验统计量值(Value);自由度(df);双侧近似概率(Asymp. Sig. 2-sided);双侧精确概

率(Exact Sig. 2 - sided);单侧精确概率(Exact Sig. 1 - sided)。

表注:Continuity Correction 和 Pearson 卡方值处分别标注有 a 和 b,表格下方为相应的注解:a. 只为 2×2 表计算。b. 2 个格子的期望频数小于 5,最小的期望频数为 0.70。

(范群　连燕舒)

附录三：卫生部查新定点单位名单

1. 北京大学医学信息中心
2. 北京市医学情报研究所
3. 重庆市医学情报研究所
4. 福建省医学情报研究所
5. 甘肃省医学情报研究所
6. 广东省医学情报研究所
7. 海南省医学情报研究所
8. 河北省医学情报研究所
9. 河南省医学情报研究所
10. 黑龙江省文献情报中心
11. 湖北省医学情报研究所
12. 湖南省医学情报研究所
13. 华中科技大学同济医学院图书馆
14. 吉林大学图书馆医科馆
15. 吉林省医学情报研究所
16. 江苏省医学情报研究所
17. 山东大学医学图书馆
18. 山东省医学情报研究所
19. 上海市医学科技查新委员会
20. 深圳市医学情报研究所
21. 四川省医学情报研究所
22. 天津市医学科技情报研究所
23. 云南省医学情报研究所
24. 西安交通大学医学图书馆
25. 浙江省医学情报研究所
26. 中国疾病预防控制中心信息服务中心
27. 中国医科大学图书馆
28. 中国医学科学院华西分院医学情报研究所
29. 中国医学科学院医学信息研究所
30. 中南大学湘雅医学院图书馆
31. 中山大学医学情报研究中心

参考文献

1. 鲍勇.社区医学调查研究.上海:上海科学技术出版社,2005
2. 李学信.社区卫生服务实用手册.南京:东南大学出版社,2008
3. 鲍勇.实施社区科学研究,提升社区卫生服务质量(一).实用全科医学杂志,2006,4(1):1-2
4. 鲍勇.实施社区科学研究,提升社区卫生服务质量(二).实用全科医学杂志,2006,4(2):125-126
5. 李良寿.临床医学研究原理与方法.2版.西安:陕西科学技术出版社,2000
6. 罗杰,吴进,程春开,等.医学论文的分类.中华医学写作杂志,2000,7(1):3-5
7. 贲长恩.医学科研基本思路方法与科研程序.北京:科学出版社,2006
8. 张静,赵自刚.医学科研方法学.北京:军事医学科学出版社,2008
9. 张凯英,向政,刘伟,等.科技论文投稿选刊的策略.长春大学学报(自然科学版),2009,19(1)
10. 宋向东.护理科研与医学文献检索.南京:东南大学出版社,2006
11. 董建成.医学信息检索教程.2版.南京:东南大学出版社,2009
12. 曲保丽,张士靖.医学信息检索与利用.北京:中国科学文化出版社,2003
13. 方平.医学文献信息检索.北京:人民卫生出版社,2005
14. http://sinomed.imicams.ac.cn/index.jsp
15. 郭继军.医学文献检索.北京:人民卫生出版社,2008
16. 邢春国.医学文献检索中检索词的选择.现代情报,2007,27(1):136-137
17. 田才,邢春国.中医药文献检索策略的制定及其调整初探.中华医学图书情报杂志,2008,17(3):51-53
18. 叶春峰,张小曼,翟美珠.万方数据与信息素质教育.西北医学教育,2008,16(3):421-422
19. http://web.omcq.com/kjmed/index.asp
20. http://www.ncbi.nlm.nih.gov/pubmed/
21. 董建成.医学信息检索教程.南京:东南大学出版社,2002
22. http://www.soros.org/openaccess/
23. http://www.earlham.edu/~peters/fos/bethesda.htm
24. http://www.zim.mpg.de/openaccess-berlin/berlin_declaration.pdf
25. 王应宽.基于赢利模式的开放存取期刊出版:BioMed Central 案例研究.中国科技期刊研究,2006,17(3):354-359
26. 李麟.开放存取出版模式及发展策略.中国科技期刊研究,2006,17(3):341-347
27. 李武.基于开放存取的学术期刊出版模式研究(上).数字图书馆论坛,2005,(11):35-40

28. 李武. 基于开放存取的学术期刊出版模式研究(下). 数字图书馆论坛,2005,(12):28-32
29. http://www.plos.org/downloads/HCEvidencefromPLoS.pdf
30. http://www.biomedcentral.com/home/
31. http://www.pubmedcentral.nih.gov/
32. http://www.doaj.org/doaj?func=subject&cpid=21
33. 谢新洲,藤跃. 科技查新手册. 北京:科学技术文献出版社,2004
34. 霍仲厚,刘胡波. 医药卫生科技查新教程. 北京:军事医学科学出版社,2005
35. 中华人民共和国科学技术部. 科技查新规范,2000
36. 中华人民共和国卫生部. 卫生部医药卫生科技项目查新咨询工作暂行规定,1992